新しい画像強調内視鏡システム

NBI/BLI アトラス

監修 田尻 久雄

編集 加藤 元嗣
　　　田中 信治
　　　斎藤 豊
　　　武藤 学

日本メディカルセンター

■監　修
　田尻　久雄　　東京慈恵会医科大学消化器・肝臓内科/内視鏡科　教授

■編　集
　加藤　元嗣　　北海道大学病院光学医療診療部　診療教授
　田中　信治　　広島大学病院内視鏡診療科　教授
　斎藤　　豊　　国立がん研究センター中央病院内視鏡センター長/内視鏡科　科長
　武藤　　学　　京都大学大学院医学研究科腫瘍薬物治療学講座　教授

■執筆者一覧（執筆順）

後野　和弘	オリンパスメディカルシステムズ株式会社　医療技術開発部		加藤　元嗣	北海道大学病院光学医療診療部　診療教授
蔵本　昌之	富士フイルム株式会社R&D統括本部メディカルシステム開発センター		小野　尚子	北海道大学病院光学医療診療部　助教
久保　雅裕	富士フイルム株式会社R&D統括本部メディカルシステム開発センター		八木　信明	京都府立医科大学大学院医学研究科消化器内科学　准教授
森田　周子	京都大学大学院医学研究科消化器内科　助教		吉田　成人	広島大学病院内視鏡診療科　診療講師
林　智誠	京都大学大学院医学研究科腫瘍薬物治療学講座　助教		八木　一芳	新潟県立吉田病院消化器内科　部長
武藤　　学	京都大学大学院医学研究科腫瘍薬物治療学講座　教授		野澤優次郎	新潟県立吉田病院消化器内科　医長
清水　勇一	北海道大学大学院消化器内科学　准教授		中村　厚夫	新潟県立吉田病院消化器内科　部長
川田　研郎	東京医科歯科大学食道・一般外科　助教		上堂　文也	大阪府立成人病センター消化管内科　副部長
河野　辰幸	東京医科歯科大学食道・一般外科　教授		小田島慎也	東京大学医学部附属病院消化器内科　助教
土橋　　昭	東京慈恵会医科大学内視鏡科　助教		鈴木　安曇	京都第二赤十字病院消化器内科
郷田　憲一	東京慈恵会医科大学内視鏡科　講師		安田健治朗	京都第二赤十字病院消化器内科/副院長
田尻　久雄	東京慈恵会医科大学消化器・肝臓内科/内視鏡科　教授		樺　俊介	東京慈恵会医科大学消化器・肝臓内科/内視鏡科
有馬美和子	埼玉県立がんセンター消化器内科　副部長,兼　内視鏡科　科長		炭山　和毅	東京慈恵会医科大学内視鏡科
都宮　美華	埼玉県立がんセンター消化器内科　医長		竹内　洋司	大阪府立成人病センター消化管内科　副部長
吉井　貴子	埼玉県立がんセンター消化器内科　医長		冨田　裕彦	大阪府立成人病センター病理・細胞診断科　主任部長
山本富美子	名古屋大学大学院医学系研究科消化器内科学		三浦　義正	自治医科大学光学医療センター　助教
宮原　良二	名古屋大学大学院医学系研究科消化器内科学　助教		山本　博徳	自治医科大学光学医療センター　教授
後藤　秀実	名古屋大学大学院医学系研究科消化器内科学　教授		河合　　隆	東京医科大学病院内視鏡センター　教授
阿部清一郎	国立がん研究センター中央病院内視鏡科		澤井　寛明	兵庫県立がんセンター消化器内科
吉永　繁高	国立がん研究センター中央病院内視鏡科		小野　裕之	静岡県立静岡がんセンター内視鏡科　部長/副院長
九嶋　亮治	国立がん研究センター中央病院病理科　医長		松島加代子	長崎大学消化器内科　助教
望月　　暁	東京大学医学部附属病院消化器内科		磯本　　一	長崎大学消化器内科/長崎大学病院光学診療部　准教授
藤城　光弘	東京大学医学部附属病院光学医療診療部　准教授		大仁田　賢	長崎大学消化器内科　講師
小池　和彦	東京大学医学部附属病院消化器内科　教授		宿輪　三郎	三交会宮崎病院　院長

市原 真	札幌厚生病院臨床病理科 医長
田中 信治	広島大学病院内視鏡診療科 教授
吉田 直久	京都府立医科大学大学院医学研究科消化器内科学 講師
内藤 裕二	京都府立医科大学大学院医学研究科消化器内科学 准教授
伊藤 義人	京都府立医科大学大学院医学研究科消化器内科学 教授
斎藤 彰一	東京慈恵会医科大学内視鏡科 講師
池上 雅博	東京慈恵会医科大学病理学講座 教授
井出 大資	東京慈恵会医科大学消化器・肝臓内科/内視鏡科
林 芳和	自治医科大学消化器内科 助教
福嶋 敬宜	自治医科大学病理診断部 教授
山階 武	大阪府立成人病センター消化管内科
坂本 琢	国立がん研究センター中央病院内視鏡科
中島 健	国立がん研究センター中央病院内視鏡科
松田 尚久	国立がん研究センター中央病院内視鏡科 医長
斎藤 豊	国立がん研究センター中央病院内視鏡センター長/内視鏡科 科長
河村 卓二	京都第二赤十字病院消化器内科 医長
横山 顕礼	京都大学大学院医学研究科腫瘍薬物治療学講座
堀松 高博	京都大学大学院医学研究科腫瘍薬物治療学講座
浦岡 俊夫	慶應義塾大学医学部腫瘍センター低侵襲療法研究開発部門 専任講師
矢作 直久	慶應義塾大学医学部腫瘍センター低侵襲療法研究開発部門 教授
富永 素矢	旭川医科大学消化器・血液腫瘍制御内科学 助教
藤谷 幹浩	旭川医科大学消化器・血液腫瘍制御内科学 准教授
高後 裕	旭川医科大学消化器・血液腫瘍制御内科学 教授
堀田 欣一	静岡県立静岡がんセンター内視鏡科 医長
今井健一郎	静岡県立静岡がんセンター内視鏡科 副医長
山口裕一郎	静岡県立静岡がんセンター内視鏡科
和田 祥城	昭和大学横浜市北部病院消化器センター 助教(現 東京医科歯科大学医学部附属病院光学医療診療部 助教)
工藤 進英	昭和大学横浜市北部病院消化器センター 教授
三澤 将史	昭和大学横浜市北部病院消化器センター
河野 弘志	聖マリア病院消化器内科 診療部長
鶴田 修	久留米大学医学部内科学講座消化器内科部門/久留米大病院消化器病センター内視鏡診療部門 教授
服部 三太	佐野病院消化器センター
佐野 寧	佐野病院 消化器センター長
大瀬良省三	国立がん研究センター東病院消化管内科
池松 弘朗	国立がん研究センター東病院消化管内科
真貝 竜史	大阪府立成人病センター外科
久部 高司	福岡大学筑紫病院消化器内科 講師
佐藤 知子	国立がん研究センター中央病院内視鏡科
林 奈那	広島大学病院内視鏡診療科
根本 大樹	福島県立医科大学会津医療センター小腸・大腸・肛門科
遠藤 俊吾	福島県立医科大学会津医療センター小腸・大腸・肛門科 教授
冨樫 一智	福島県立医科大学会津医療センター小腸・大腸・肛門科 教授
春山 晋	国立がん研究センター中央病院内視鏡科
岩男 泰	慶應義塾大学病院予防医療センター 教授

表紙・カバー写真
① ② 服部三太, 他 (p. 206, 207)
③ 吉田直久, 他 (p. 212)
④ 郷田憲一, 他 (p. 53)
⑤ 加藤元嗣, 他 (p. 106)

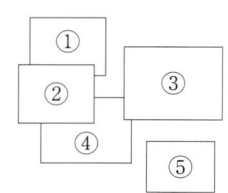

序　文

　近年30年間の内視鏡の歩みを振り返ってみると，1983年の電子内視鏡の開発とその後の普及による内視鏡診断学の進歩と相俟って，1980年代にはEMRによる早期消化管癌の内視鏡治療が発展した．1990年代に入ると *H. pylori* が胃疾患の診断・治療概念を覆した．2000年代以降，ESDが瞬く間に広がり，内視鏡治療を飛躍的に進歩させてきている．また2002年にHi-Vision電子内視鏡が市場に登場し，さらに画像強調観察（Image Enhanced Endoscopy；IEE）と拡大内視鏡による新たな診断学が構築され，2010年代に入っている．このように高解像度の内視鏡やNBI（Narrow Band Imaging）併用拡大内視鏡の登場により，粘膜表面の微細構造および微小血管構築が明瞭に観察でき，組織の異型度まで推察することが可能となり，治療前検査の段階で"内視鏡的病理学"とも呼ぶ内視鏡診療時代が到来しつつある．

　この精緻な診断学は，前向き多施設共同研究の成果とも相重なって従来の内視鏡診断学を飛躍的に発展させる契機となり，世界中の消化器内視鏡医ならびにがん研究者に大きな影響を与えることとなった．さらに，その成果は世界規模での普及をみるまでになり，臨床研究のみならず実際のがん医療に対して大きな貢献を果たしている．

　2012年夏以降，従来の画質をさらに向上させ容易に高精細な画質を得られるべく発展したオリンパスメディカルシステムズ社のEVIS LUCERA ELITEシステムによるNBI，富士フイルム社の新規レーザー内視鏡システムであるLASEREOによるBLI（Blue LASER Imaging）が発売された．本書では，「新システムを使用した内視鏡画像はどのようなものか」「これらの画像強調観察を内視鏡診断にどのように取り入れることができるのか」「新しい画像強調観察を用いた観察のコツ」を精確に紹介すべく，すでに導入されている施設を中心に，アトラスとして症例画像をご呈示いただいた．その内視鏡画像の微細な変化を注意深く観察していただき，それぞれの解説と対比しながら診断のプロセスを学んでいけるように構成した．本書は，内視鏡専門医を目指す若手医師から専門医，指導医の先生方まで，新しい画像強調観察に関する知識と内視鏡観察のコツを学ぶことができる質の高いアトラスとなったと編集させていただいたわれわれ一同自負している．

　今後，従来のNBIの課題を克服した第二世代のNBI，ならびにレーザー光源のもつ特性を活かしたBLIを日常診療に用いるとともに評価・検討を重ねていただき，さらに精緻な診断学の確立と新しい機能研究が進められることを期待している．本書はその土台となるアトラスとしてご覧頂きたい．

　最後に大変お忙しいなか，快く執筆をお引き受け下さった諸先生方に厚く御礼申し上げるとともに編集の労をとって下さいました日本メディカルセンターの黒添勢津子氏に感謝申し上げます．

2013年10月

日本消化器内視鏡学会理事長
東京慈恵会医科大学消化器・肝臓内科/内視鏡科　主任教授

田　尻　久　雄

CONTENTS

原理の解説

NBI（Narrow Band Imaging） ……………………… オリンパスメディカルシステムズ株式会社　12
BLI（Blue LASER Imaging） ………………………………………………… 富士フイルム株式会社　16

中・下咽頭

● **総論：NBI・BLI でこの領域をどのように観察するか**
NBI による観察のコツ ……………………………………………… 森田周子，林　智誠，武藤　学　24
BLI による観察のコツ ……………………………………………………………………… 清水勇一　26

● **症例アトラス**

Case 1	NBI	咽頭の炎症性病変	森田周子，武藤　学	30
Case 2	BLI	下咽頭乳頭腫	川田研郎，河野辰幸	32
Case 3	NBI	咽頭メラノーシス	土橋　昭，郷田憲一，田尻久雄	34
Case 4	BLI	咽頭メラノーシス	清水勇一	36
Case 5	NBI	中咽頭表在癌（0-Ⅱa）	森田周子，林　智誠，武藤　学	38
Case 6	BLI	中咽頭表在癌（0-Ⅱb）	川田研郎，河野辰幸	40
Case 7	NBI	下咽頭表在癌（0-Ⅱb）	森田周子，武藤　学	42
Case 8	BLI	下咽頭表在癌（0-Ⅱa+Ⅱb）	清水勇一	44

食　道

● **総論：NBI・BLI でこの領域をどのように観察するか**
NBI による観察のコツ ………………………………………… 郷田憲一，土橋　昭，田尻久雄　48
BLI による観察のコツ ………………………………………… 有馬美和子，都宮美華，吉井貴子　56

● **症例アトラス**

| Case 9 | NBI | glycogenic achantosis（GA） | 森田周子，武藤　学 | 62 |
| Case 10 | BLI | 食道乳頭腫 | 有馬美和子 | 64 |

Case 11	NBI	NERD	土橋 昭, 郷田憲一, 田尻久雄	66
Case 12	BLI	NERD	山本富美子, 宮原良二, 後藤秀実	68
Case 13	NBI	GERD	郷田憲一, 土橋 昭, 田尻久雄	70
Case 14	BLI	GERD	山本富美子, 宮原良二, 後藤秀実	72
Case 15	NBI	0-Ⅰ型食道表在癌	森田周子, 武藤 学	74
Case 16	BLI	0-Ⅰs型食道表在癌	有馬美和子	76
Case 17	BLI	0-Ⅱa型食道表在癌	川田研郎, 河野辰幸	78
Case 18	BLI	0-Ⅱb型食道表在癌	有馬美和子	80
Case 19	NBI BLI	0-Ⅱc型食道表在癌	阿部清一郎, 吉永繁高, 九嶋亮治	82
Case 20	NBI BLI	0-Ⅱc型食道表在癌	阿部清一郎, 吉永繁高, 九嶋亮治	84
Case 21	BLI	0-Ⅱc型食道表在癌	山本富美子, 宮原良二, 後藤秀実	86
Case 22	NBI	Barrett食道	郷田憲一, 土橋 昭, 田尻久雄	88
Case 23	BLI	Barrett食道	山本富美子, 宮原良二, 後藤秀実	90
Case 24	NBI	Barrett食道腺癌	郷田憲一, 土橋 昭, 田尻久雄	92
Case 25	BLI	Barrett食道腺癌	有馬美和子	94

胃・十二指腸

● **総論**：NBI・BLIでこの領域をどのように観察するか
NBIによる観察のコツ……………………………………………望月 暁, 藤城光弘, 小池和彦 98
BLIによる観察のコツ……………………………………加藤元嗣, 小野尚子, 八木信明, 吉田成人 104

● **症例アトラス**
[胃]

Case 26	NBI	慢性胃炎	八木一芳, 野澤優次郎, 中村厚夫	110
Case 27	BLI	慢性胃炎	上堂文也	112
Case 28	NBI	胃腺腫	小田島慎也	114
Case 29	BLI	胃腺腫	吉田成人	116
Case 30	NBI	腺腫と胃癌の鑑別診断	鈴木安曇, 安田健治朗	118
Case 31	BLI	びらんと早期胃癌の鑑別診断	小野尚子	120
Case 32	NBI	早期胃癌の範囲診断	森田周子, 武藤 学	122
Case 33	BLI	早期胃癌の範囲診断	吉田成人	124

Case 34	BLI	早期胃癌の範囲診断	八木信明	126
Case 35	NBI	0-Ⅱc分化型早期胃癌	樺　俊介, 炭山和毅, 田尻久雄	128
Case 36	NBI	早期胃癌の組織型診断	望月　暁, 藤城光弘, 小池和彦	130
Case 37	BLI	早期胃癌の組織型診断	竹内洋司, 上堂文也, 冨田裕彦	132
Case 38	BLI	早期胃癌の組織型診断	三浦義正, 山本博徳	134
Case 39	NBI	早期胃癌の経鼻内視鏡観察	河合　隆	136
Case 40	NBI	残胃の早期癌	澤井寛明, 小野裕之	138
Case 41	NBI	MALTリンパ腫	松島加代子, 磯本　一, 大仁田賢, 宿輪三郎	140
Case 42	BLI	MALTリンパ腫	小野尚子	142

[十二指腸]

Case 43	NBI	十二指腸腺腫	土橋　昭, 郷田憲一, 田尻久雄	144
Case 44	BLI	十二指腸腺腫	吉田成人	146
Case 45	NBI	十二指腸癌	土橋　昭, 郷田憲一, 田尻久雄	148
Case 46	BLI	十二指腸癌	八木信明	150
Case 47	BLI	十二指腸癌	小野尚子	152

コラム

・拡大像の病理対比的アプローチ　　　　　　　　　　　　　　　　　　　　　　市原　真　154

大　腸

● 総論：NBI・BLIでこの領域をどのように観察するか

NBIによる観察のコツと基本事項……………………………………………田中信治　158
BLIによる観察のコツ……………………………………吉田直久, 内藤裕二, 伊藤義人　168

● 症例アトラス

Case 48	NBI	過形成性ポリープ	斎藤彰一, 池上雅博, 田尻久雄	174
Case 49	NBI	SSA/P(sessile serrated adenoma/polyp)	井出大資, 斎藤彰一, 池上雅博	176
Case 50	BLI	SSA/P(sessile serrated adenoma/polyp)	林　芳和, 山本博徳, 福嶋敬宜	178
Case 51	BLI	SSA/P(sessile serrated adenoma/polyp)	竹内洋司, 山階　武, 冨田裕彦	180
Case 52	NBI	隆起型鋸歯状腺腫	坂本　琢, 中島　健, 松田尚久, 斎藤　豊	182
Case 53	NBI	隆起型管状腺管腺腫	河村卓二, 安田健治朗	184
Case 54	NBI	表面型管状腺管腺腫	横山顕礼, 堀松高博	186

Case 55	NBI	管状絨毛腺腫	浦岡俊夫, 矢作直久 188
Case 56	BLI	絨毛腺腫	富永素矢, 藤谷幹浩, 高後　裕 190
Case 57	NBI	隆起型 M 癌	堀田欣一, 今井健一郎, 山口裕一郎 192
Case 58	NBI	表面隆起型 M 癌	今井健一郎, 堀田欣一, 山口裕一郎 194
Case 59	NBI	表面陥凹型 M 癌	和田祥城, 工藤進英, 三澤将史 196
Case 60	NBI	隆起型 SM 癌	河野弘志, 鶴田　修 198
Case 61	NBI	表面陥凹型 SM 癌	大瀬良省三, 池松弘朗 200
Case 62	BLI	複合型（Ⅱa＋Ⅱc）SM 癌	竹内洋司, 真貝竜史, 冨田裕彦 202
Case 63	BLI	複合型（Ⅱa＋Ⅱc）SM 癌	久部高司 204
Case 64	NBI	複合型（Ⅱa＋Ⅱc）SM 癌	服部三太, 佐野　寧 206
Case 65	NBI	複合型（Ⅰs＋Ⅱc）SM 癌	佐藤知子, 松田尚久, 斎藤　豊 208
Case 66	NBI	LST-G 顆粒均一型	三澤将史, 和田祥城, 工藤進英 210
Case 67	BLI	LST-G 結節混在型	吉田直久, 八木信明, 内藤裕二 212
Case 68	NBI	LST-NG 偽陥凹型	林　奈那, 田中信治 214
Case 69	BLI	LST-NG 偽陥凹型	根本大樹, 遠藤俊吾, 冨樫一智 216
Case 70	NBI BLI	LST-NG 偽陥凹型	春山　晋, 斎藤　豊, 九嶋亮治 218
Case 71	NBI	LST-NG 偽陥凹型	林　奈那, 田中信治 222
Case 72	BLI	LST-NG 偽陥凹型	吉田直久, 八木信明, 内藤裕二 224
Case 73	BLI	潰瘍性大腸炎	富永素矢, 藤谷幹浩, 高後　裕 226
Case 74	NBI	炎症性腸疾患関連腫瘍（癌/dysplasia）	浦岡俊夫, 岩男　泰 228

コラム

・LUCERA ELITE System の Near Focus・電子ズーム拡大観察の倍率

田中信治, 林　奈那 230

・NBI 拡大観察における構造強調の重要性　　　田中信治, 林　奈那 232

原理の解説

原理の解説

オリンパスメディカルシステムズ株式会社

NBI（Narrow Band Imaging）

■ はじめに

　2006年5月，弊社はNBI（Narrow Band Imaging）を搭載した次世代内視鏡システムとしてEVIS LUCERA SPECTRUMを発表した．NBIは粘膜表層の微細血管構築像および粘膜微細模様のコントラストを向上させる画像強調機能である[1),2)]．また，観察光と信号処理の最適化により実現することから，画像強調観察-光デジタル法-狭帯域法に分類される[3)]．本邦での製品発表以来，多くの医療機関でNBIが使用されており，さまざまな疾患に対して臨床研究が行われてきた．その結果，平成22年度の診療報酬改定において「狭帯域光強調加算」として算定されるに至った．さらに平成23年度全国発明表彰において，内閣総理大臣発明賞を受賞し，工業製品としての独創性と医学への貢献が認められた．本論文では，NBIの内視鏡観察のコツを理解していただくため，その原理を解説する．

■ I．NBIが目指す効果

　内視鏡観察の基本は，白色光（以下，WLI；White Light Imaging）による観察である．自然な粘膜の色がモニタに表示される．一方で，術者は特定の所見に着目した観察を行う場合がある．とくに，粘膜表層の微細血管構築像と粘膜微細模様は重要な所見としてよく知られている．こういった重要所見を強調表示する方法としては，色彩強調や構造強調といったデジタル画像処理による方法が使われてきた．これらの方法は，WLIの色再現を維持したまま，違和感のない範囲で色や構造を強調することが可能である．しかしながら，デジタル画像処理による方法では，その強調効果には限界がある．そこで，光による強調表示を行うべく1990年代後半から開発が始まった．光の波長；つまり色を変更するので，WLIのような自然な色再現は放棄せざるをえない．その代償として，デジタル画像処理では実現困難な強調効果を達成することができた．つまり，色再現よりも，血管や模様といった所見のコントラストを強調することに特化した機能といえる．したがって，NBIでは色の変化として所見を理解するよりも，コントラストの変化として理解すべきといえる．

　コントラストとは，背景とターゲットとの明るさの比である．ターゲットとは，着目している所見である．ターゲットを血管とすれば，その周囲の粘膜との明るさの比がコントラストとなる．

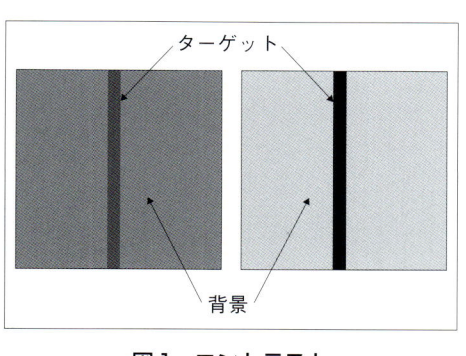

図1 コントラスト

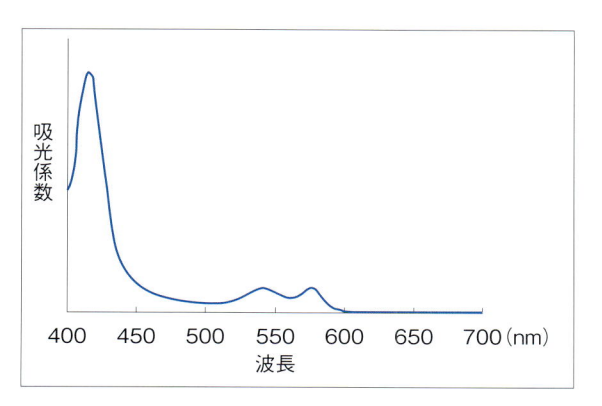

図2 ヘモグロビンの特性

■ II. 原　理

　コントラストを強調することは，ターゲットと背景との明るさに変化をつけることを意味する．言い換えれば，図1に示すようにターゲットを暗くして，背景を明るくする，もしくはその逆である．いま，血管に注目したとき，血管をより暗くして，周囲粘膜をより明るくすればコントラストが強調される．では，どのようにして血管をより暗くすればよいだろうか？　暗い，明るいとは，照射した光がどの程度，内視鏡に戻ってくるかを意味する．血管から戻ってくる光の量を決定するのは，血管に含まれるヘモグロビンによる光吸収の程度である．光が吸収されるとは，照射された光のエネルギーが熱に変換されることである．

　光は音と同じように波であることから，波長をもつ．波長が変わると，光の性質が大きく変化する．人は 400 nm から 700 nm までの波長の光を感じることができる．また，波長が変化すると，色の変化として感じることができる．400 nm は青い色として，550 nm は緑，700 nm は赤い色として知覚される．また，物体が特定の波長を強く吸収することで，物体に色を感じることができる．たとえば，赤いりんごは，その皮に含まれる色素が青と緑の光を強く吸収し，吸収されなかった赤い光が反射した結果，赤いりんごとして認識できる．

　ヘモグロビンによる光のエネルギー吸収は波長に依存することが知られている．とくに，415 nm と 540 nm，つまり青い光と緑の光を選択的に吸収する（図2）．WLIでは自然な色再現を実現するために，青，緑，赤の3原色で合成される光を照明光に使っている．しかしながら，青色光には 400 nm から 500 nm 付近まで多くの波長を含む．緑色光も同じく，550 nm を挟んで多くの波長を含む．よって，ヘモグロビンの吸収波長に照明光を合わせるために，光の波長を変換し，415 nm と 540 nm の二つの波長を中心とした狭帯域光で照明する．これら狭帯域光を使うことで，血管に照射された光をより多く吸収させることができ，その結果，血管部分がより暗くなる．そして，背景となる粘膜とのコントラストが強調される．

通常観察　　　　　　　NBI

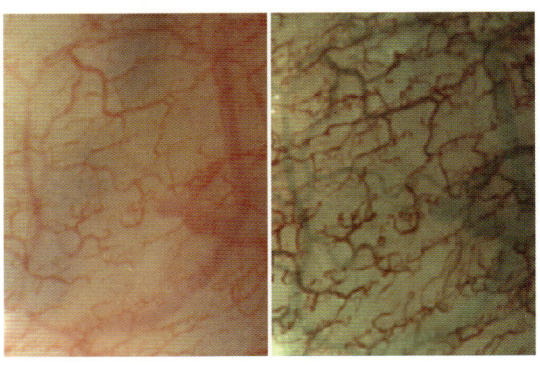

図3　舌裏粘膜画像

■ Ⅲ．NBIではどのように画像が強調されるか

　図3は舌裏粘膜の血管像である．NBIでは表層の毛細血管が茶色に，深層の血管がシアン色に表現される．このように表現される仕組みを説明する．実際の内視鏡システムでは，NBIモードとWLIモードの切り替えは，スコープ操作部に搭載されたスイッチを押すことで行われる．スコープスイッチを押すと，WLI用の白色光を415 nmと540 nmの狭帯域光に変換するフィルタが光路上に挿入される．その後，RGB回転フィルタによって，面順次の狭帯域光として間欠的に粘膜に照射される．415 nmの照射タイミングでは，粘膜表層の毛細血管構築像に対応した白黒画像が生成される．540 nmの照射タイミングでは，深層血管構築像に対応した白黒画像が生成される．ビデオプロセッサ内では，これら二つの白黒画像から，最終的なカラー画像が合成される（図3）．その方法は415 nm白黒画像をモニタのB（青）とG（緑）の入力端子に，540 nmの白黒画像をモニタのR（赤）の入力端子に出力されるように合成される．このような合成方法は，一見，色のバランスを崩すように見えるが，血管のコントラスト強調効果を発揮させるには，この合成方法以外はなく，NBI特有の方法である．

■ Ⅳ．NBIの進化

　NBIの課題は明るさであった．WLIから光学フィルタにより狭帯域光を切り出すので，照明光のエネルギー：明るさとしては低下する．明るさ低下は，胃内観察において課題であった．2012年10月，オリンパスメディカルシステムズ（株）は，進化したNBIを搭載したEVIS LUCERA ELITEを発表した（図4）．同機種は課題であったNBIの明るさを改善した．

　明るさを改善するために，415 nm狭帯域光を2回照射する方法を採用した．その効果は明らかで，胃内においても，NBIで観察が可能となった．図5に胃モデルを使った新旧NBIの比較画像を示す．EVIS LUCERA SPECTRUMに搭載されているNBIを第一世代とすると，EVIS LUCERA ELITEに搭載したNBIは第二世代といえる．

図4　EVIS LUCERA ELITE

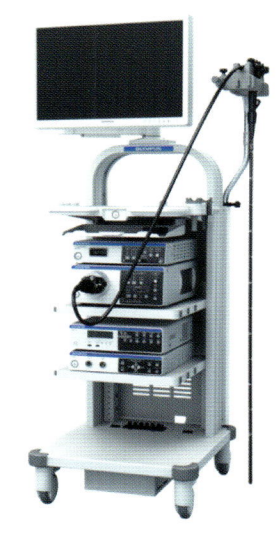

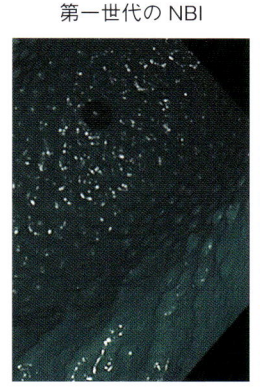

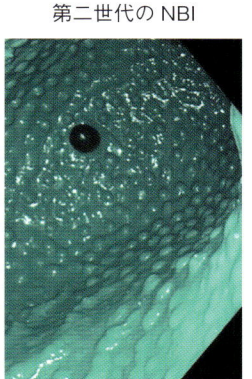

図5　NBIの明るさ向上

第一世代のNBI　　第二世代のNBI

■ おわりに

　NBIの原理をヘモグロビン吸収特性の波長選択性の観点から解説した．NBIの医学的可能性については，本書に寄稿されている多くの先生方からの報告のとおりである．われわれは光の特性を制御し，新たな価値を医療現場へ提供できることを，NBIの開発を通じて確信した．そして，課題であった明るさについても改善することに成功し第二世代のNBIを製品化した．光制御の可能性を信じて，NBIの改良，さらにはまったく新しい機能の研究に取り組んでいく．

文　献

1) Gono K, Yamazaki K, Doguchi N, et al：Endoscopic Observation of Tissue by Narrowband Illumination. Opt Rev　2003；10：211-215
2) Gono K, Obi T, Yamaguchi M, et al：Appearance of enhanced tissue features in narrow-band endoscopic imaging. J Biomed Opt　2004；9：568-577
3) 丹羽寛文, 田尻久雄：内視鏡観察法に関する新たな分類の提唱. 臨牀消化器内科　2008；23(1)：137-141

（後野和弘）

原理の解説

富士フイルム株式会社

BLI（Blue LASER Imaging）

■ はじめに

　これまでのFUJIFILM内視鏡システムでは，画像強調機能として，内視鏡で一般的に使われる白色光から信号処理で任意の波長の分光画像を抽出して，組織の性状や血管などを見やすくするFICE（Flexible spectral Imaging Color Enhancement）機能を搭載してきた．しかしながら，従来の白色光照明では粘膜表層の微細な血管を高いコントラストで描出することには限界があり，性能改善が求められていた．

　2012年9月に発売した新世代内視鏡システム「LASEREO（レザリオ）」では，2種類の半導体レーザー光に蛍光体を組み合わせたレーザー照明技術と独自の画像処理技術を搭載した．それにより，がん診断に重要な情報といわれている粘膜表層の微細な血管や粘膜表面構造の変化を強調した画像観察が可能である狭帯域光観察機能BLI（Blue LASER Imaging）を実現した[1]．以下，そのシステムの概要と特長，原理，性能，そしてレーザー内視鏡がもつ将来性について解説する．

■ I．システムの概要・特徴

　LASEREOは消化器内視鏡システムとしては，初めてレーザーを照明光として採用した．白色光観察だけではなく，レーザー光の特性を利用した狭帯域光観察機能を標準搭載している．また，従来のキセノンランプを使った光源に比べて消費電力・発熱が少ないことも特長である．システムは，プロセッサ「VP-4450HD」，レーザー光源「LL-4450」，4種類のレーザー専用スコープで構成される（2013年4月現在）．

1．レーザー光源「LL-4450」の特徴

　LL-4450は二つの波長のレーザーを搭載し，それらの発光強度比を変えることで，通常観察と狭帯域光観察それぞれに適した照明を実現している．

　2種類のレーザーの一つ，白色光用レーザー（450 nmレーザー）は，蛍光体を発光させて通常の観察に適したスペクトル幅の広い白色光照明を得るために使用し，レーザー光と蛍光が混合されて照射される（図1）．蛍光体の発光強度はレーザーの発光強度に応じて変化するので，白色光としての照射光量はレーザーの発光強度で制御することになる．もう一つの狭帯域光観察に使われるBLI用レーザー（410 nmレーザー）は波長が短くスペクトル幅が狭い特長を利用して，粘膜表層の微細血管やわずかな粘膜の凹凸，深

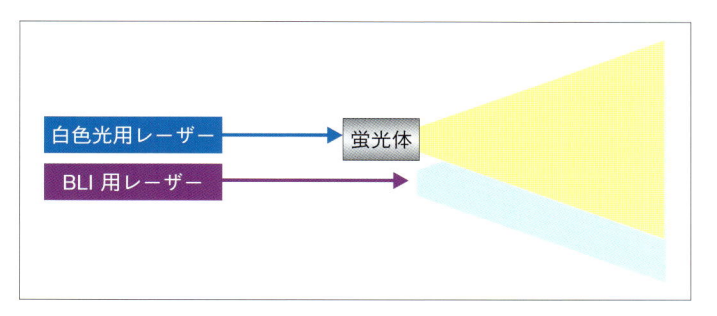

図1　レーザー照明の概念図

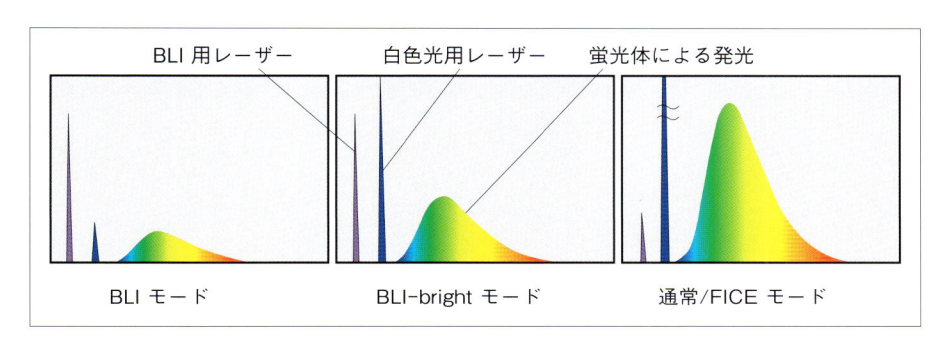

図2　観察モードごとの照明スペクトル

部の血管などの情報を高コントラストな信号として取得するために使用している．これらのレーザー光の波長幅は 2 nm 以下である．レーザーの中心波長は個体差があるため，製品仕様上は広めの波長範囲（400～420 nm，440～460 nm）を規定しているが，実際には数 nm 以下のばらつきであり，5 nm ずれることは非常にまれである．

　内視鏡観察用の照明光は，遠景観察から近接まで，広いダイナミックレンジの調光が求められ，さらには，照明の色温度を一定に保つ必要があるため，その広い調光範囲において 2 種類のレーザーの発光強度比が常に一定になるよう精密に制御しなければならない．LL-4450 は一般的に用いられるレーザー変調駆動方式を複数種類組み合わせることで，広い調光範囲での高精度制御を可能としている．

2．照明パターンと観察モード

　LASEREO は四つの観察モードに対応し，スペクトル分布が異なる 3 パターンの照明を行っている（図2）．

　通常観察用の照明パターンでは FICE 機能が使用可能である．新規に開発した狭帯域光観察機能 BLI は，狭帯域短波長光と白色光をバランスよく照射し，狭帯域短波長光で得られる狭い波長帯による信号と，白色光で得られる広い波長帯による信号に対して専用の画像処理を行うことで，粘膜と血管のコントラストを向上させた画像を作り出している（図3）．

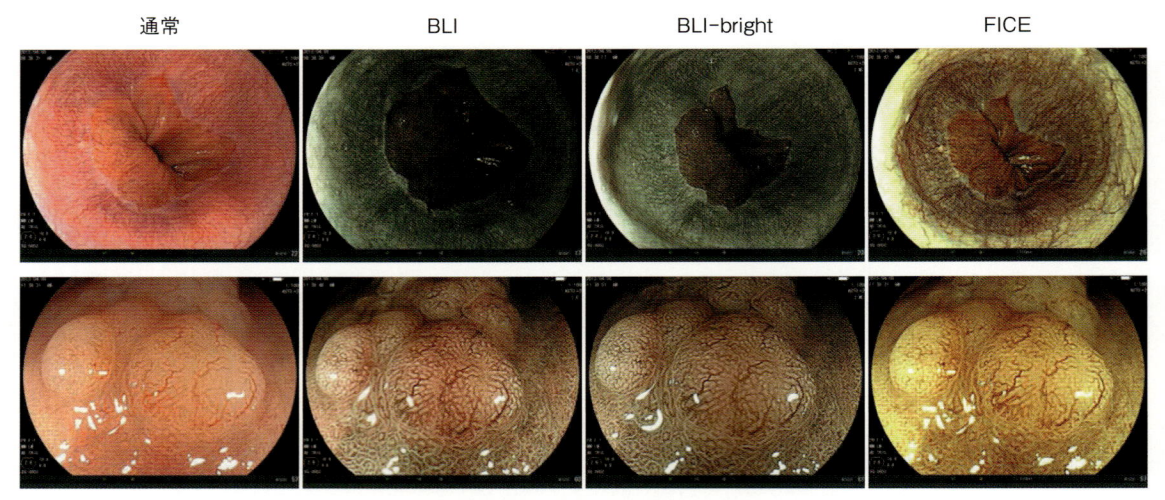

図3 観察モードによる画像の違い
(画像提供:京都府立医科大学)

■ II. BLI 機能について

1. BLI の原理

　　BLI はヘモグロビンの吸光特性と粘膜の散乱特性に基づき，表層にある微細血管と深層にある血管が区別しやすくなるように画像化する技術である．

　　短波長の光は粘膜内部で散乱しにくく血管に吸収されやすい特性をもつため，表層微細血管は高コントラストに描写される．一方，長波長の光は散乱しやすく血管に吸収されにくいため，表層微細血管は散乱の影響により低コントラストで輪郭がぼけた画像になり，逆に深層血管はコントラストの高い画像で描写される．

　　この二つの画像を用いることで，表層微細血管と深層にある血管を区別しやすく表示することが可能となる（図4）．

2. 二つの狭帯域光観察モードの設定

　　LASEREO では次の二つの狭帯域光観察モードを用意した．

　・**BLI モード**：BLI 用レーザー光の比率を高め，粘膜表層の微細血管のコントラストを最大限に高めることを狙った．主として近接〜拡大観察での使用を想定している．

　・**BLI-bright モード**：BLI 用レーザー光と白色光用レーザー光とをバランスよく配分し，画像の明るさと血管コントラストの向上を両立させた．主として中遠景〜近接観察での使用を想定している．

　　この二つの狭帯域光観察モードを切り替えて使用することにより，中遠景から近接・拡大観察に至るまで，明るく，かつ，血管コントラストの高い画像観察が可能である．

3. 構造強調

　　内視鏡検査では数 cm の病変を遠景で観察し，10 μm 程度の微細血管を拡大観察するなど，観察対象がさまざまである．拡大観察においては微細血管だけでなく，粘膜表面

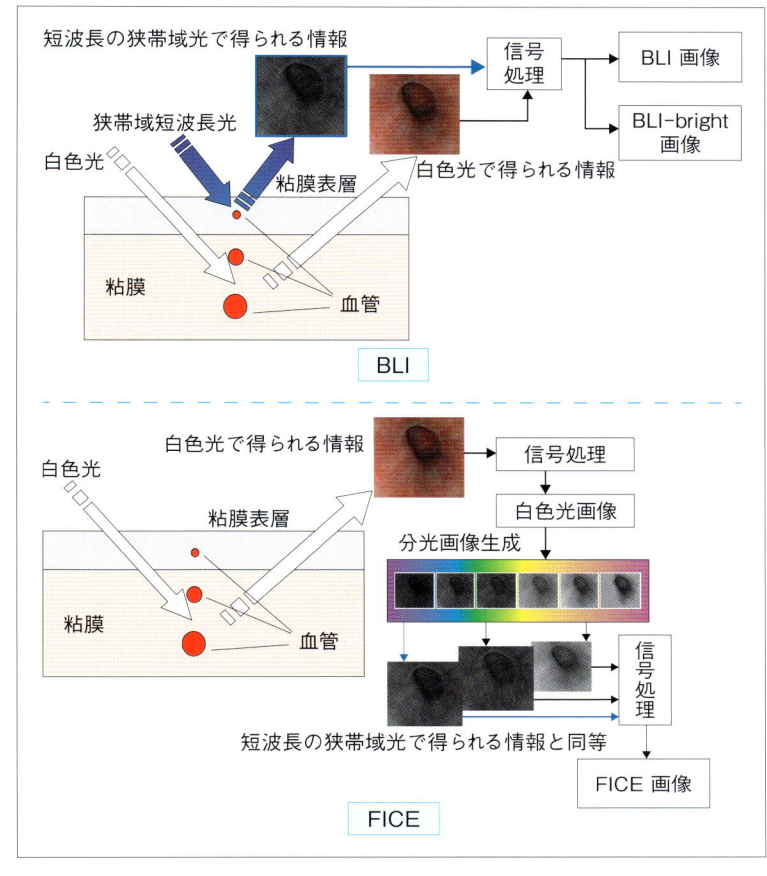

図4 BLI/FICE の処理フロー

構造を観察して診断し，治療方針を決定することもある．さまざまな観察条件・観察対象に対応するため，BLI の構造強調では強調する周波数帯域を変えた 2 種類の強調モードを搭載している（図5）．A モードは B モードに比べて周波数の低いところも強調する設計になっており，エリアや構造を強調するのに適していると考えられる．また，B モードは細線が強調されるように設計しており，微細血管の観察に適していると考えられる．

4．色彩強調

消化管は部位によって粘膜上皮の種類や存在する血管の密度が異なり，再現される色調はさまざまである．咽頭・食道・胃・大腸の各部位で病変を目立たせることを目的として，BLI では三つの色調が用意されている．さらに，BLI-bright では，通常観察に近い色調の「色彩強調なし」が追加されている（図5）．

5．BLI と FICE の違い

FICE は，白色光の画像から信号処理によって狭い波長帯による画像を生成し，RGB 画像として再構築して強調することで，粘膜と血管のコントラストを向上させている．一方，BLI は，狭帯域短波長光を強く照射することで狭い波長帯による画像を取得し，

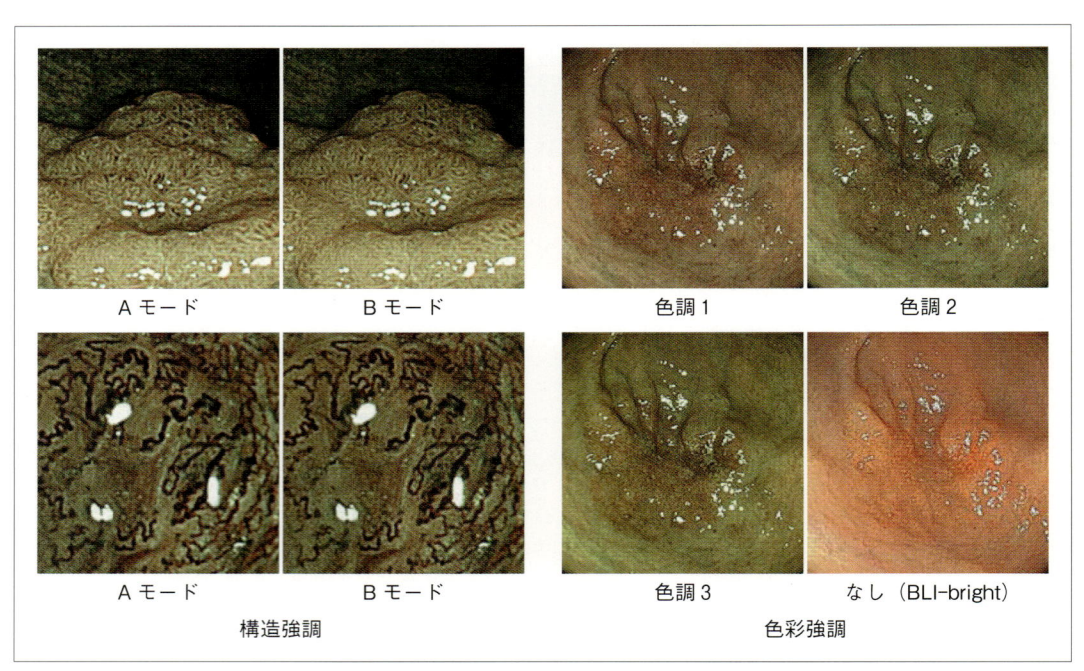

	Aモード	Bモード	色調1	色調2
	Aモード	Bモード	色調3	なし（BLI-bright）
	構造強調		色彩強調	

図5 構造強調/色彩強調モードの違い
（画像提供：国立がん研究センター東病院）

表 観察モードの特徴

モード	目的	レーザー強度 白色光用	レーザー強度 BLI用	特徴
通常	通常光観察	強	弱	従来システム（キセノン光源）と同等の色調．
FICE	色彩強調	通常モードと同じ		分光画像処理により微細な色の変化を強調する．粘膜と血管の色の差を強調することで，血管の視認性を向上させる効果がある．通常画像と同等の明るさがあり，遠景観察が可能．
BLI	血管・粘膜表層構造観察	弱	強	レーザーによる短波長光成分を増やし，ヘモグロビン由来のコントラストを高めることで，表層微細血管の強調に適した画像を生成する．近接・拡大観察に適している．
BLI-bright	血管・粘膜表層構造観察	中	強	BLIに対して白色光成分をやや強めることで，中遠景でも観察可能な明るさと，BLIに匹敵する血管・表面構造の描画力を両立した画像を生成する．

強調処理を行うことで粘膜と血管のコントラストを向上させている（図4，表）．
　FICE/BLI/BLI-brightでは，いずれも狭帯域光観察が可能だが，明るさと血管コントラストについては強調度合いに差があり，概ね以下のような関係になる．

画像の明るさ

暗い←―――――――――→明るい

BLI ＜ BLI-bright ＜ FICE ≒ 通常観察

血管と粘膜のコントラスト

高い←―――――――――→低い

BLI ＞ BLI-bright ＞ FICE ＞ 通常観察

■ まとめ

　消化器内視鏡システム LASEREO はレーザー光源を照明光として採用し，レーザー光源のもつ高輝度・狭帯域の特性を活かして，粘膜・血管を高コントラストに表示する狭帯域光観察機能 BLI を搭載するに至った．また，BLI 用レーザーと白色光用レーザーの強度を変化させることによって，比較的遠景でも明るい狭帯域観察を可能とする BLI-bright を実現した．

　LASEREO で採用した波長とは異なるレーザー光源を用いることにより新しい診断機能が実現できる可能性があり，今後，さらに早期のがん病変発見や，より詳細な治療方針の決定に役立つ内視鏡システムを実現するため，多種多様な「がんの生物学的，機能的な変化」を可視化する技術が必要と考えている．

文　献

1) Yoshida N, Hisabe T, Inada Y, et al：The ability of a novel blue laser imaging system for the diagnosis of invasion depth of colorectal neoplasms. J Gastroenterol　2013 Mar［Epub ahead of print］

（蔵本昌之，久保雅裕）

中・下咽頭

中・下咽頭

総論：NBI・BLIでこの領域をどのように観察するか

NBIによる観察のコツ

■ Ⅰ．光源の設定

1．構造強調

　　内視鏡画像の微細な模様や輪郭を強調し，鮮鋭度を増した画像を表示できる．強調タイプにはAタイプとBタイプがあり，強調レベルは0〜8の9段階から選択できる．Aタイプでは比較的大きな対象を強調することができ，BタイプではAタイプより微細な部分を強調することができる．上部消化管内視鏡ではBタイプの8を使用することが多い．

2．色彩強調

　　粘膜の微細な色調の変化を強調して効果的な画像を表示できる．EVIS LUCERA ELITEでは強調レベルを3段階から選択することになるが，内視鏡を光源に接続すると，自動的にもっとも適した強調レベルが選択されるシステムになっている．上部消化管内視鏡では，1または2が選択されている．

■ Ⅱ．観察の実際

　　唾液や粘液の除去目的に，咽頭麻酔前にコップ1杯程度の水を服用してもらう．内視鏡スコープの抜去時は，唾液・粘液の付着やスコープの接触による粘膜の発赤・出血により観察しにくいため，内視鏡挿入時に観察を行うほうが望ましい．中・下咽頭腫瘍の発見は白色光に比べNBIが優れており，NBIにて観察することを勧める[1]．中・下咽頭領域で内視鏡観察がしにくい部位は，発声や呼吸による可動性をうまく利用して観察する．鎮静薬を使用した場合，咽頭反射を抑制することはできるが，発声を利用した観察は困難となる．梨状陥凹や喉頭蓋谷など，死角になりやすい部位の観察には，先端アタッチメントを内視鏡先端に装着することで観察しやすくなることがある．

■ Ⅲ．存在診断

　　咽頭腫瘍を見つけるために指摘するべき所見は，同じく扁平上皮である食道と同様に発赤や褪色といった軽度の色調変化，正常血管影の消失，軽度の凹凸である．しかし，反射が出現しやすく凹凸の多い咽頭ではこれらの所見を白色光で指摘するのは難しい（図1）．一方，NBIにおける咽頭腫瘍の所見は，境界明瞭な褐色領域「well-demarcated brownish area」と，「well-demarcated brownish area」内の拡張・蛇行・口径不同・形状

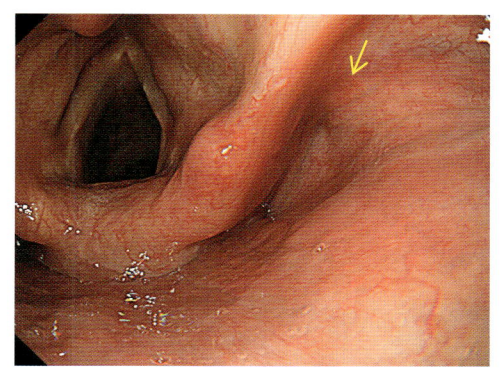

図1　白色光非拡大観察
　右梨状陥凹に正常血管影の消失した発赤平坦病変を認めるが（矢印部），認識しづらい病変である．

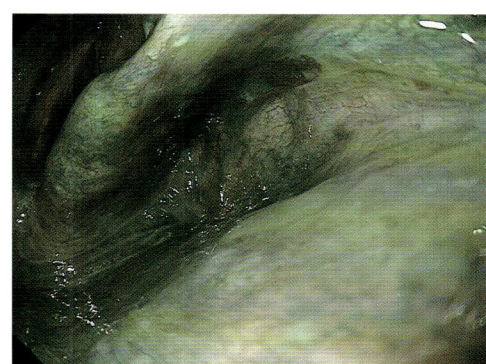

図2　NBI 非拡大観察
　NBI では右梨状陥凹に境界明瞭な brownish area を容易に指摘できる．
（図2，3は NBI 設定：構造強調 B8，色彩モード2）

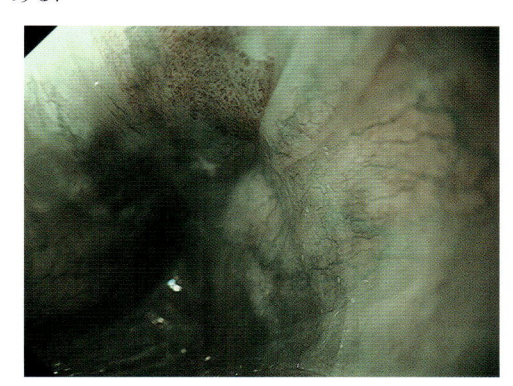

図3　NBI 拡大観察
　拡大観察すると，brownish area 内に異型血管が増生している．

不均一などの所見を有する異型血管の増生の二つで，これらの所見は白色光より容易に指摘できることが多い．

　brownish area を指摘すれば咽頭腫瘍を疑い（図2），brownish area の境界が明瞭で，内部に異型血管を伴っていれば強く咽頭腫瘍を疑う（図3）．

IV．深達度診断

　食道表在癌では，有馬・井上らが提唱する上皮乳頭内ループ状毛細血管（IPCL）のパターン分類による深達度診断が有用である[2),3)]が，同じ扁平上皮である咽頭に食道の深達度診断は必ずしもあてはまらない．現状では，ほとんど凹凸のない病変であれば，咽頭腫瘍の深達度は上皮内までに留まり，凹凸が目立ってくると上皮下への浸潤を疑う．

文　献
1) Muto M, Minashi K, Yano T, et al：Early detection of superficial squamous cell, carcinoma in the head and neck region and esophagus by narrow band imaging：a multicenter randomaized controlled trial. J Clin Oncol　2010；28：1566-1572
2) Inoue H, Honda T, Nagai K, et al：Ultra-high magnification endoscopic observation of carcinoma in situ of the esophagus. Dig Endosc　1997；9：16-18
3) Arima M, Tada S, Arima H, et al：Evaluation of microvascular patterns of superficial esophageal cancers by magnifying endoscopy. Esophagus　2005；2：191-197

（森田周子，林　智誠，武藤　学）

中・下咽頭

総論：NBI・BLIでこの領域をどのように観察するか

BLIによる観察のコツ

■ はじめに

　近年の内視鏡診断技術の発達により，早期咽喉頭癌が多数発見されるようになり，内視鏡的粘膜下層剥離術（ESD）などの低侵襲治療でも良好な予後が望めるようになった[1)～5)]．しかし，咽喉頭領域の詳細な観察は，時間がかかり，被検者の苦痛も伴うため，効率的なスクリーニングのためには，リスク群を絞って早期癌の発見に努めるのが望ましい．

■ I．咽喉頭領域の内視鏡観察法

　早期咽喉頭癌症例多数例の患者背景から，55歳以上の男性をリスク群と設定することができ[3),4)]，以下の観察法を推奨する．

　咽頭反射は同領域の観察の大きな妨げになるために，あらかじめキシロカイン®ビスカスでの咽頭麻酔を十分に行い，できるだけキシロカインスプレーも追加する．スプレー噴霧時には，「あー」と声を出してもらうと効果的である．観察時の体位は，左側臥位のまま，顔を前に出し，顎を前に突き出す，いわゆる「匂いを嗅ぐ姿勢」をとってもらうと，舌根と口蓋弓の間が少し展開して，舌根や咽頭壁との接触が回避でき，観察がしやすくなる．

　内視鏡挿入時から，BLI-brightモードにして咽喉頭観察を行う（推奨設定B8，C1）．まず，中咽頭後壁から，下咽頭後壁を観察する（図1，2）．この時点で口腔内の唾液が観察の妨げになることが多いので，可及的に吸引を行う．口腔内の唾液は粘稠性が高く，比較的吸引しやすい．適宜，内視鏡の送水ボタン機能を使ってこまめに洗浄を行う．鉗子口からの送水は誤嚥を引き起こすため，絶対に行わない．早期咽喉頭癌の多くが血管増生を伴うことより，毛細血管（乳頭内血管ループ）の拡張，増生，境界明瞭な茶色調領域（brownish area），周囲血管の途絶所見に留意する．また，びらんの上に乗った白苔も重要所見である．

　次に，梨状陥凹から喉頭にかけての観察を行う．左の梨状陥凹は，重力の関係でぺったりと閉じて見えることが多いので，まず右から観察を行う．同様に可及的に唾液を吸引して，できるだけ食道入口部近くまで観察する（図3）．喉頭観察については，BLI-brightモードは光量が低下しない特長を有しているため，声門上のみならず，できるだけ声門下領域まで観察（遠くから）するようにする（図4）．輪状後部はもっとも観察し

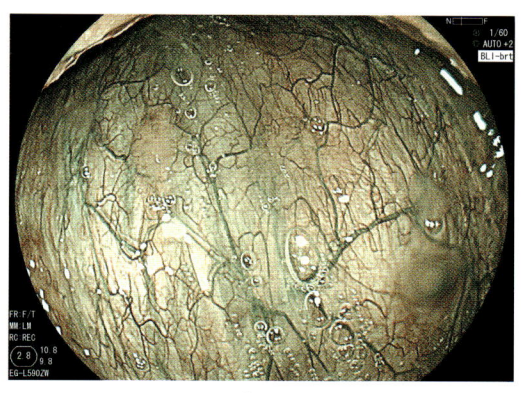

図1 中咽頭後壁
(図1～11まで．BLI-bright モード，構造強調 B8，色彩強調 C1)

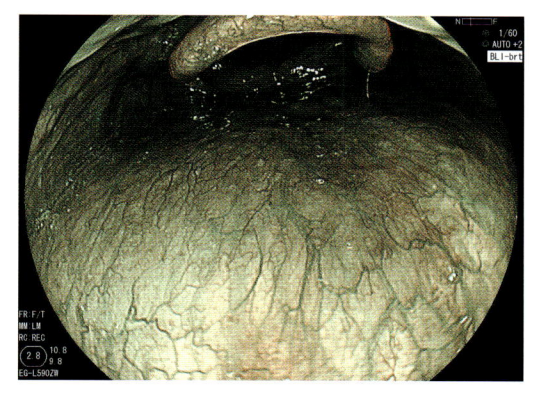

図2 下咽頭後壁

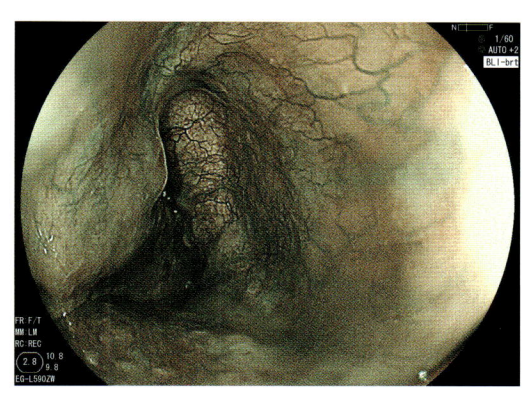

図3 右梨状陥凹

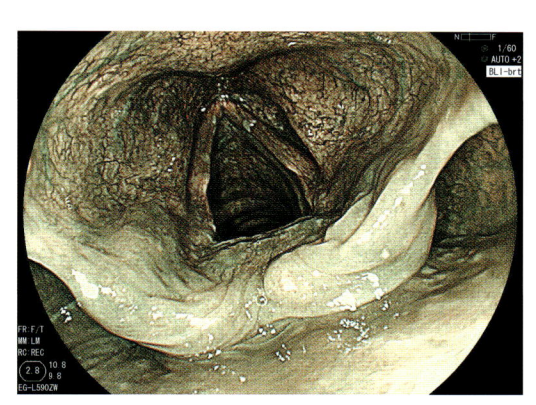

図4 喉頭

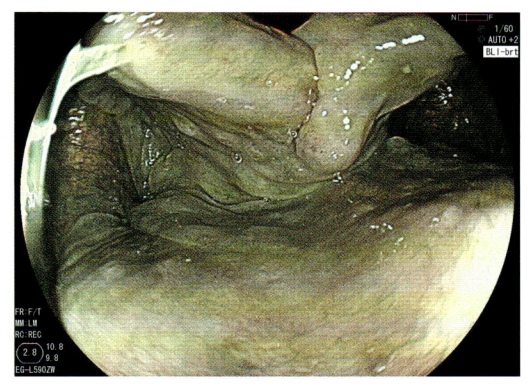

図5 輪状後部および下咽頭後壁

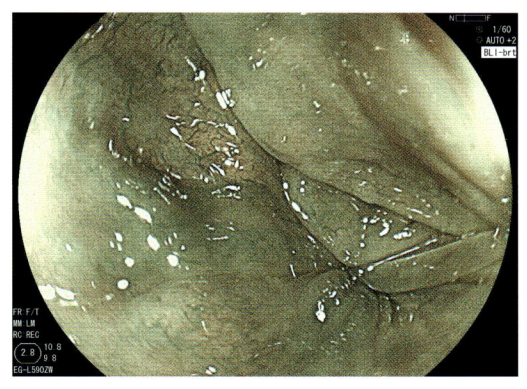

図6 左梨状陥凹

にくい領域であるが，呼吸や反射による変動を利用したり，あるいは被検者に声を出してもらったり，「うっ」と息をつまらせてもらう（Valsalva 法）と視野がいくらか広がる（図5）．最後に左梨状陥凹をスコープで押し広げながら観察し（図6），食道へと挿入す

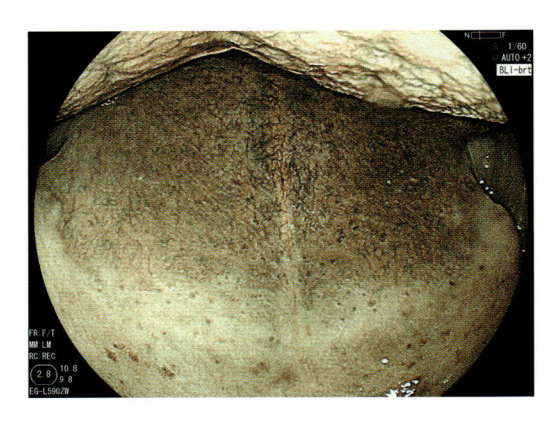

図7　硬口蓋〜軟口蓋

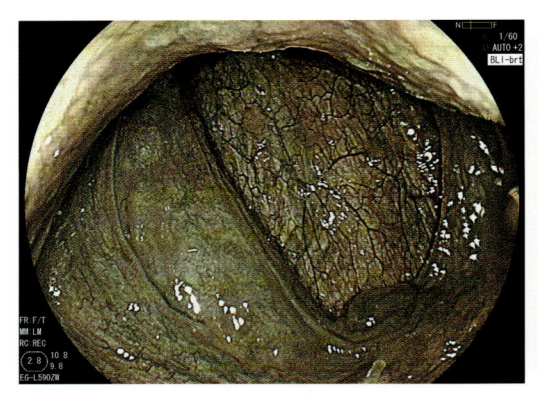

図8　口蓋弓

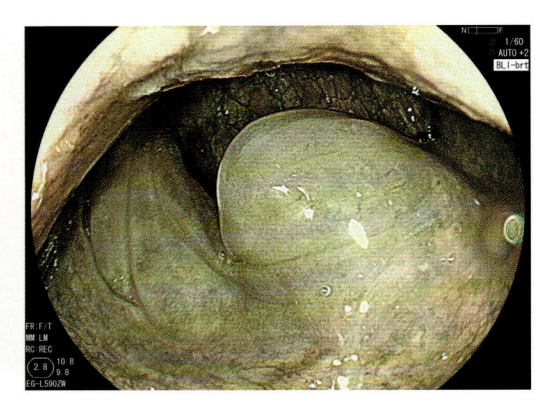

図9　口蓋垂

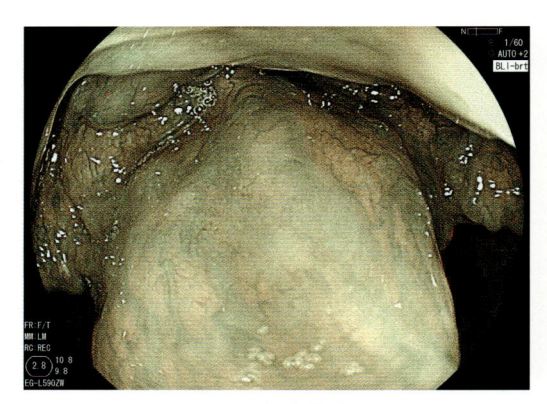

図10　喉頭蓋舌面

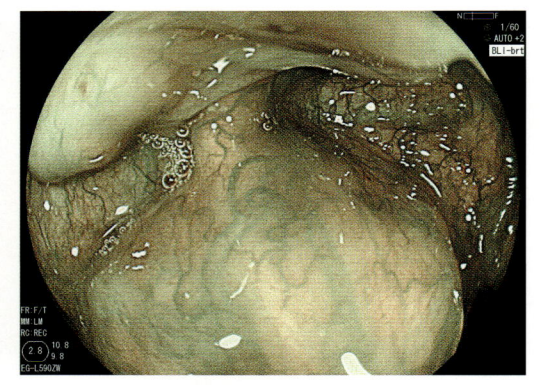

図11　喉頭蓋谷

る．梨状陥凹の観察は必然的に近接での観察となるため，BLI-bright モードでは明るすぎると感じることもある．その場合は，BLI モードに切り替え，適宜，弱拡大を併用する．

■ II. ハイリスク群に対する内視鏡観察法

　食道扁平上皮癌の合併既往例，また，問診でフラッシャーの常習飲酒者，大量飲酒喫煙者であることがわかっている被検者はハイリスク群と設定するべきである．このようなハイリスク群に対しては，前述の咽喉頭観察に加え，下記の観察を加えることを推奨する．

　咽頭後壁の観察前（後でもよい）に，硬口蓋から軟口蓋の観察を行い（図7），さらに両側口蓋弓，扁桃，口蓋垂（図8, 9）の観察を行う．口蓋垂は，先端までしっかりと観察する．重力により口蓋垂が左に倒れこんで口蓋弓の観察の妨げになる場合は，スコープでこれを押し広げる．

　次に，喉頭蓋の裏側にスコープを進ませ，喉頭蓋舌面を観察する（図10）．この部位は，見ようとする意図がなければ，絶対に見えない部位であるが，癌の好発部位でもある．スコープで喉頭蓋を押し下げ，喉頭蓋谷まで観察するようにする（図11）．また，接線方向になるため観察困難であるが，できるだけ，舌根部の観察も行うようにする．舌根部の十分な観察が必要と判断される症例には，経鼻内視鏡で反転観察を行う必要がある．喉頭蓋舌面付近の観察は，スコープが舌根に当たり，咽頭反射を誘発しやすいため，咽喉頭観察の最後のほう，もしくはスコープ抜去時に行うのが望ましい．

文　献

1) Muto M, Nakane M, Katada C, et al：Squamous cell carcinoma in situ at oropharyngeal and hypopharyngeal mucosal sites. Cancer　2004；101：1375-1381
2) Shimizu Y, Yamamoto J, Kato M, et al：Endoscopic submucosal dissection for treatment of early stage hypopharyngeal carcinoma. Gastrointest Endosc　2006；64：255-259
3) Iizuka T, Kikuchi D, Hoteya S, et al：Endoscopic submucosal dissection for treatment of mesopharyngeal or hypopharyngeal carcinomas. Endoscopy　2009；41：113-117
4) Muto M, Satake H, Yano T, et al：Long-term outcome of transoral organ-preserving pharyngeal endoscopic resection for superficial pharyngeal cancer. Gastrointest Endosc 2011；74：477-484
5) Shimizu Y, Yoshida T, Kato M, et al：Long-term outcome after endoscopic resection in patients with hypopharyngeal carcinoma invading the subepithelium：a case series. Endoscopy　2009；41：374-376

〈清水勇一〉

Case 1　咽頭の炎症性病変

50歳代，男性　検査目的 スクリーニング　部位 右梨状陥凹

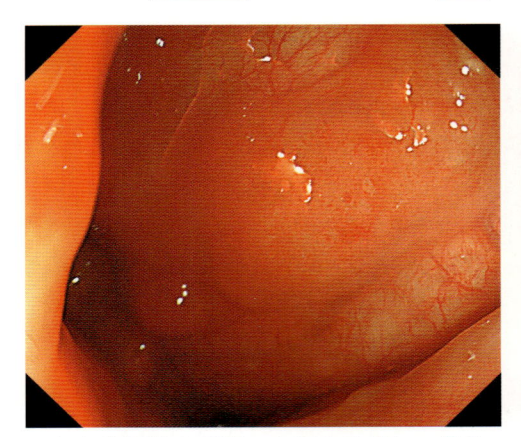

白色光弱拡大観察．右梨状陥凹に，径3mm程度の境界不明瞭な赤色調隆起性病変を認める．隆起は急峻ではなくなだらかな形態である．

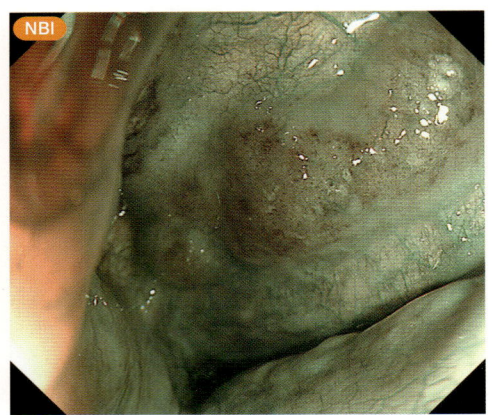

NBI弱拡大観察．境界不明瞭な褐色調（brownish area）を呈する隆起性病変で，同様の病変が周囲に多発している．病変内には白苔付着を伴っている．

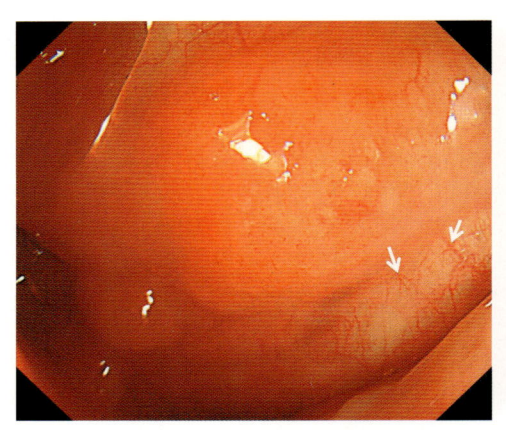

白色光強拡大観察．隆起周辺では線状の正常血管を認める（白矢印）．隆起部では正常血管は消失して点状の血管を認める．点状血管の太さが周辺の正常血管と同じであり，拡張はないと判断できる．血管密度も高くないことから上皮性腫瘍は否定的である．

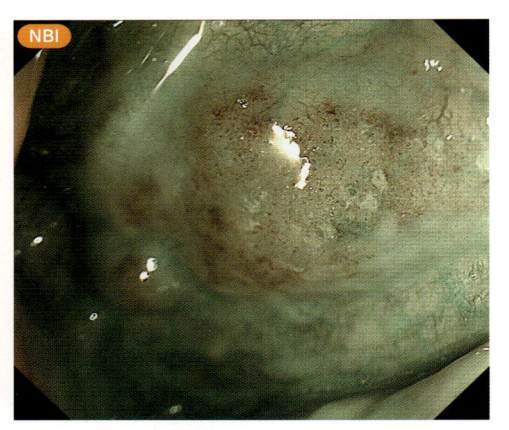

NBI強拡大観察．白色光では観察しづらい血管が，NBIでは容易に明瞭に観察できる．

スコープ：GIF-H260Z（オリンパス）　光源装置：EVIS LUCERA ELITE（オリンパス）
NBI 設定：構造強調 B8，色彩モード 2

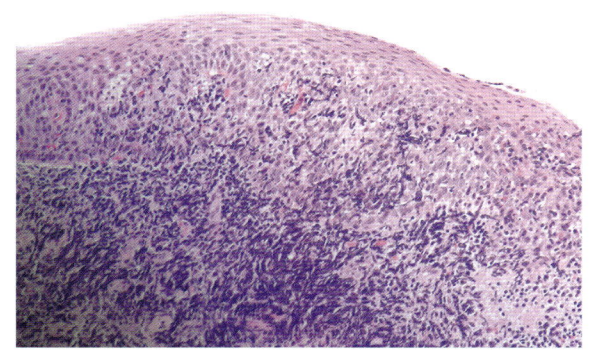

病理組織像．生検にてリンパ濾胞性の炎症と診断された．

コメント

　白色光非拡大観察では右梨状陥凹に径 3 mm ほどの境界不明瞭な粘膜下腫瘍様隆起を認める．NBI 非拡大観察でもわずかに隆起した病変を認めた．brownish area を呈するが，境界は不明瞭である．

　白色光および NBI 拡大観察では拡張や屈曲・蛇行などの走行不整のある異型血管は伴っていない．

▶内視鏡観察のコツ　下咽頭では当症例のような所見をよく見かける．多くの症例で多発しており，brownish area の境界が不明瞭で粘膜の不整や異型血管を伴っていないことから診断できる．

（森田周子，武藤　学）

Case 2　下咽頭乳頭腫

30歳代，男性　[検査目的] 検診で異常指摘　[部位] 下咽頭左梨状陥凹　[肉眼型] 0-Ip型

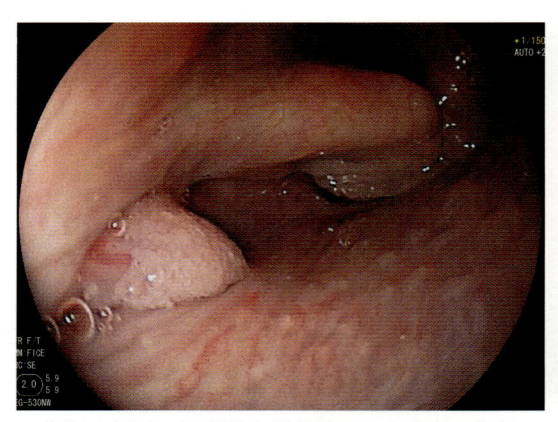

経鼻内視鏡．下咽頭左梨状陥凹に白色調の隆起性病変を認める．表面につぶつぶした構造が見える．

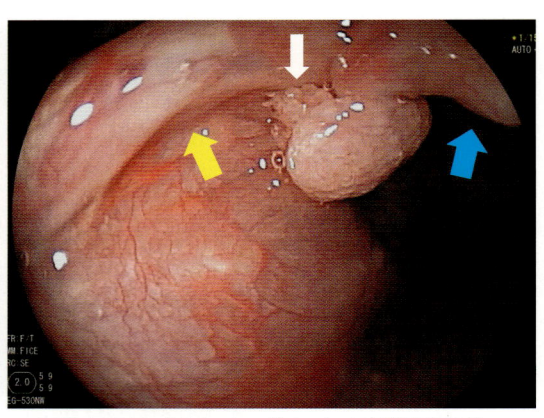

経鼻内視鏡（Valsalva法による喉頭展開時）．病変は左披裂喉頭蓋ひだ（青矢印）と咽頭喉頭蓋ひだ（黄矢印）の交わる所から後壁側へ垂れ下がるように見える．また隆起の外側にイソギンチャク様の小隆起（白矢印）を認める．

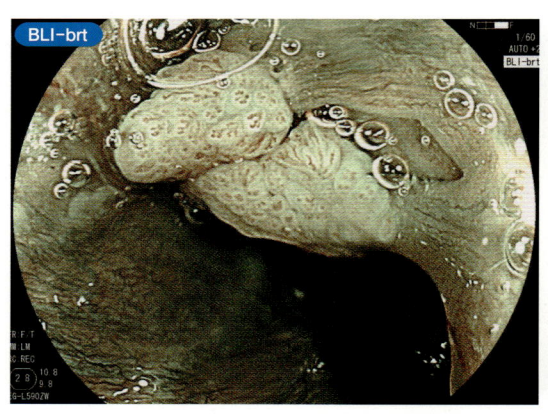

拡大内視鏡（BLI-bright）．乳頭状の構造をもつ白色調の隆起と細長い茎からなる病変で，二つに分かれている．

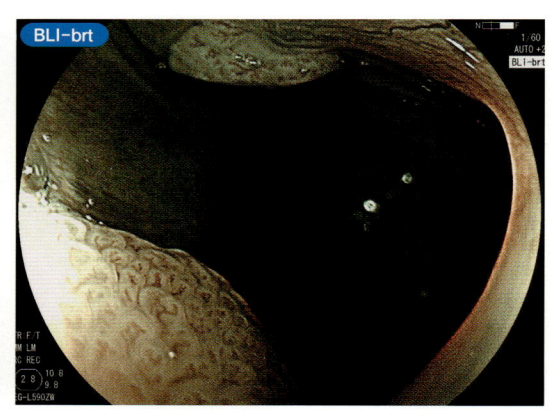

拡大内視鏡（BLI-bright）．二つの病変の間に内視鏡を挿入したところ．一見一つの病変に見えたが，基部の間には距離がある．

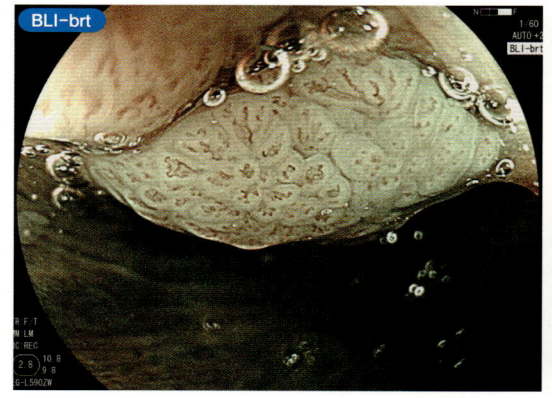

拡大内視鏡（BLI-bright）．一つひとつの乳頭の中心に栄養血管が規則正しく配列している．

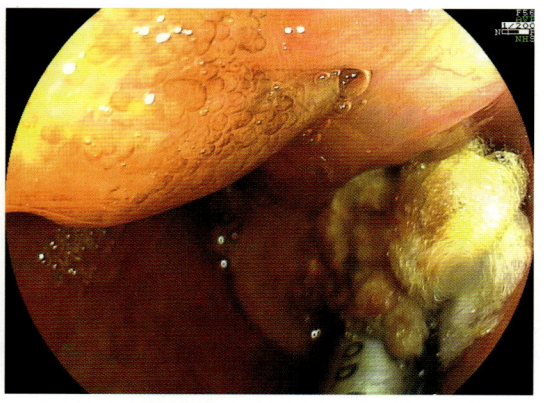

術中拡大内視鏡（ヨード染色）．病変はヨードに染まる．

> スコープ：経鼻内視鏡 EG-530NW（富士フイルム），拡大内視鏡 EG-L590ZW・EG-590ZW（富士フイルム），
> 光源装置：LASEREO（富士フイルム）
> BLI 設定：構造強調 A6，色彩強調 C1

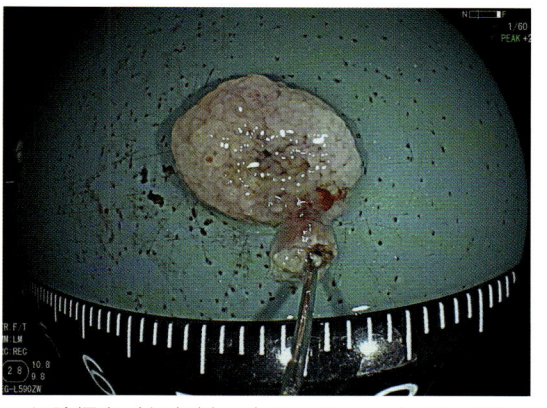

切除標本（主病変）．大きさ 10 mm 大の乳頭状隆起で細い茎をもつ．

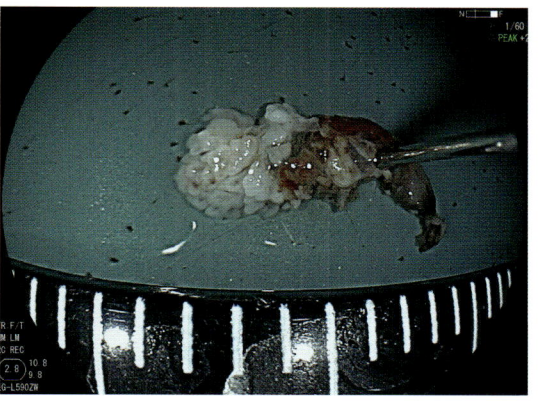

切除標本（副病変）．大きさ 5 mm 大イソギンチャク様の構造をもつ．

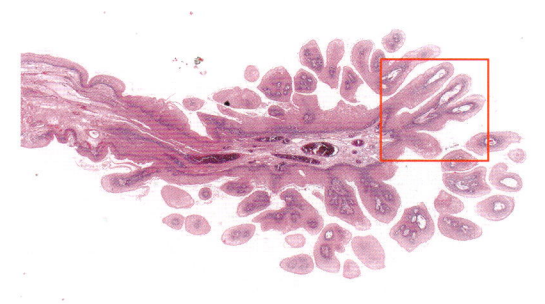

病理（弱拡大）．茎の中心には太い血管が見え，末梢で木の枝のように分かれる．

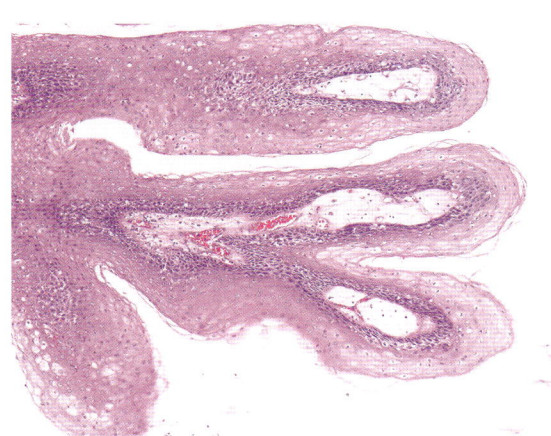

病理（強拡大）．赤四角の拡大像．血管結合織を芯として重層扁平上皮の乳頭状増殖を認める．

コメント

　乳頭腫は上皮性の良性腫瘍で，白色調を呈し，分葉状の無茎性，あるいは有茎性の隆起性病変である．イソギンチャク様，桑の実状，ポリープ状を呈し，表層の乳頭構造から一目でわかるものもあれば，平板状で白い表在癌や glycogenic achantosis（GA）と判別が難しいものもある．鉗子でつまむと柔らかく，有茎性のものは唾液の中で浮遊し，よく動く．ヨードに染まる．

▶**内視鏡観察のコツ**　下咽頭は通常，後壁と輪状後部が接着しており，Valsalva 法や全身麻酔下の喉頭展開によって病変の位置が明らかになることが少なくない．有茎性の乳頭腫は柔らかくよく動くのが特徴で，よく伸展した状態で観察することを心がける．BLI 拡大観察で，一つ一つの乳頭の中に栄養血管が比較的整って観察しうるのが特徴である．咽喉頭領域では咽頭反射をなるべく起こさないように心がけ，速やかに撮影する．

〔川田研郎，河野辰幸〕

Case 3　咽頭メラノーシス

60歳代，女性　検査目的　下咽頭癌精査　部位　下咽頭後壁

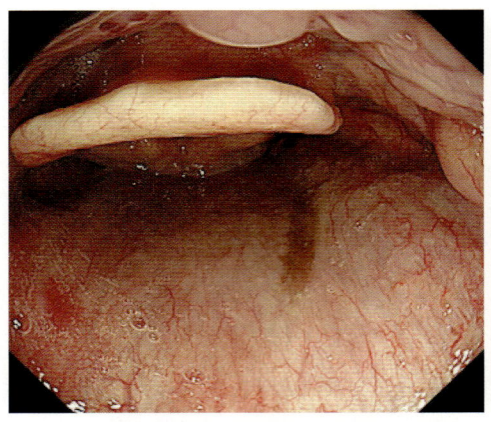

通常白色光観察．下咽頭後壁右側に6×2mm大の平坦で境界明瞭な茶褐色調病変を認める．

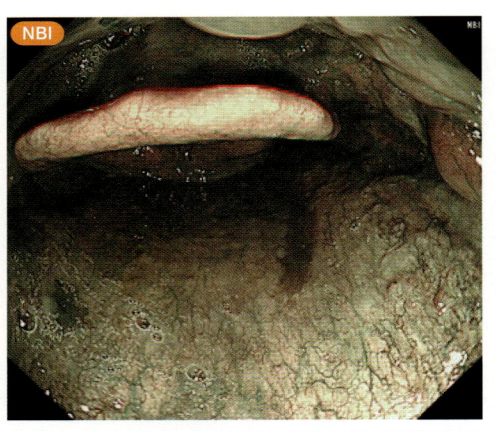

非拡大NBI観察．同部位は境界明瞭な茶褐色調領域（brownish area）を呈した．

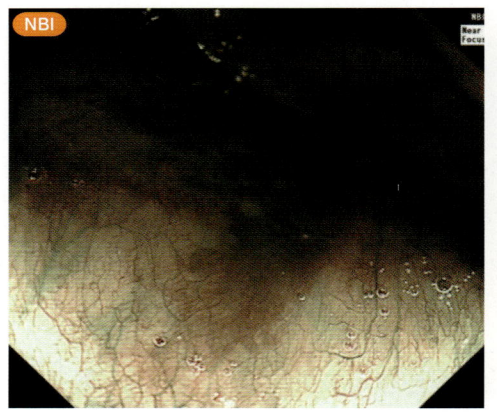

拡大NBI観察（病変辺縁部：Near Focus）．周囲の健常粘膜と比し，brownish area内に表層血管の異常はみられない．

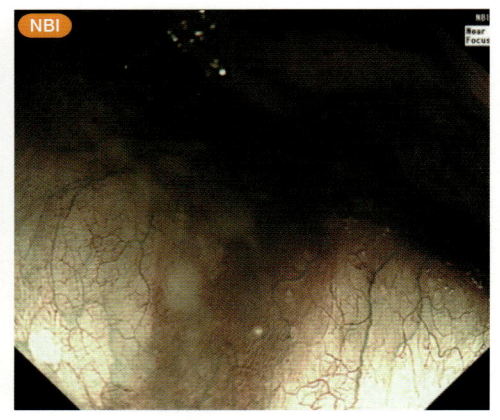

拡大NBI観察（病変中央部：Near Focus）．brownish area内には，周囲健常粘膜と同様に比較的太い緑色の血管が透見されるものの，表層に異常血管はない．

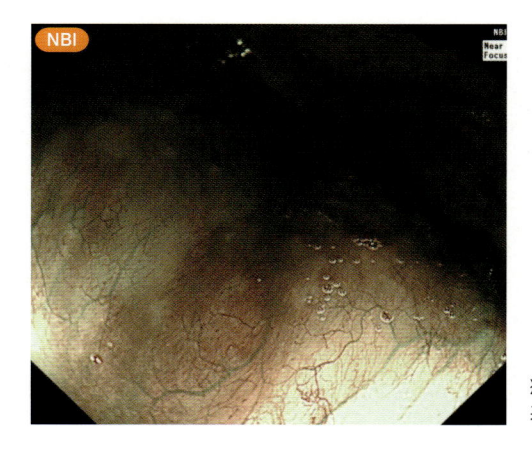

病変肛門側においても，brownish area内の表層に異常血管は認められない．

スコープ：GIF-HQ290（オリンパス），光源装置：EVIS LUCERA ELITE（オリンパス）
NBI 設定：構造強調 A7，色彩モード 1

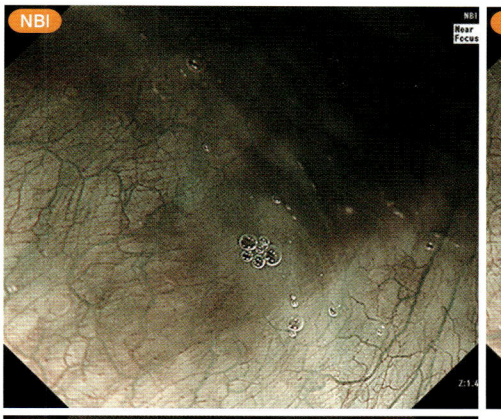

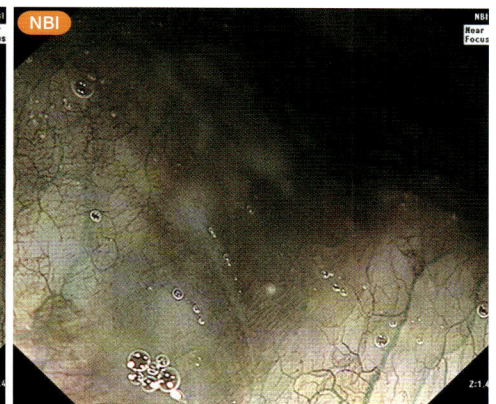

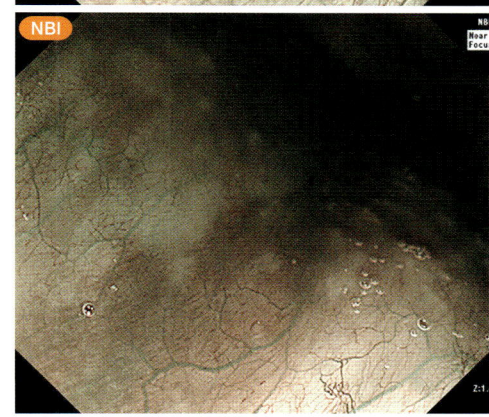

NBI 拡大観察（Near Focus＋電子ズーム×1.4，病変口側）．病変口側，中心部，肛門側の brownish area 内に上皮下の緑色調の血管透見像は見られるものの，表層血管に明らかな異常は認められない．

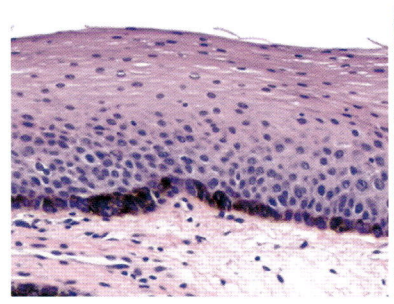

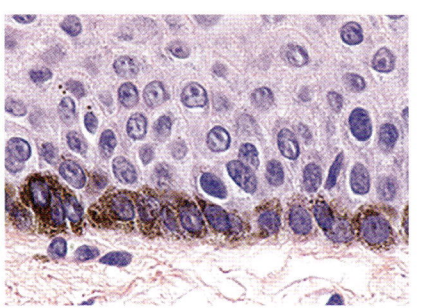

生検標本
左：弱拡大 HE 染色
右：強拡大 HE 染色
上皮層基底細胞に褐色調の色素顆粒の沈着がみられ，組織学的にもメラノーシスが確認された．

コメント

咽頭，食道において，表在性扁平上皮癌の多くは NBI 観察下に境界明瞭な brownish area を呈する．メラノーシスは NBI で brownish area として描出されるため，表在性扁平上皮癌との鑑別を要する．通常白色光に切り替え，色素沈着を観察することで鑑別は可能である場合が多い．

▶内視鏡観察のコツ　メラノーシスの鑑別に悪性黒色腫が挙げられるが，その通常白色光観察像は，色調が濃く，また隆起を伴い増大傾向を示すのが特徴である．また，メラノーシスは，扁平上皮癌に併存する場合もあるため，NBI 拡大観察で IPCL の変化を観察することはより確実な診断に繋がる．

（土橋　昭，郷田憲一，田尻久雄）

Case 4　咽頭メラノーシス

70歳代，男性　検査目的 食道癌ESD後スクリーニング　部位 中咽頭後壁

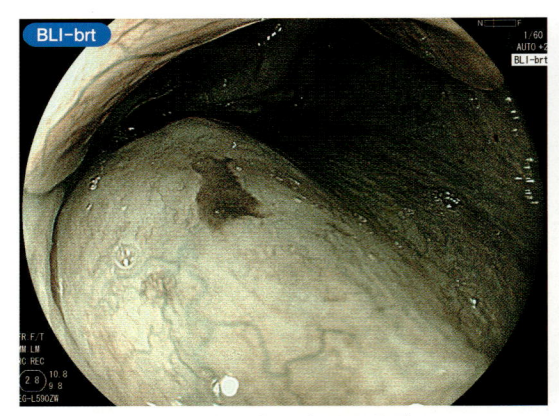

BLI-brightモード画像．中咽頭後壁にbrownish areaを認める．

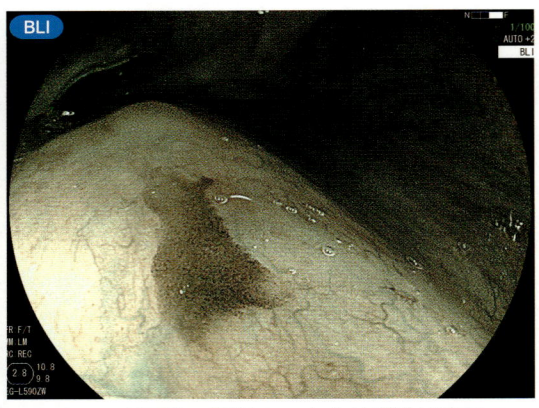

BLIモード画像．弱拡大でも血管構造は確認できない．

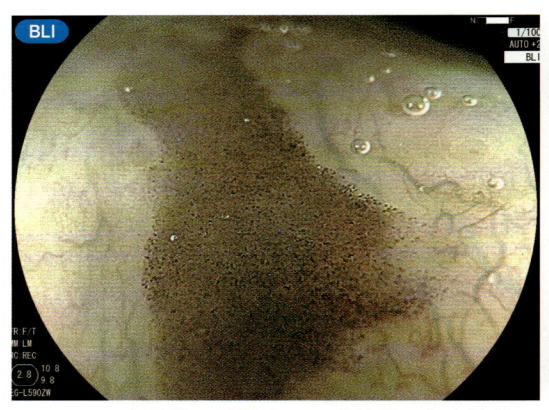

BLIモード画像．強拡大にて砂粒状の色素沈着を認める．

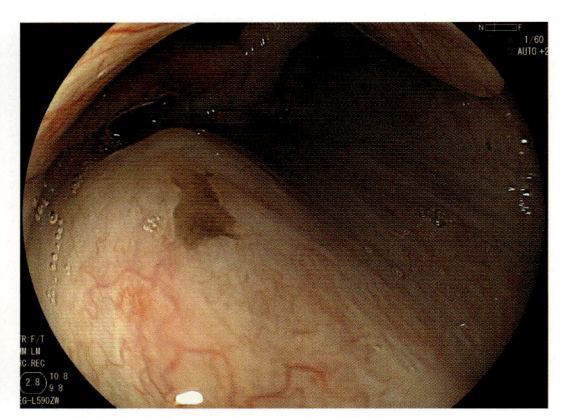

白色光画像．黒色調の色素沈着を認める．

スコープ：EG-590ZW（富士フイルム），光源装置：LASEREO（富士フイルム）
BLI 設定：構造強調 B8，色彩強調 C1

コメント

　咽頭メラノーシスの成因や病的意義は不明であるが，ALDH-2 ヘテロ欠損の常習飲酒者にしばしば認められ，咽頭癌のバイオマーカーとなる可能性が考えられている．BLI を用いて咽頭観察を行った場合，境界明瞭な brownish area として目に飛び込んでくるが，乳頭内血管ループ構造は確認できず，白色光観察での黒色の色調により鑑別は容易である．メラノーシス自体は悪性化の危険性は低いと考えられ，通常は生検も不要である．

▶内視鏡観察のコツ　BLI 画像では，0-Ⅱb 型早期癌とまぎらわしい所見であるが，むしろ白色光で観察したほうが一目瞭然である．

（清水勇一）

Case 5 中咽頭表在癌（0-Ⅱa）

70歳代，男性　検査目的 咽頭病変精査　部位 中咽頭（喉頭蓋谷，舌根部）　肉眼型 0-Ⅱa

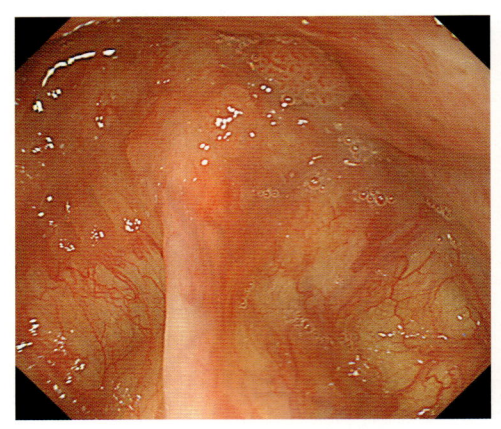

白色光非拡大観察．喉頭蓋谷舌根側に，境界明瞭な発赤した扁平隆起性病変を認める．病変内には正常血管が透見できず，不整な小隆起を伴う．

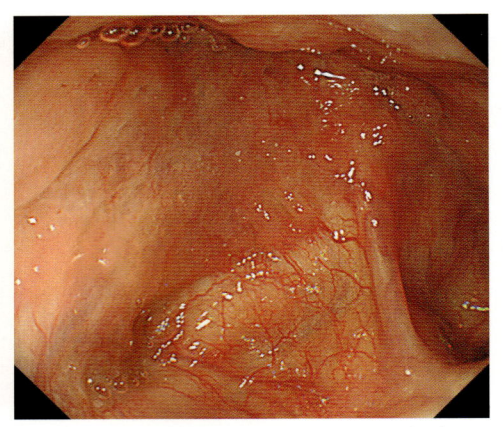

白色光非拡大観察．病変は左側へも広がっている．

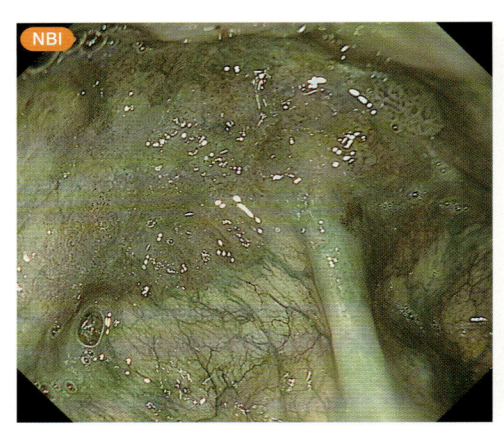

NBI非拡大観察．病変は境界明瞭な茶褐色の領域・brownish area として認識できる．

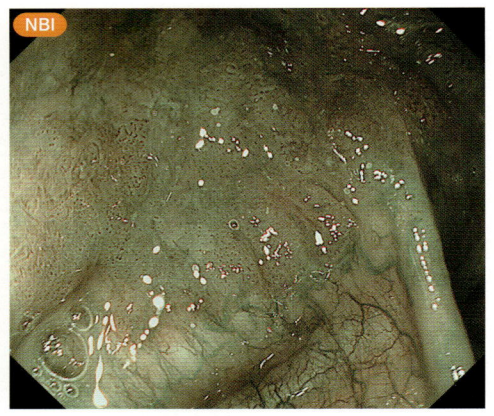

NBI非拡大観察．左側も同様に境界明瞭な brownish area として認識できる．

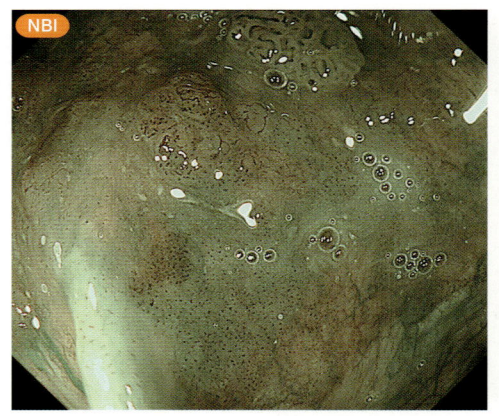

NBI拡大観察．不整な小隆起部では，蛇行・伸長など走行異常を伴う拡張した異型血管が増生している．

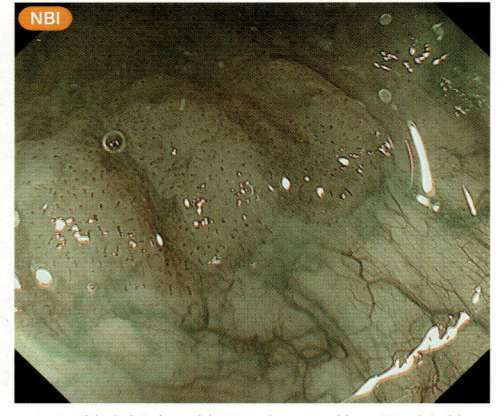

NBI拡大観察．拡張した dot 状の異型血管が増生している．

スコープ：GIF-H260Z，ヨード染色画像（★）のみ：GIF-HQ290（オリンパス）
光源装置：EVIS LUCERA ELITE（オリンパス）
NBI 設定：構造強調 B8，色彩モード 2

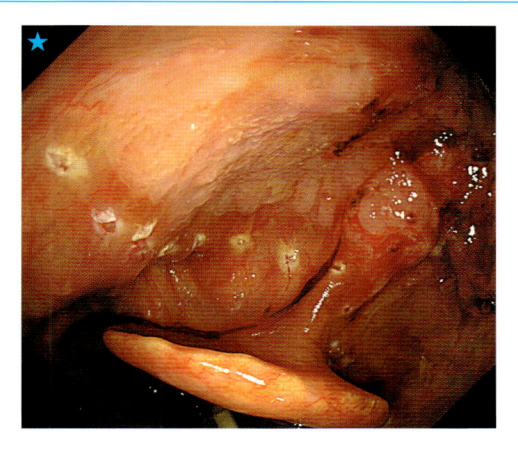

ヨード染色非拡大観察（治療当日）．ヨードを散布すると，病変は境界明瞭な不染域となる．

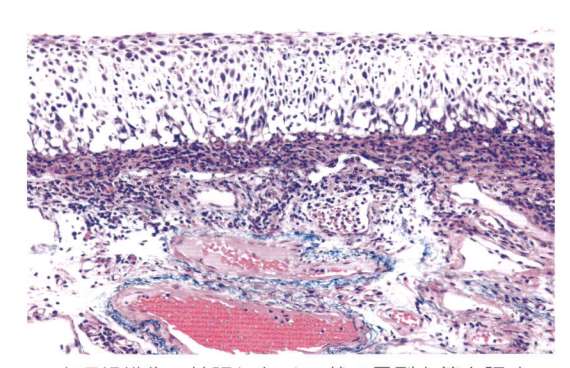

病理組織像．拡張した dot 状の異型血管を認めた凹凸のない部分では，上皮内に限局した扁平上皮癌を認めた．

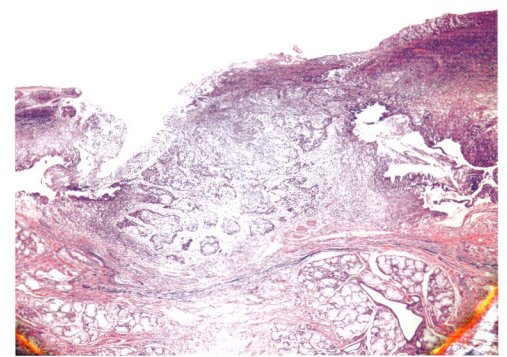

病理組織像．不整な小隆起部では浸潤癌であった．

コメント

　喉頭蓋谷から舌根部の隆起性病変である．丈の低い扁平隆起であり，肉眼型は 0-Ⅱa と考える．病変内には結節様の不整隆起を認め，0-Ⅰ病変を伴っている．病変内に異型血管の増生を伴う境界明瞭な brownish area であることから，上皮性腫瘍と診断できる．咽頭領域では食道のように血管形態による深達度診断は確立されていないが，凹凸がほとんどなく，dot 状の血管を認める病変の深達度は上皮内にとどまることが多い．一方，凹凸が目立ち，屈曲・蛇行・伸長など走行不整があり，拡張した異型血管を認める病変では，上皮下以深へ浸潤していることが多い．当症例でも結節様の隆起部では浸潤癌であった．

▶**内視鏡観察のコツ**　喉頭蓋谷は，しばしば癌が存在する部位である．同部の観察は内視鏡の接触により咳反射の誘発が危惧されて観察を躊躇されがちである．しかし，実際には喉頭蓋の舌根側であればそれほど強く反射が起こることは少ない．また，先端アタッチメントを装着すると観察が容易である．

〈森田周子，林　智誠，武藤　学〉

Case 6　中咽頭表在癌（0-Ⅱb）

60歳代，男性　|検査目的| 食道表在癌の術前口腔咽喉頭スクリーニング　|部位| 中咽頭後壁　|肉眼型| 0-Ⅱb

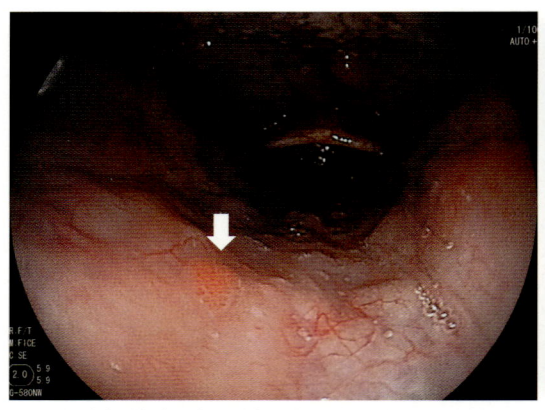

経鼻内視鏡（通常観察）．中咽頭後壁に領域性のある発赤あり（矢印）．

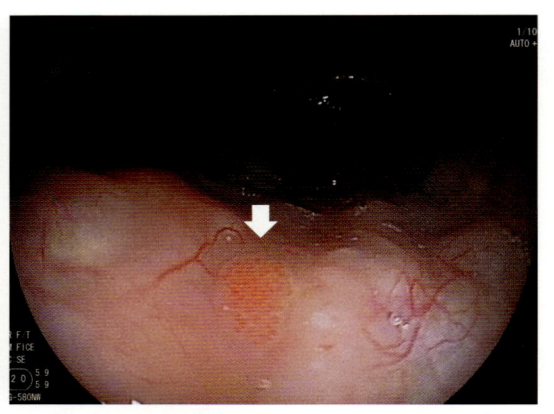

経鼻内視鏡（近接像）．発赤内におぼろげながらドット状血管が観察しうる（矢印）．

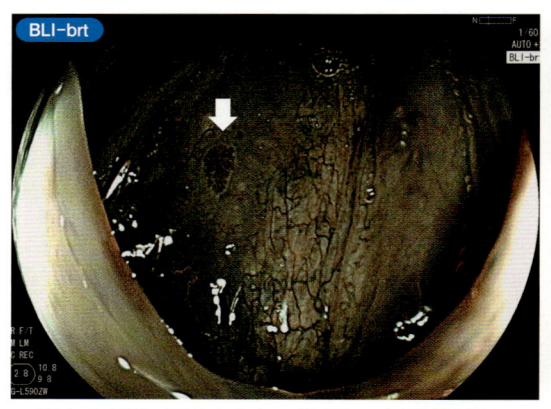

拡大内視鏡（BLI-bright，遠景）．中咽頭後壁に明瞭な brownish area を認める（矢印）．

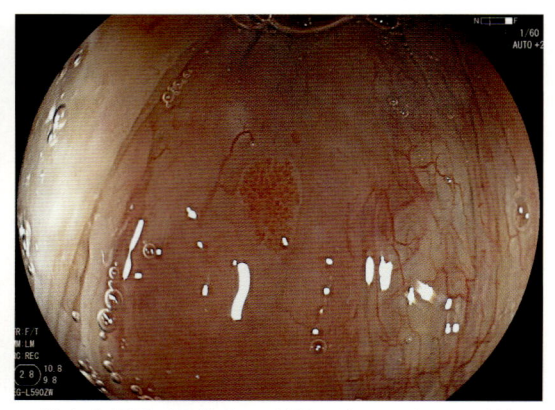

拡大内視鏡（通常光，近接）．境界明瞭な領域性のある発赤を認める．

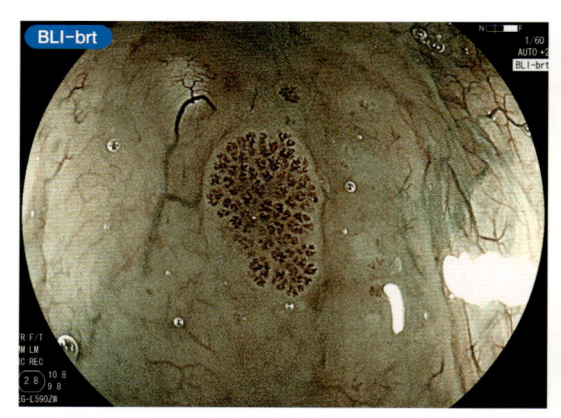

拡大内視鏡（中拡大，BLI-bright）．ドット状のB1血管を明瞭に認識できる．また周囲との境界も明瞭である．

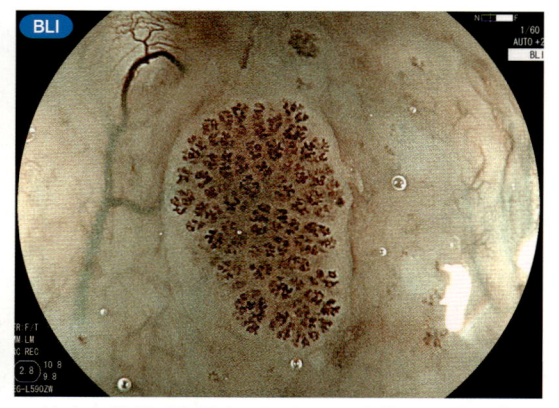

拡大内視鏡（強拡大，BLI）．B1血管と血管間背景粘膜色調（inter-vascular background coloration），周囲の正常血管透見の途絶から扁平上皮癌と認識できる．

> スコープ：経鼻内視鏡 EG-580NW（富士フイルム），拡大内視鏡 EG-L590ZW（富士フイルム），
> 光源装置：LASEREO（富士フイルム）
> BLI 設定：構造強調 A6，色彩強調 C1

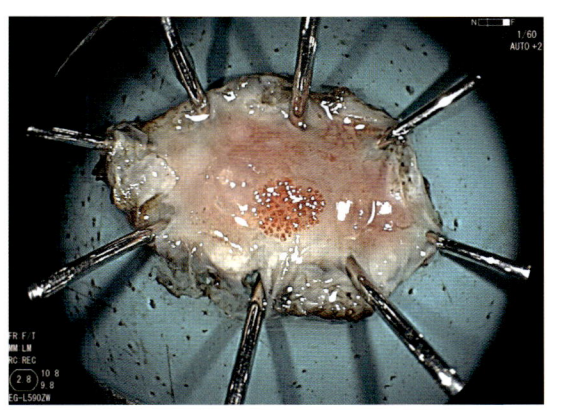

切除標本．血管増生部分は約 2 mm

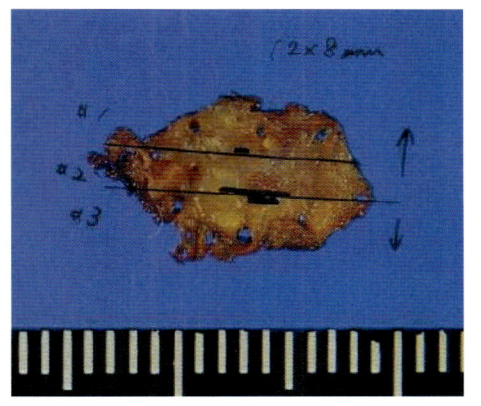

マッピング．血管増生部分よりも広い範囲に癌が拡がり，病変部は 5×4 mm

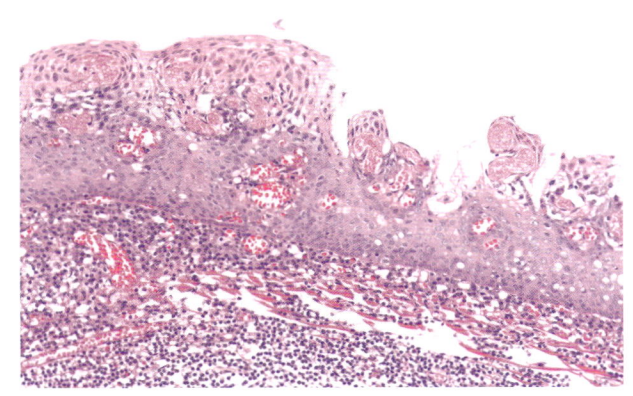

病理ミクロ．扁平上皮癌

コメント

　画像強調内視鏡・拡大内視鏡の進歩と扁平上皮癌の臨床的な特徴が解明されるにつれ，咽頭領域で本症例のような数 mm 大の微小癌が発見できるようになった．その特徴は境界が明瞭で，内部に拡張・蛇行・口径不同・形状不均一を呈する異型血管と背景の brownish area である．しかし，炎症や異型上皮，リンパ濾胞との鑑別が難しいことが時々あり，治療前には必ず生検することが望ましい．このような微小病変は生検だけで治療が終わる場合もある．また急速に進行することはないため，治療を急ぐ必要もない．

▶**内視鏡観察のコツ**　通常観察では，背景も赤く，癌も赤いため，その差を認識しにくいが，BLI を用いることでその差が強調され，また拡大内視鏡により表層血管とその血管間背景粘膜色調を見ることで診断しやすくなる．血管が増生していても背景の血管が透けて見えるかどうか，周囲との境界が明瞭かどうかが判断基準となる．

〔川田研郎，河野辰幸〕

Case 7　下咽頭表在癌（0-Ⅱb）

60歳代，男性　検査目的　スクリーニング　部位　中下咽頭後壁　肉眼型　0-Ⅱb

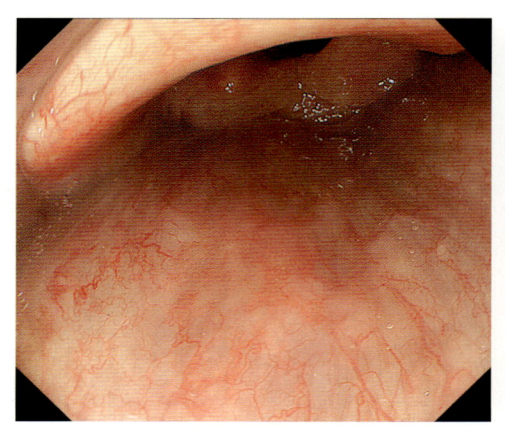

白色光非拡大観察．中下咽頭後壁に，正常血管が透見できない境界不明瞭な発赤領域を認める．病変は凹凸のない平坦病変である．

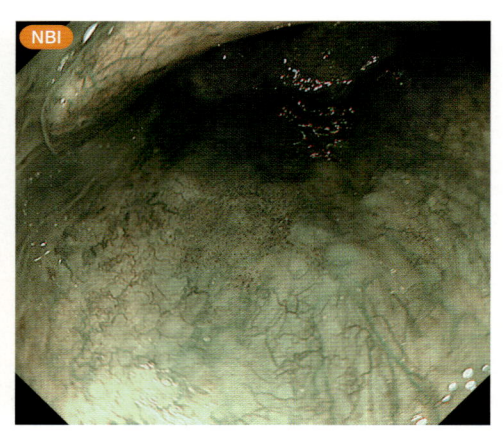

NBI非拡大観察．NBI観察すると，茶褐色の領域・brownish areaとして認識できる．

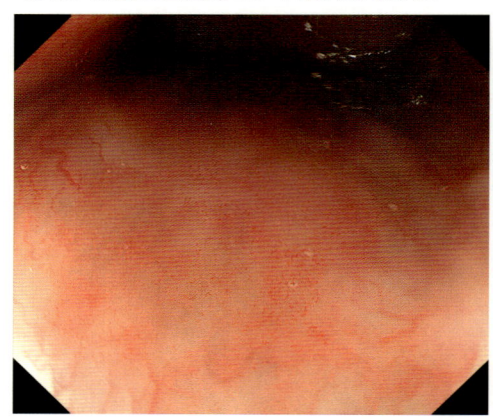

白色光弱拡大観察．brownish area内では，正常血管影は透見できず，拡張したdot状の異型血管が増生している．

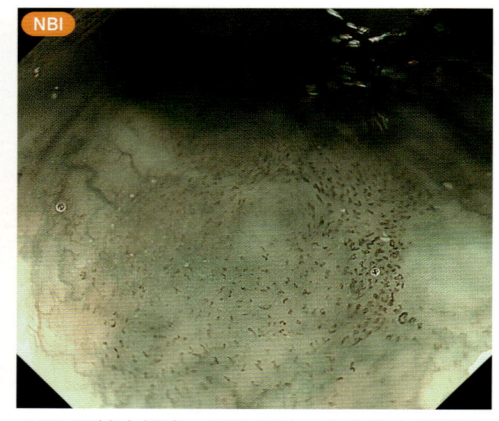

NBI弱拡大観察．NBIでは，白色光より明瞭にdot状の異型血管の増生を視認することができる．

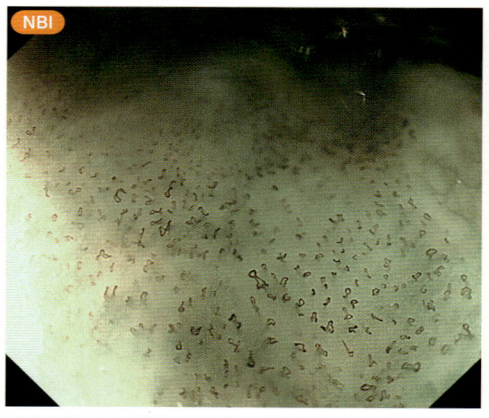

NBI強拡大観察．さらに拡大倍率を上げて観察すると，dot状に見えた異型血管は，拡張した血管が粘膜表層でループを作っていることが視認できる．

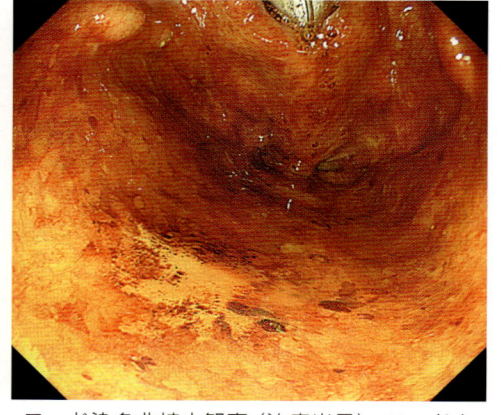

ヨード染色非拡大観察（治療当日）．ヨードを散布すると，病変は不染域となる．

| スコープ：GIF-H260Z（オリンパス）　光源装置：EVIS LUCERA ELITE（オリンパス） |
| NBI設定：構造強調 B8，色彩モード 2 |

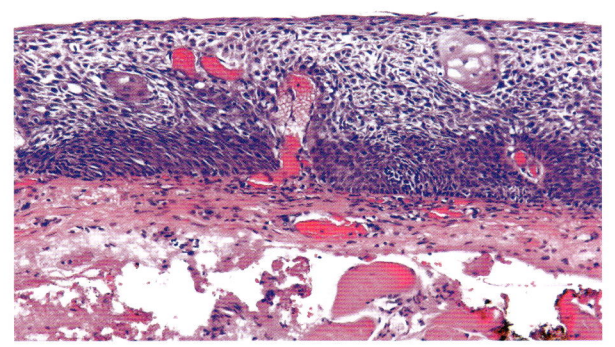

病理組織像．上皮内に限局した扁平上皮癌を認めた．
Squamous cell carcinoma, Tis, ly0, v0, pHM0, pVM0, 0−Ⅱb, 11 mm

コメント

　中下咽頭後壁の表在癌の症例である．病変に凹凸がないことから肉眼型はⅡbと考える．白色光では指摘しづらい軽微な色調変化・正常血管影の消失・異型血管の増生は，NBIで観察すると容易に指摘できる．NBI観察で，"境界明瞭な茶褐色の領域・brownish area" と "異型血管の増生" を認めれば，上皮性腫瘍と診断できる．血管の異型度や増生具合，境界の明瞭さで，治療適応になる high grade dysplasia～SCC なのか，経過観察になりうる low grade dysplasia なのか判断することになるが，診断に迷う場合は生検や1～3カ月後の内視鏡によるフォローアップを施行して判断する．

　▶内視鏡観察のコツ　NBIで "境界明瞭な茶褐色の領域・brownish area" と "異型血管の増生" を認めれば，上皮性腫瘍と診断できる．

（森田周子，武藤　学）

Case 8　下咽頭表在癌（0-Ⅱa+Ⅱb）

60歳代，男性　検査目的 食道癌ESD後スクリーニング　部位 下咽頭後壁　肉眼型 0-Ⅱa+Ⅱb

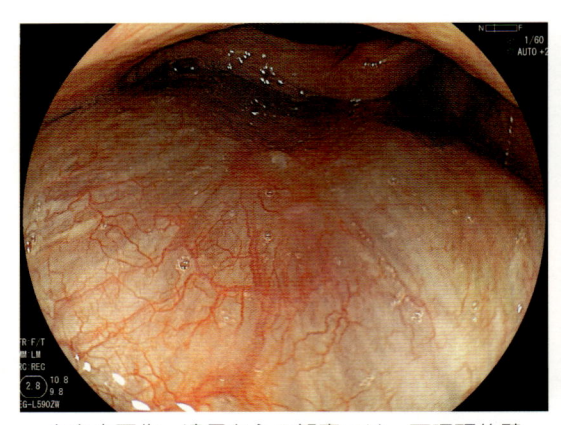

白色光画像，遠景からの観察では，下咽頭後壁にかすかな発赤所見を認める．

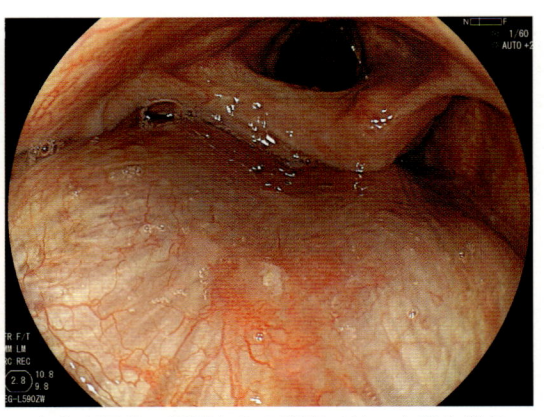

白色光画像，近景からの観察では，白苔を伴う0-Ⅱa+Ⅱb様の発赤病変を認める．

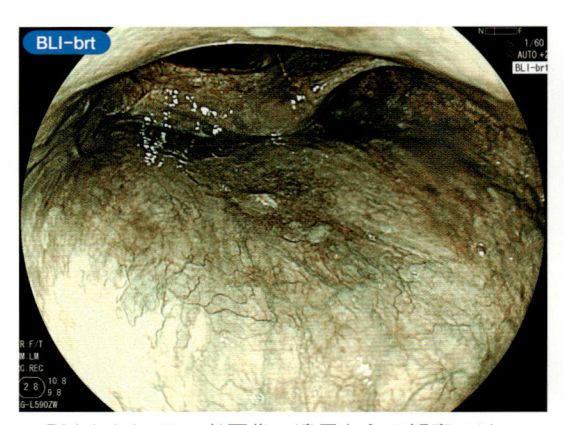

BLI-brightモード画像，遠景からの観察では，下咽頭後壁にかすかなbrownish areaを認める．

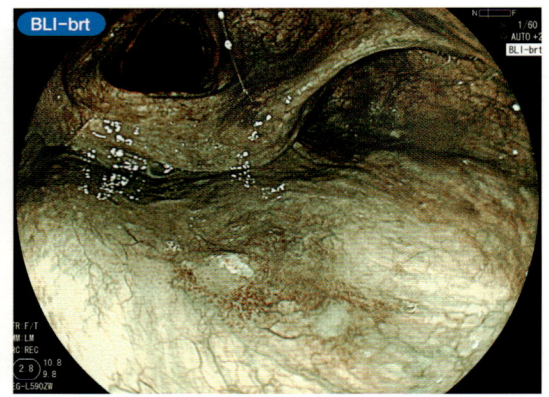

BLI-brightモード画像，近景からの観察では，明瞭なbrownish areaを認める．

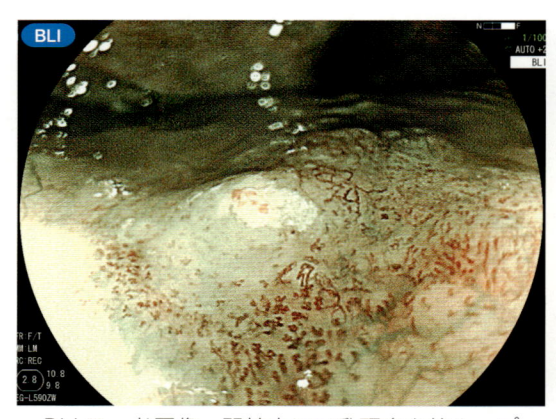

BLIモード画像，弱拡大にて乳頭内血管ループの不整拡張を認める．

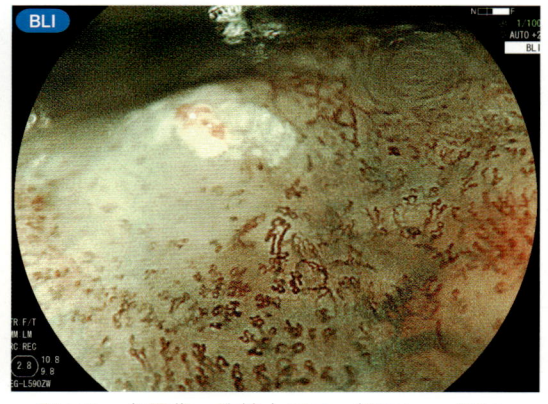

BLIモード画像，強拡大にて一部にtype B2血管を認める．

スコープ：EG-590ZW（富士フイルム），光源装置：LASEREO（富士フイルム）
BLI 設定：構造強調 B8，色彩強調 C1

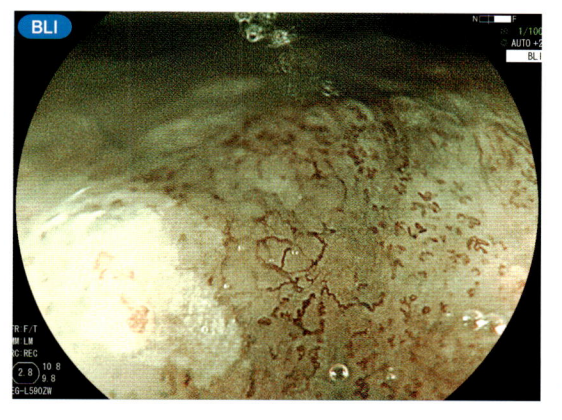

BLI モード画像，強拡大にて一部に中等度の無血管領域（avascular area, middle）を認める.

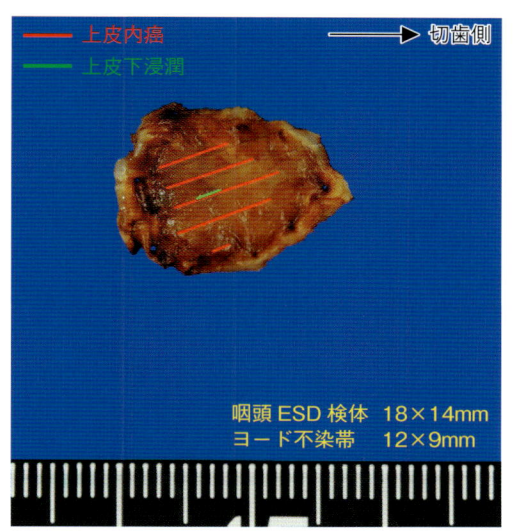

病理マクロ（ESD 切除検体）．12×9 mm の 0-Ⅱa＋Ⅱb 病変を認めた．

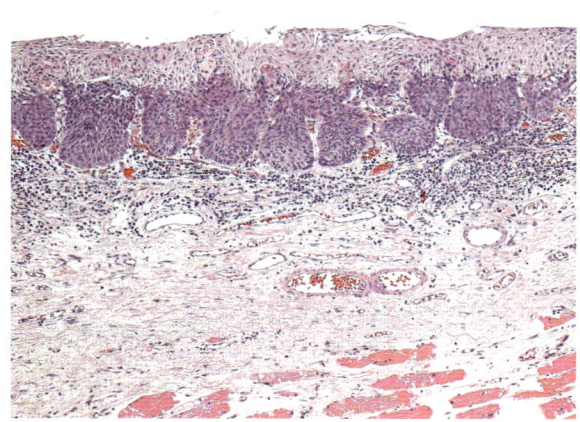

病理ミクロ（HE ×100）．Ⅱa 部分に一致して，表層から 320 μm（基底層からは 90 μm）の上皮下浸潤を認めた．

コメント

　下咽頭癌に対する内視鏡治療等の局所治療の適応は，上皮内癌（pTis），および上皮下浸潤 500～1,000 μm と考えられているが，その計測法を含め，現時点でのエビデンスは限られている．下咽頭癌の深達度診断は確立されたものがないため，食道癌に準ずる．本症例は，食道学会拡大内視鏡分類における，type B2 血管，および avascular area, middle を認め，食道癌においては深達度 MM を疑う所見であり，術前に上皮下浸潤が疑われた．

　▶内視鏡観察のコツ　上部消化管内視鏡挿入時には，必ず咽喉頭領域を観察し，領域性をもった不整な凹凸，発赤，褪色をとらえて，病変を拾い上げる．50 歳以上の男性に対しては NBI や BLI の併用が望ましく，その場合には brownish area を拾い上げる．

（清水勇一）

食 道

食道

総論：NBI・BLIでこの領域をどのように観察するか

NBIによる観察のコツ

■ はじめに

　食道は組織学的に重層扁平上皮で被覆された臓器であり，本邦において食道に発生する悪性腫瘍の大多数は扁平上皮癌（squamous cell carcinoma；SCC）である．

　食道SCCは早期発見のもっとも難しい消化管癌とされてきた．しかし，内視鏡検査とヨード染色の普及によって，現在では，食道SCCの半数以上が早期の段階で発見されるようになった．また，その多くが内視鏡的に治療されており，患者の生活の質（quality of life；QOL）と予後は著しく改善している．

　このように食道SCCの早期発見においてヨード染色の果たしてきた役割はきわめて大きい．しかし，その強い刺激性やアレルギーなどの問題があり，スクリーニング検査として多用し難い面がある．

　このようなヨード染色の問題点を克服しつつ，食道SCCの早期発見・診断に革命的な契機をもたらしたのが，狭帯域内視鏡（Narrow Band Imaging；NBI）システムであろう．

　NBIを用いた食道の観察手技には，非拡大と拡大の2種類がある．非拡大観察の基本は通常観察に準ずるため，それを含めた検査の留意点を概説したい．非拡大NBI観察で病変を発見した際は，引き続き拡大観察を行い，病変の質的（鑑別・良悪性）/量的（範囲・深達度）診断を行う．NBI拡大観察のポイントを，新旧システム・スコープの相違点を交えつつ述べたい．

　なお，本項において食道表在癌を高度異型上皮内腫瘍（high grade intraepithelial neoplasia；HGIN）と癌腫の浸潤が粘膜下層までに留まるSCCと定義する．

■ I．食道表在癌に対するNBI観察のポイント—通常観察も含めて

1．唾液・粘液の除去

　食道壁に唾液や粘液などの分泌物の付着が多いと観察が不十分となる．食道全体をくまなく内視鏡観察するためには，まず付着した唾液・粘液を除去することが重要である．咽頭麻酔前に「水を飲む」「プロナーゼ（プロナーゼMS®，色素内視鏡時に保険適用）の服用」などが効果的である．

2．前投薬

われわれの施設ではセデーションを積極的に行っている．セデーションすることで，被験者の嘔吐反射を少なくし，頸部食道からの観察をより確実にできる．また，通常・NBI観察後に引き続きヨード染色を行う場合，検査時間の延長やヨード液の刺激による患者負担の増大を最小限にできる．

〈使用薬剤・投与量〉

1）通常の検査時

❶ ミダゾラム（ドルミカム®）10 mg/2 ml＋生食8 mlで計10 mlとして，2～3 ml（2～3 mg）を静脈内投与
❷ フルニトラゼパム（ロヒプノール®）2 mg/1 ml＋生食9 mlで計10 mlとして，1～1.5 ml（0.2～0.3 mg）を静脈内投与

2）ヨード染色する予定のある場合

塩酸ペチジン（オピスタン®）1A（35 mg）に加え，フルニトラゼパム（ロヒプノール）2 mg/1 ml＋生食9 mlで計10 mlとして，1.5～2.0 ml（0.3～0.4 mg）を静脈内投与

3．食道内洗浄

内視鏡挿入後，上切歯列より約25 cmの部位で食道内を洗浄する．その際，洗浄水は約40～60 mlのガスコン®水を用い，重力方向を考慮し右壁から当てるようにする．

とくに血液の付着はNBI観察の妨げとなる．よって出血性病変の存在，咽喉頭病変に対する生検後は，とくに念入りに水洗する．洗浄後，食道内に貯留した洗浄液を吸引した後，上切歯列より約20 cmの位置まで戻って，頸部食道から観察を開始する．

4．NBI非拡大観察のタイミングと手順

われわれの施設では，原則的に挿入時の観察に重点をおいている．咽喉頭領域をNBIで観察した後，そのまま食道内に挿入し，食道もNBIで観察する．食道入口部から頸部食道（上切歯列から18 cm前後）は咽頭反射のため挿入時の観察が難しい場合は内視鏡抜去時に観察する．

食道胃接合部の観察はNBIと通常の白色光の両方で行う．逆流性食道炎やBarrett食道の有無を確認し，Barrett食道があればNBI拡大観察を行う．

胃・十二指腸の観察は白色光で行うのが基本のため，抜去時の食道の観察は基本的に白色光を用いて行う．前述したごとく，挿入時に食道入口部～頸部食道のNBI観察が不十分であった場合は，白色光からNBIに切り替えて頸部食道～食道入口部をNBI観察している．

食道入口部～頸部食道と食道胃接合部の観察にはコツがある．

食道入口部～頸部食道：送気しつつ少しずつ内視鏡を挿入すると挿入時にも観察可能である．しかし，反射が強い場合には，無理をせず，内視鏡抜去時に送気しつつ，可能な限りゆっくりと引きながら観察する．内腔の確保が困難な場合，患者に意識があれば，息を吐かせることで内腔の確保が可能となる．

食道胃接合部：同部が呼吸性に移動することを利用する．下部食道括約筋の収縮が強く観察が困難な症例に対しては，深吸気させると良好な視野を確保できる場合が多い．

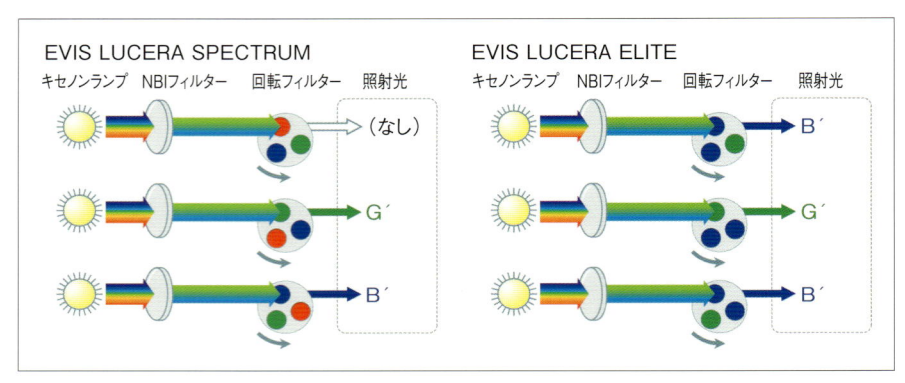

図 1
RGB 回転フィルターの R を青色光に割り当てることにより，新システム（ELITE）では，NBI 観察時の光量が格段に増した．
（オリンパスメディカルシステムズ提供）

これは吸気時に横隔膜食道裂孔が弛緩し，縦隔内がより陰圧となることを利用したもので，食道胃接合部が口側に展開したら，素早く観察・撮影を行う．

5．NBI 非拡大観察

多くの食道表在癌が，NBI 非拡大観察下において，境界明瞭な brownish area を呈する．NBI を用いればヨード染色しなくとも，高精度に表在癌を発見できることが多施設ランダム化比較試験において証明された[1]．

しかし，光源内のフィルター特性から，NBI 観察時には光量が減少する．内腔の大きい胃での観察時ほどではないものの，食道においても遠景での暗さが指摘されていた．

そこで，新システム（EVIS LUCERA ELITE：CV-290）の光源光量が約 2 倍になり，新しい NBI フィルター（図 1）が装備されたことによって，通常白色光と同等の明るい NBI 観察が可能となった（図 2a，b）．また，新システムでは大幅にノイズが低減されるとともに，より解像度の高い 26 インチ・モニター（1,920×1,200 pixel：従来の 21 インチ・モニターの約 1.2 倍）に画像表示されるため，新システムの画質は飛躍的に向上している．拡大しなくとも上皮乳頭内ループ状血管（intraepithelial papillary capillary loop；IPCL）が視認可能である（図 2b 黄色枠内）．

非拡大で NBI 観察する際に食道表在癌発見の指標となる brownish area を明瞭に描出するコツは，送気量を若干少なめにするとよい．これは病変内の血管密度が高まり，面積当りのヘモグロビン量が増大が周囲粘膜との NBI 光吸収量の差が増大し，よりコントラストの強い明瞭な brownish area を示すと考えられる．

6．NBI 拡大観察

NBI で観察される brownish area を指標とした食道表在癌（high grade intraepithelial neoplasia；HGIN 含む）の存在診断は，ヨード染色と同様に万能ではない．brownish area を示す非腫瘍性病変として，炎症性病変や異所性胃粘膜がある．それらを内視鏡的に鑑別するうえで拡大観察は有用と思われる．

異所性胃粘膜では，低～中等度の拡大率で観察すれば，胃粘膜と類似した表面模様が

a：白色光（新システム）　　　　b：NBI（新システム）

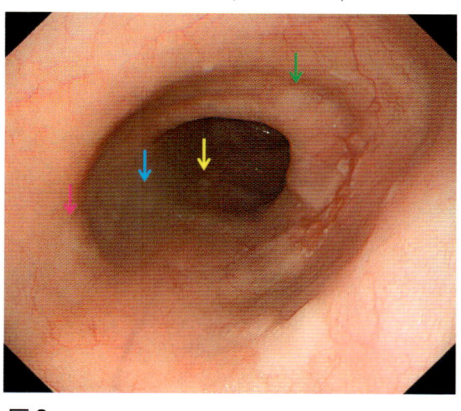

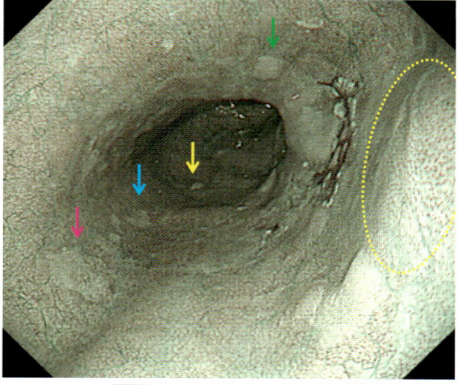

図2
NBI光はその散乱・吸収特性から，表層の構造変化を強調できるため，光量が倍加した新システムNBI画像は近景から遠景にいたるまで，通常白色光よりも明瞭にグリコーゲン・アカントーシスを描出している（矢印）．

スコープ：GIF-H290（オリンパス）
光源装置：EVIS LUCERA ELITE
　　　　　　（オリンパス）
NBI設定：構造強調A7，色彩1

NBI拡大（新システム）

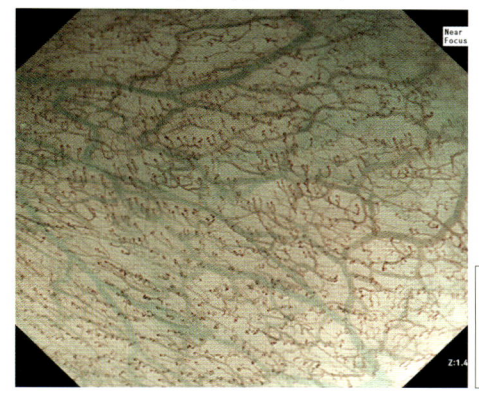

スコープ：GIF-H290（オリンパス）
光源装置：EVIS LUCERA ELITE
　　　　　　（オリンパス）
NBI設定：構造強調A7，色彩1

図3　健常部IPCL像

認識可能であり，粘膜模様のない食道表在癌との鑑別は比較的容易であろう．表在癌と炎症性病変・低異型度上皮内腫瘍（low grade intraepithelial neoplasia：LGIN）との鑑別には，食道粘膜表層にみられるIPCLの形態学的変化を捉える必要がある．

　IPCLとは粘膜筋板の直上を網状に走行する樹枝状血管から3～4分枝を経て，もっとも末梢にみられるループ状構造を示す微小血管で，組織学的には上皮乳頭内に局在している（図3）．扁平上皮癌では，個々のIPCLの形態学的変化である「拡張」「蛇行」「口径不同」の三つの所見に，複数のIPCLを比較した所見「形状不均一」を加えた4要素（いわゆる4徴）をすべて有する場合が多く，炎症性病変やLGINなどとの鑑別に有用とされている（図4，5）[2]．

　さらなるIPCLの形態学的変化は，癌腫の深達度と相関することが広く知られており，

a：白色光（新システム）　　b：NBI非拡大（旧システム）　　c：NBI非拡大（新システム）

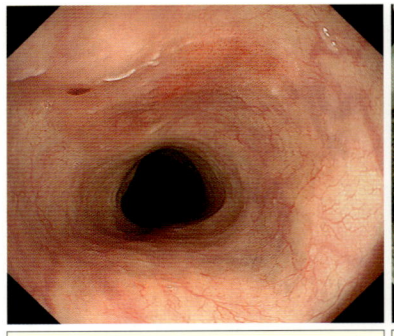

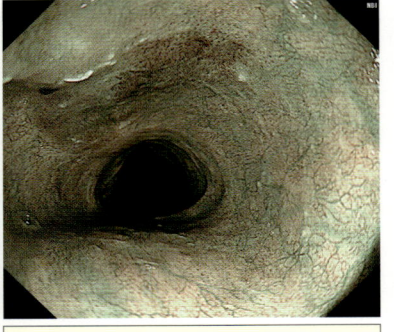

スコープ：GIF-HQ290（オリンパス）
光源装置：EVIS LUCERA ELITE
　　　　　　（オリンパス）

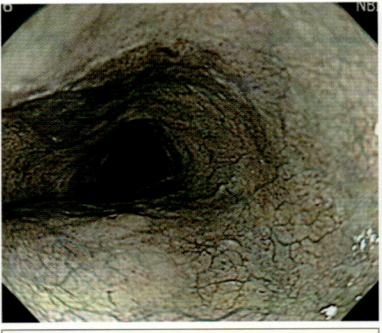

スコープ：GIF-H260Z（オリンパス）
光源装置：EVIS LUCERA SPECTRUM
　　　　　　（オリンパス）
NBI設定：構造強調A8，色彩1

スコープ：GIF-HQ290（オリンパス）
光源装置：EVIS LUCERA ELITE
　　　　　　（オリンパス）
NBI設定：構造強調A7，色彩1

図4

a：中部食道12時方向に平坦な発赤調病変を認める．10〜11時方向にも淡い発赤調領域を認め，境界やや不明瞭な病変．
b，c：旧・新システムともにNBI非拡大観察下で，病変部はbrownish areaを呈する．新システムのほうが旧システムに比し，明らかに画面全体が明るく，病変から離れた肛門側まで広い範囲にわたり食道粘膜を観察できる．また，10〜11時方向の淡いbrownish areaは新システムにおいて比較的明瞭に描出され，病変肛門側の境界も視認可能であるが，旧システムでは暗くはっきりしない．

NBI拡大（Near Focus，新システム）

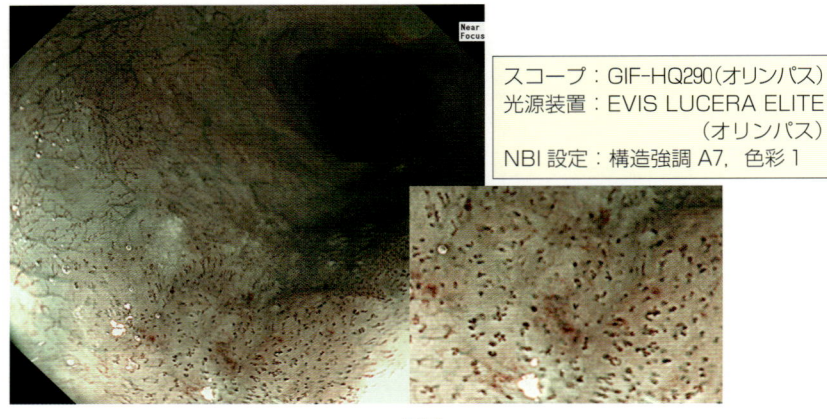

スコープ：GIF-HQ290（オリンパス）
光源装置：EVIS LUCERA ELITE
　　　　　　（オリンパス）
NBI設定：構造強調A7，色彩1

図5

Near FocusモードでのNBI拡大観察において，病変内の血管間の背景粘膜は淡い茶色調を呈し（intervascular background coloration），IPCL自体には拡張・蛇行・口径不同・形状不均一の"4徴"すべてが認められる．

われわれの行った臨床研究では，術前診断精度において超音波内視鏡とNBI拡大内視鏡との間に明らかな差は認められなかった[3]．最近，日本食道学会より提唱されている拡大内視鏡による新血管分類は，これまで臨床の場で用いられてきた井上分類[4]と有馬分類[5]を基本に作成された．扁平上皮癌が疑われる領域性のある病変を対象とし，深達度を含めた癌診断に特化した分類である[6]（p.57表参照）．新システムとともにリリースされた新規拡大内視鏡スコープ（GIF-HQ290）は，拡大倍率は低いものの，高画質化さ

a：NBI 拡大（Near Focus，新システム）　　b：NBI 拡大（Near Focus＋電子ズーム× 1.4，新システム）

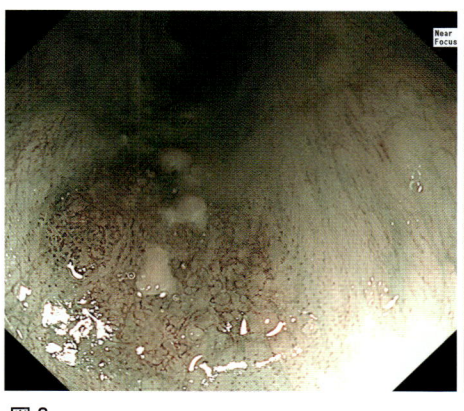

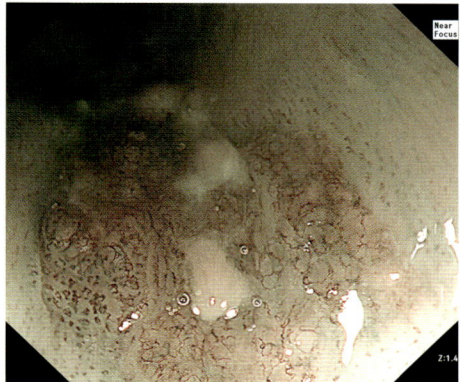

図6
- a：中央から右側（びらん近傍）に著明に延長し，ループ形成に乏しい異常血管が認められ，B2血管に相当すると考えられる．
- b：1.4倍の電子ズームの併用により，さらに詳細に異常血管の形態学的変化を観察できるとともに，血管密度がやや疎になった領域も認められる．

スコープ：GIF-HQ290（オリンパス）
光源装置：EVIS LUCERA ELITE（オリンパス）
NBI 設定：構造強調 A7，色彩1

NBI 拡大（Near Focus，新システム）

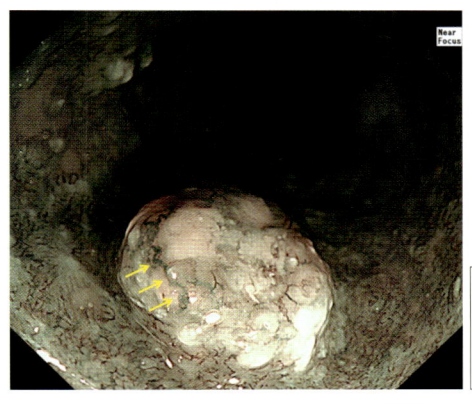

スコープ：GIF-HQ290（オリンパス）
光源装置：EVIS LUCERA ELITE（オリンパス）
NBI 設定：構造強調 A7，色彩1

図7
0-Ⅰ型の隆起性病変に緑色調の高度に拡張した異常血管（黄色矢印）を認め，B3血管に相当すると思われる．

れているため，健常部の IPCL（図3）から異常な IPCL（日本食道学会分類 B1：図5，B2：図6a，b，B3：図7）まで描出可能である．

GIF-HQ290 スコープの特徴は以下の3点に集約される．

❶**拡大手技の簡素化**：従来の拡大内視鏡がレバー式であったのに対し，本スコープは「通常観察」と「近接拡大観察：Near Focus」の2段階の焦点切り替えが，スコープ操作部のボタン（図8）一つで可能である．ボタンをワンプッシュしただけで中等度拡大（最大45倍：ハイビジョンモニタ・スキャンモード3表示時）の画像が得られる．電子ズーム（×1.4，×1.6，×2.0）を併用すれば，さらに倍率の高い拡大観察が可能と

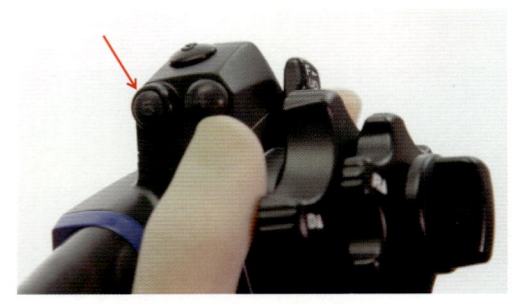

図8 GIF-HQ290の近接拡大
Near Focusボタン（赤矢印）

なるが，画質は多少劣化する．
※ボタンを2回押しすれば，電子ズームできるようにスコープの設定が可能．
❷ **焦点合わせが容易**：従来の拡大内視鏡に比し，焦点深度が深く設定されているため（3〜7 mm），近接すれば容易に焦点の合った画像が得られる．よって，フードの装着の必要性がない．また，病変へ接触する危険性が低いため，NBI観察を著しく妨げる出血のリスクを軽減できる．
❸ **細径化**：H260Zの先端部外径10.8 mm（フード装着時12.8 mm）に対し，HQ290は10.2 mmであり，挿入時の患者負担が軽減され，ルーチンスコープとしての使用も十分可能である．また，副送水機能（いわゆるwater jet）も装備されているため，ESDなどの内視鏡治療にも応用可能である．細径化によって，観察時だけでなく治療時の操作性の向上が期待できる．

　GIF-HQ290はスコープの細径化，拡大手技の簡便化がなされているため，スクリーニング時の簡易的拡大診断にもっとも威力を発揮すると思われる．拡大倍率において，食道では過不足ないレベルであるが，胃の拡大診断には倍率が不足しているとの指摘がある．よって，われわれは従来のルーチン内視鏡と精査拡大内視鏡のちょうど中間に位置する新しいカテゴリーの内視鏡と考えており，クリニックなど実臨床の場においても有用性を発揮できると考えている．
　上部消化管癌における拡大内視鏡の臨床的有用性は，数多くの臨床研究で示されてきたが，専門施設でさえ広く普及するには至っていない．ルーチン内視鏡に応用可能な本スコープが，拡大内視鏡診断のさらなる普及，そして食道の早期発見率の上昇に寄与し，食道癌患者のさらなるQOLおよび予後の向上の一助となることに期待したい．

■まとめ

　本項では前処置から非拡大観察・拡大観察にいたるまで，食道NBI観察のコツ・ポイントについて概説した．また，実際の内視鏡像を示しつつ，新しい内視鏡システムと新規拡大内視鏡のもつポテンシャルを述べた．

文　献

1) Muto M, Minashi K, Yano T, et al：Early detection of superficial squamous cell carcinoma in the head and neck region and esophagus by narrow band imaging：a multicenter randomized controlled trial. J Clin Oncol　2010；28：1566-1572
2) Inoue H, Honda T, Yoshida T, et al：Ultra-high magnification endoscopic observation of carcinoma in situ of the esophagus. Dig Endosc　1997；9：16-18
3) Goda K, Tajiri H, Ikegami M, et al：Magnifying endoscopy with narrow band imaging for predicting the invasion depth of superficial esophageal squamous cell carcinoma. Dis Esophagus　2009；22：453-460
4) Inoue H：Magnification endoscopy in the esophagus and stomach. Dig Endosc　2001；13：S40-S41
5) Arima M, Tada M, Arima H：Evaluation of microvascular patterns of superficial esophageal cancers by magnifying endoscopy. Esophagus　2005；2：191-197
6) 小山恒男, 門馬久美子, 幕内博康：食道扁平上皮癌の拡大内視鏡診断―日本食道学会分類の紹介. 消化器内視鏡　2012；24：466-468

〈郷田憲一, 土橋　昭, 田尻久雄〉

食道

総論：NBI・BLIでこの領域をどのように観察するか

BLIによる観察のコツ

■ I．LASEREO systemの特色

　　LASER光を光源とした新しい内視鏡システムであるLASEREO systemが開発され，デジタル画像強調法にBlue LASER imaging（BLI）が加わった．本systemの最大の特色は，白色光の画質が鮮明で，細かい色調の変化が捉えやすくなったことが挙げられる．また，BLIモードも明るく，拡大観察でもシャープで明るい近接画像が得られるようになり，ぶれの少ない静止画が撮像可能になった．

　　われわれは食道の観察を行う際，BLIの設定は構造強調 B8，色彩強調 C1 とし，食道の観察ではBLI-brightは使用していない．

■ II．病変の精密観察の基本

　　食道病変は発赤した血管増生が明瞭なものだけでなく，褪色調や色調変化の乏しい病変もあるため，通常光観察であらかじめ病変の拡がりや辺縁の形態，肥厚や陥凹の程度，表面の構造などを把握したのち，BLIに切り替えて拡大観察を併用して微細血管を観察する．病変観察の基本を以下に挙げる．

❶ 食道表在癌は病型と深達度，深達度とリンパ節転移率が密接に関連している．
❷ 0-Ⅰ型や0-Ⅲ型はSM癌の可能性が高い．
❸ 0-Ⅱ型の深達度は陥凹の深さや辺縁の形状，内部の凹凸から読影する．
❹ EP/LPM癌の陥凹は浅く，陥凹内は平滑か微細顆粒を伴う程度である．
❺ MM/SM1癌は顆粒状隆起や厚みを伴う陥凹部を作ることが多い．
❻ SM2癌になると結節や皺襞状の肥厚，一段深い陥凹が現れる．
❼ 0-Ⅱa型の高さの目安は約1mmであり，立ち上がり明瞭な白色調の病変，乳頭状隆起が集簇する病変は分化度のよい癌が多い．
❽ 辺縁隆起を形成する0-Ⅱc型，立ち上がり不明瞭な0-Ⅱa型，粘膜下腫瘍様の0-Ⅰs型はMM以深癌の可能性が高い．

■ III．拡大内視鏡を用いた精密内視鏡検査の基本的操作

　　精密検査をスムーズに行うためには，検査手技に集中できる環境を整えることが大切である．

❶ 先端フードを装着する

表　日本食道学会による食道表在癌の拡大内視鏡分類（抜粋）

Type A：血管形態の変化がないか軽度なもの
乳頭内血管（intra-epithelial papillary capillary loop；IPCL）の変化を認めないか，軽微なもの．

Type B：血管形態の変化が高度なもの
B1：拡張・蛇行・口径不同・形状不均一のすべてを示すループ様の異常血管．
B2：ループ形成に乏しい異常血管．
B3：高度に拡張した不整な血管（註6）．
Avascular area（AVA）：type B血管で囲まれた無血管もしくは血管が粗な領域をAVAとし，そのサイズから0.5 mm未満をAVA-small，0.5 mm以上3 mm未満をAVA-middle，3 mm以上をAVA-largeと表記する．ただし，B1血管のみで構成されるAVAは大きさにかかわらず深達度T1a-EP/LPMに相当する．
付記1：不規則で細かい網状（reticular；R）血管を認めることがあり，低分化型，INFc，特殊な組織型を示す食道癌のことが多いので，Rと付記する．
註6：B2血管の約3倍以上で，血管径が約60 μmを超える不整な血管．

〔文献3）より引用〕

呼吸性移動や心拍動も激しく，管腔と接線方向になりやすい食道では先端フードが必需品である．オリンパス社製ブラックフード（MB46），またはトップ社製エラスティック・タッチ スリット＆ホール型（M）を用いる．フードはスコープ先端から1〜2 mm出ていれば十分であり，通常観察画面の視野にかからないところまで深く押し込んで装着する．

❷ 管腔内は洗浄したのち，よく吸引しておく

口腔・咽頭から観察し，食道入口部・頸部食道と連続的に観察しつつ挿入する．病変は一つとは限らず，頸部食道や上部食道に病変が見逃されていることもあるので，無理に吸引したりスコープを進めたりせず，状態が落ち着いたところでガスコン®水を注入して洗浄し，注意深く管腔内の水を吸引する．とくに左側の病変は，拡大観察の際にスコープを押しつけると液体がたまりやすいので，よく吸引する．胃から逆流することもあるため胃内の液体も吸っておく．

❸ 先端はずらさず浮かせて移動する

観察したい部位はスコープを捻って前壁方向へもってきたほうが，細かい調節が可能となり上手く観察できる．次の視野に移る際には，病変内で先端を押しつけたままずらすと出血して診断困難となるので，病変から少し浮かせて移動する．

❹ 広い病変では中拡大から強拡大，強拡大から中拡大と拡大率を戻して適宜位置を確認し，オリエンテーションをつけながら観察する

❺ 焦点は細かい右手の動きで微調整し，短く送気を繰り返しながらレンズとの間隔を調節する

Ⅳ．拡大内視鏡による微細血管の日本食道学会分類と微細血管の読影

日本食道学会で井上分類[1]と有馬分類[2]を基盤とした食道表在癌の拡大内視鏡分類が作成された（**表**）[3]．対応するBLI併用拡大観察像を**図1**と**図2**に示した．

❶ Type B1はloopの名残りをもつ不整血管で，概ねEP/LPM癌に対応する．

図1 BLI併用拡大内視鏡像
　a：Type B1　b：Type B2　c：Type B3

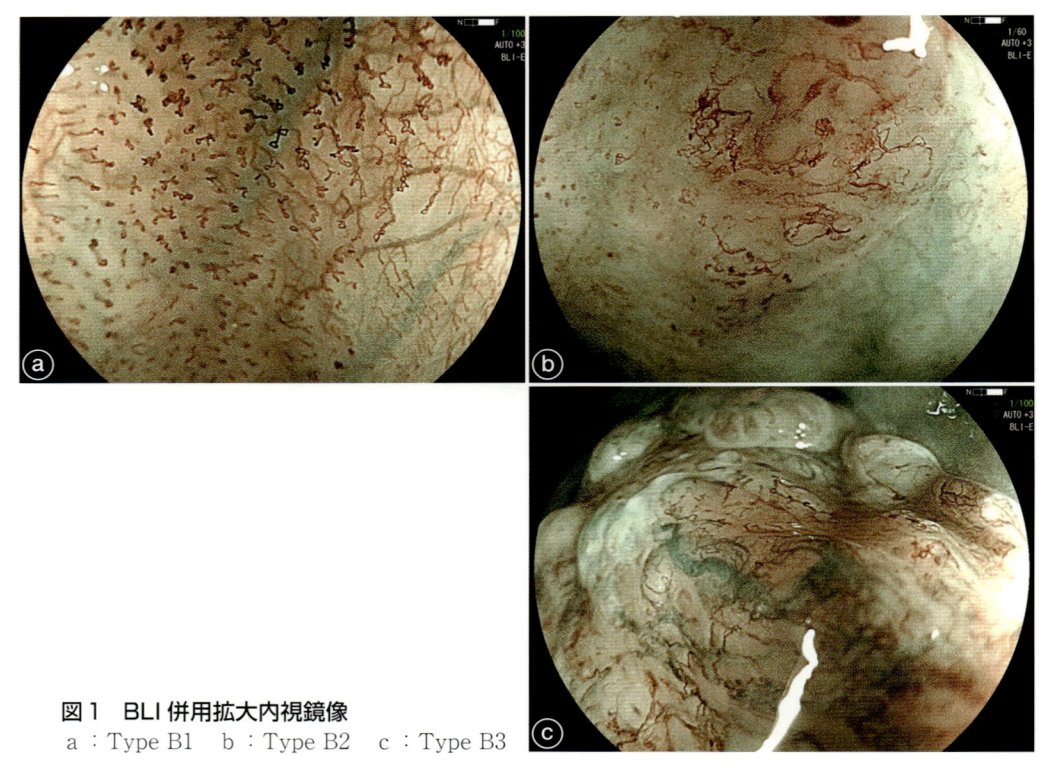

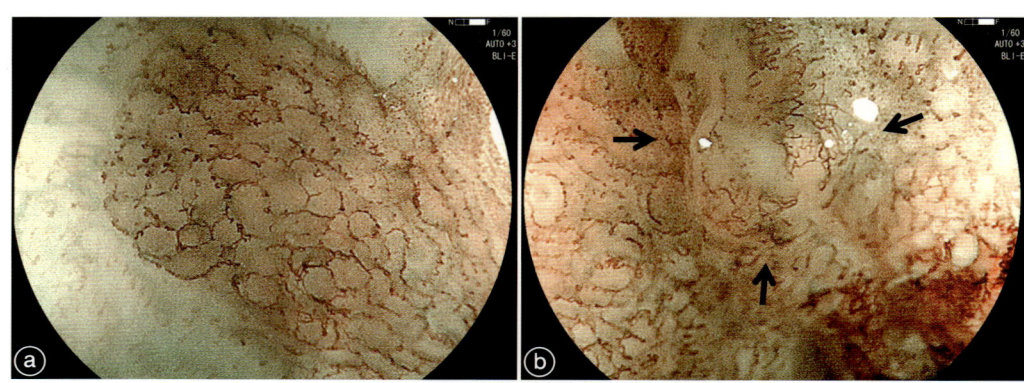

図2 BLI併用拡大内視鏡像
　a：AVA-small　b：AVA-middle（矢印）

　　血管形態の破壊・口径不同と配列の乱れが認められるもので，壊れた糸くず状，潰れた点状，乳頭状隆起の中の螺旋状血管が典型的なB1血管である．
❷ Type B2はloop構造から逸脱した不整血管で，LPM以深の浸潤部で現れる．
　loop構造が破壊された多重状血管（multi-layered；ML）や，不整樹枝状血管（irregularly branched；IB）が典型的なB2血管である．
❸ Type B3は径60μmを超える太い不整血管で，SM2以深癌で認められることが多い．
❹ avascular area（AVA）は浸潤部で構成される腫瘍塊の大きさを表している．AVA-smallはEP/LPM癌，AVA-middleはMM/SM1癌，AVA-largeはSM2/SM3癌に

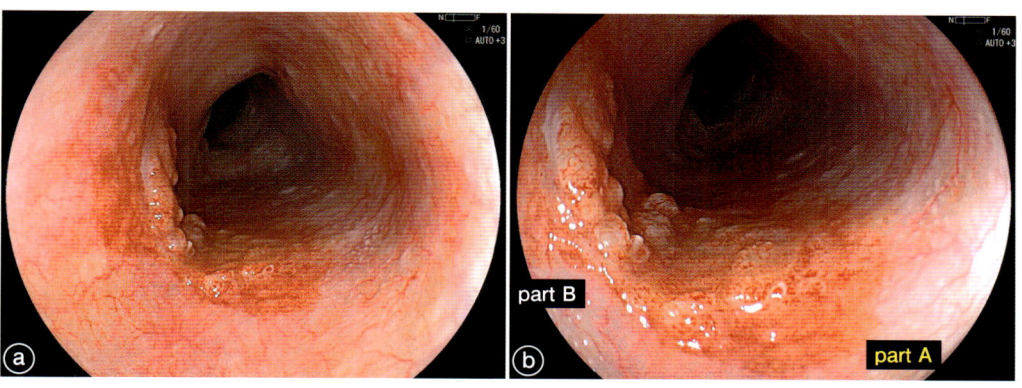

a，b：通常内視鏡像．褪色した黄色味を帯びた平板状肥厚面を形成する後壁側を"part A"，粗大顆粒状隆起が集簇する左側壁を"part B"とした．

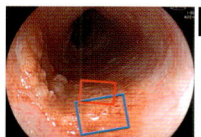

c：part A 口側の BLI 併用拡大観察像．
d：part A 中央から肛門側の BLI 併用拡大観察像．

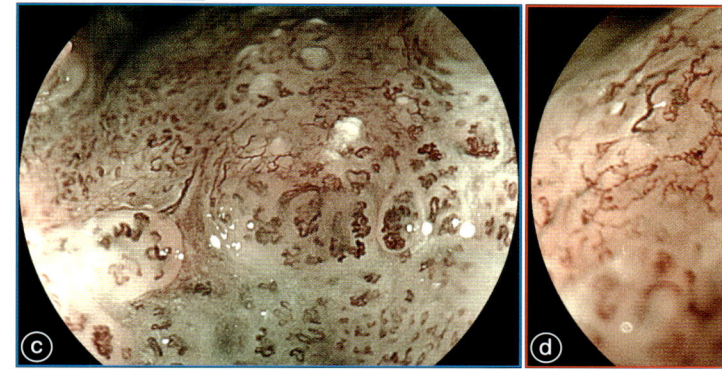

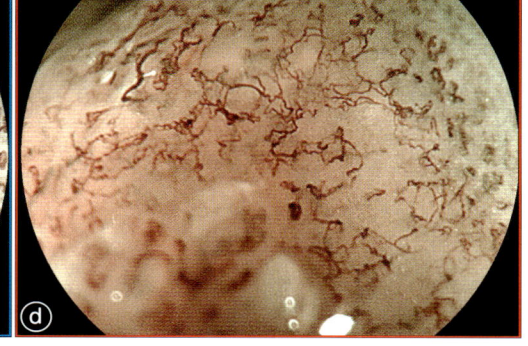

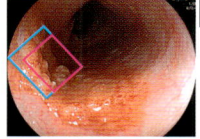

e：part B 口側の BLI 併用拡大観察像．
f：part B 中央の BLI 併用拡大観察像．

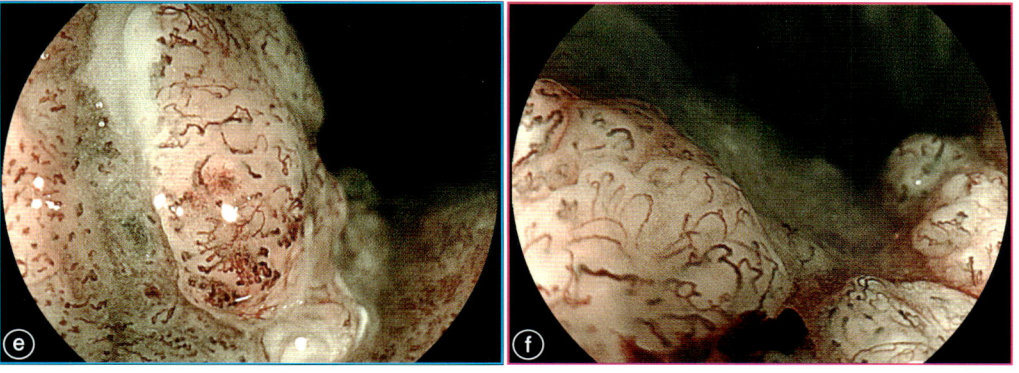

図3　0-Ⅱa＋Ⅰs＋Ⅱc型食道癌（pT1b-SM1）

g：ヨード染色像.
h：ESDで切除した新鮮切除標本のヨード染色像.

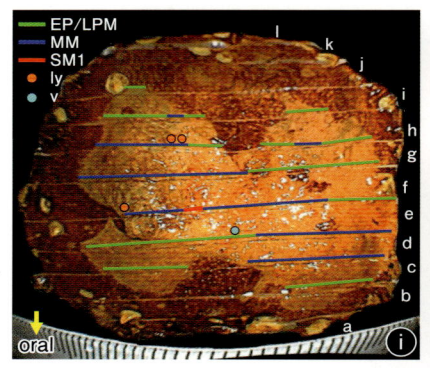

i：構築図. mod＞por SCC, pT1b-SM1, ly1, v1, INFbであった.

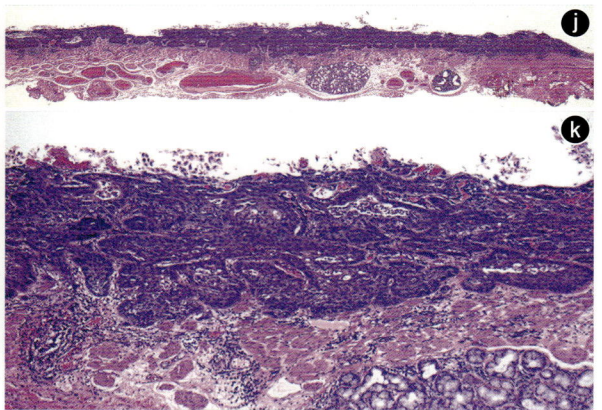

j, k：part A 平板状肥厚部の病理組織像.

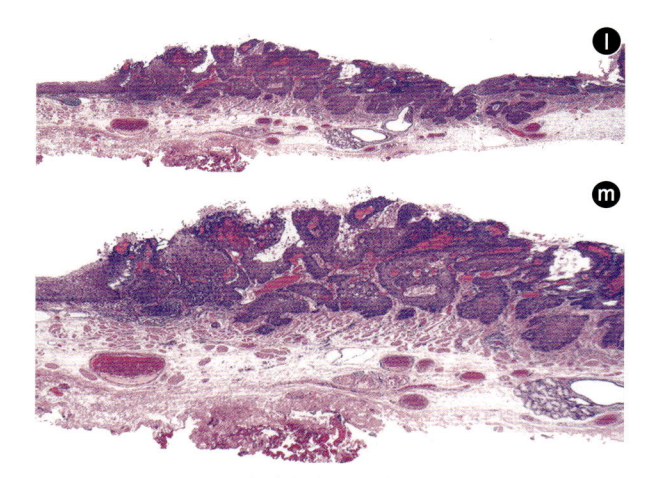

l, m：part B 粗大顆粒状隆起部の病理組織像.

図3　0-Ⅱa＋Ⅰs＋Ⅱc型食道癌（pT1b-SM1）

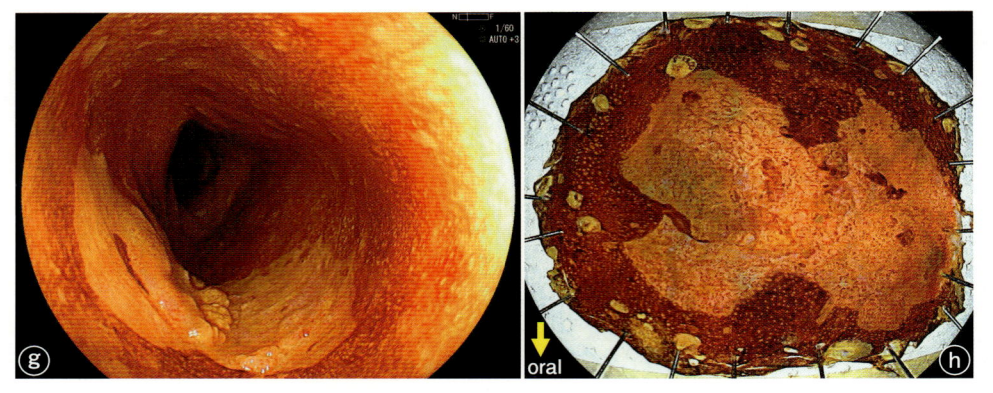

ほぼ対応する[3].
❺ 細かくチリチリした，口径不同の著しい網状血管（reticular；R）は，明瞭な腫瘍塊を形成しない低分化型癌や，INFcの浸潤様式を示す食道癌，細かい蜂巣で浸潤する特殊な組織型の食道癌などで出現する．血管密度は比較的低く，褪色を示す領域にみられることが多いが，Ⅱc面の中に部分的に出現することもある．

Ⅴ．症例提示（図3）

　　胸部上部食道後壁から左側壁に拡がる1/2周性の病変である（図3a）．淡い発赤した浅いⅡc面内の後壁側は，やや褪色した黄色味を帯びた平板状の肥厚面を形成し，左側壁は比較的立ち上がり明瞭な粗大顆粒状隆起が集簇しており，0-Ⅱa＋Ⅰs＋Ⅱc型食道癌と診断した．後壁側を"part A"，左側壁を"part B"とした（図3b）．BLI併用拡大観察では，part A口側の浅いⅡc領域と平板状肥厚面の立ち上がり部分には，loop構造を残した形状不均一で拡張蛇行を伴うB1血管が観察されたが，その奥の肥厚部にはloopの壊れたB2が観察された（図3c）．平板状肥厚部は，loop構造が破壊された口径不同の目立つB2血管が不整なネットワークを形成しているのが観察された（図3d）．一方，左壁方向part Bの粗大顆粒辺縁部は，loopの名残りがみられる部分と，loopが消失して伸展したB2とが混在していた（図3e）．その奥の顆粒状隆起内部は，loopが伸びてスラー状になったB2血管が集簇していた（図3f）．病変周囲の浅いⅡcはcT1a-EP/LPM，平板状肥厚部，顆粒状隆起部ともcT1a-MM/T1b-SM1と診断した．EUS，CT，USでcN0M0と診断し内視鏡的粘膜下層剝離術（ESD）を施行した．病理組織学的検索で，mod＞por SCC，pT1b-SM1，ly1，v1，INFbであった（図3i）．part Aの平板状肥厚部は粘膜筋板に達する癌巣がシート状に拡がり（図3j，k），part Bでは大小の腫瘍塊が上方，下方へ浸潤するSM1癌であった（図3l，m）．追加治療として手術を施行したが，遺残病巣はなくpN0であった．

ま と め

　　表在型食道癌はさまざまな隆起や陥凹が複合し，広く浅く拡がることが多い．まず全体的に病変を観察し，B2血管からなる領域がないかどうかを評価する．B2血管で囲まれる領域が確認できたら拡大率を下げて，病変のどの部位に相当するかを確認する．精密な深達度診断，浸潤形態を評価し治療方針を決定するためには，各々の部分で示される微細血管像を正しく評価し，浸潤部を見逃さない目を養うことが重要と考える．

文　献
1）井上晴洋，石垣智之，三澤将史，他：食道表在癌の深達度診断―NBI併用拡大内視鏡．胃と腸　2011；46：664-675
2）有馬美和子，有馬秀明：画像強調併用拡大内視鏡による食道扁平上皮癌の精密診断．消化器内視鏡　2011；23：695-702
3）有馬美和子，有馬秀明，山田透子，他：食道粘膜癌の初期浸潤像の診断―通常内視鏡の立場から．胃と腸　2012；47：1349-1358

（有馬美和子，都宮美華，吉井貴子）

Case 9 glycogenic achantosis（GA）

60歳代，男性　[検査目的] スクリーニング　[部位] 中部食道

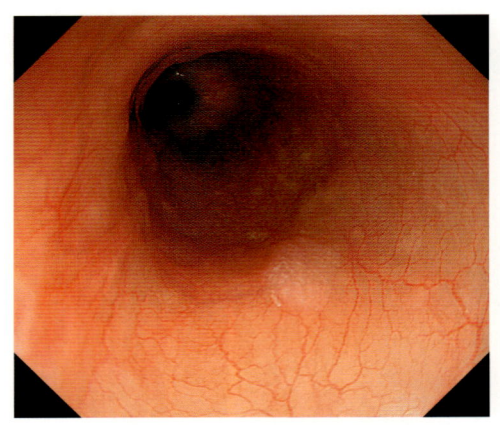

非拡大白色光観察．中部食道の白色扁平隆起性病変

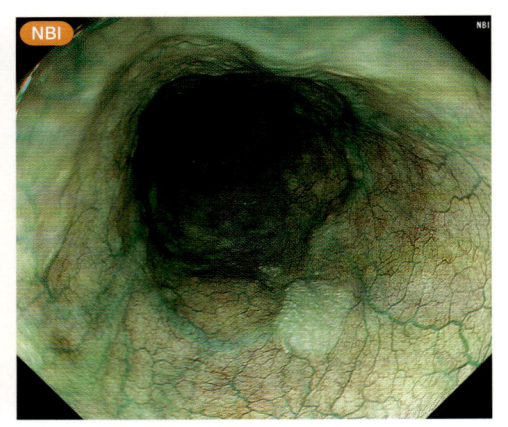

非拡大NBI観察．中部食道の白色扁平隆起性病変

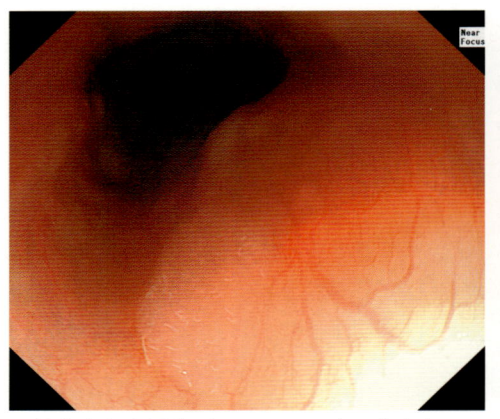

拡大白色光観察（Near Focus）．病変内に血管は観察されず，白色の微細構造を認める．

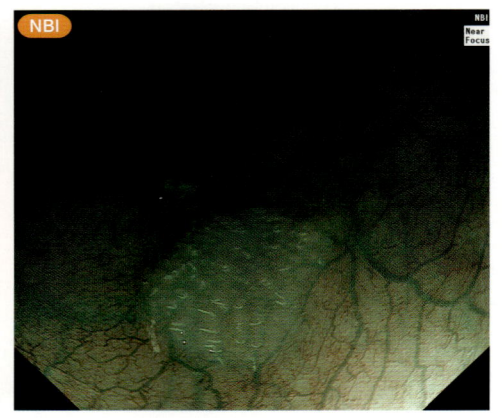

拡大NBI観察（Near Focus）．NBIでも病変内に血管は観察されない．

スコープ：GIF-HQ290（オリンパス），**光源装置**：EVIS LUCERA ELITE（オリンパス）
NBI 設定：構造強調 B8，色彩モード 2

コメント

　中部食道後壁に径 5 mm 前後の白色扁平隆起性病変を認める．NBI 非拡大観察でも白色調の病変である．白色光・NBI 拡大観察では血管は観察されず，比較的整った配列の白色微細構造物を認める．異型血管を伴わない白色隆起性病変で，表面に白色微細構造を認めることから glycogenic achantosis（GA）と診断できる．

▶**内視鏡観察のコツ**　GA は，白色光でも NBI でも白濁した扁平隆起性病変として観察され，血管は観察されない．ヨード染色では濃染され，拡大観察すると微細な白点様模様が整に配列している．境界明瞭な領域を有することから上皮性腫瘍，とくに上方発育傾向を有する表在食道癌との鑑別が大切である．癌は異型血管を伴いヨード散布で不染となるが，GA は異型血管はもとより血管が観察されず，ヨードで濃染することから鑑別できる．また多くの GA 症例では多発することも鑑別点の一つである．

　病理組織像では，グリコーゲンを含む扁平上皮の過形成で，明るく豊富な細胞質をもつ有棘細胞の増生する粘膜上皮の肥厚性変化を認める[1]．

文献　1）入口陽介，他：胃と腸　2012；47（増刊 図説胃と腸用語集 2012）：676

（森田周子，武藤　学）

Case 10 食道乳頭腫

67歳，男性　検査目的 Barrett 食道癌 ESD 後経過観察　部位 胸部下部食道

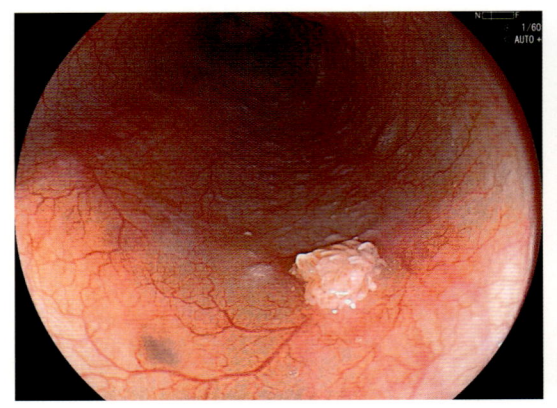

白色光観察像．上切歯列から 35 cm，後壁に 3 mm 大の白色調で桑実状，亜有茎性の隆起性病変を認めた．

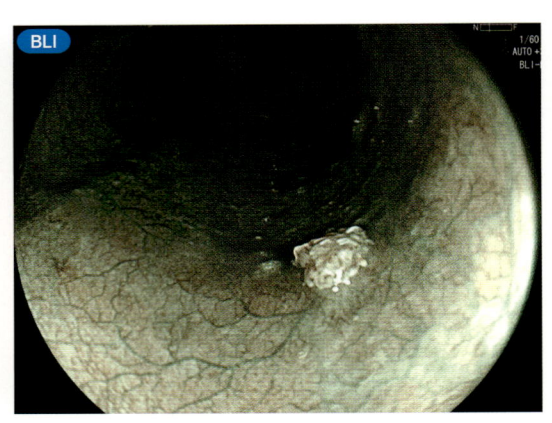

BLI 併用観察では，白色調を示した．

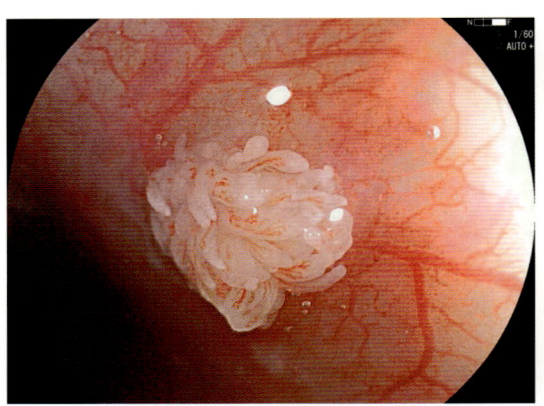

白色光弱拡大像．透明感があり，白色で柔らかく，細長い乳頭状の隆起が集簇していた．

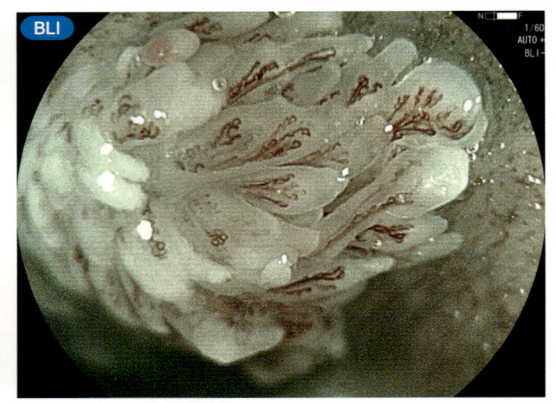

BLI 併用拡大観察像．乳頭状隆起の中に，拡張，分岐した微細血管が観察された．

スコープ：EG-L590ZW（富士フイルム），光源装置：LASEREO（富士フイルム）
BLI 設定：構造強調 B8，色彩強調 C1

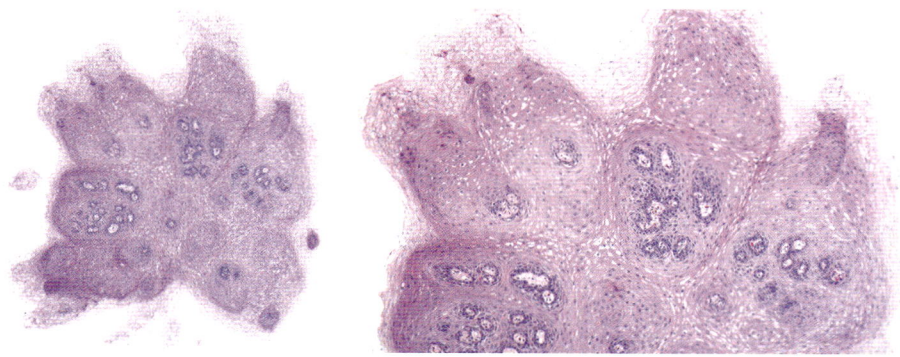

生検切片の病理組織像．過形成性の重層扁平上皮の乳頭状の増殖を伴う大小の顆粒が，切面をもって集簇していた．細胞異型や核分裂像は認めなかった．

コメント

　食道乳頭腫は食道裂孔ヘルニアと逆流性食道炎に合併することが多いため，食道炎の慢性刺激によると考えられている．また，ヒトパピローマウイルス（HPV）感染との関係が議論されているが，HPV 感染の頻度は低いものと考えられている．細かく分葉したイソギンチャクのような形状や，半球状・桑実状の形態を呈する．このような乳頭状隆起が集簇する病変の鑑別として，非常に高分化な 0-Ⅱa 型食道癌がある．類似した血管形態を呈していることが多く，乳頭腫と鑑別するのは難しいことが多い．

▶内視鏡観察のコツ　透明感がある白色を示すが，下部食道では顆粒の中の微細血管が拡張・蛇行して発赤調を示すものもある．拡大観察では分葉した一つひとつの突起の中央に細い血管が観察され，扁平な突起では葉脈のように分岐した血管が観察される．

（有馬美和子）

65

Case 11　NERD

60歳代，女性　検査目的 年1回の定期検診　部位 食道胃接合部
逆流性食道炎（Los Angeles 分類改訂版　Grade M）

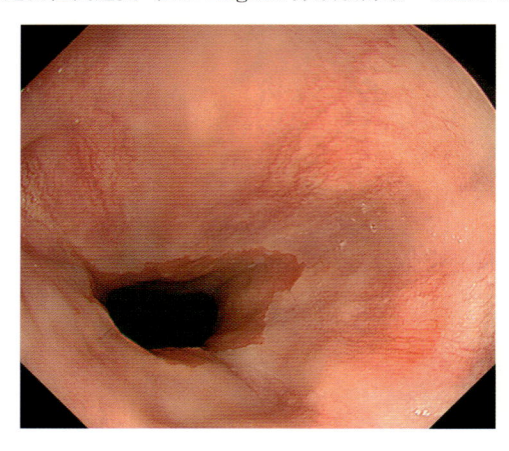

通常白色光観察．食道胃接合部（EG-J）は，放射状の白濁（12時，2時，5時，8時）と，その部位に一致して下部食道柵状血管の透見像低下を認める．

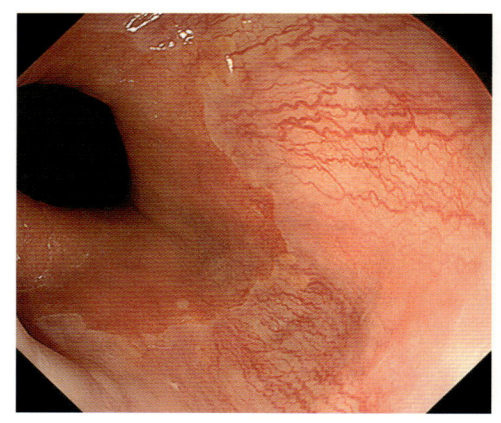

EG-J 2時方向の白濁間の介在部に拡張した柵状血管を認める．

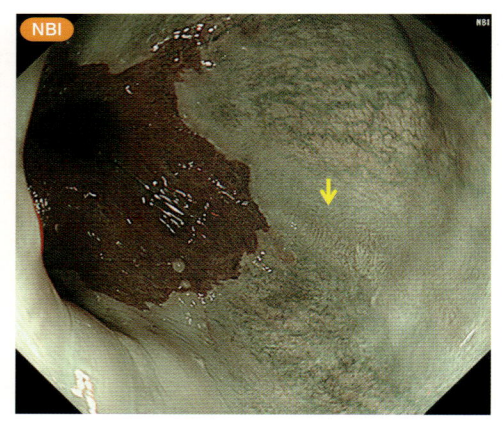

NBI 非拡大観察．3～4時方向の白濁部に加えて IPCL がやや目立つ領域を認める（矢印）．

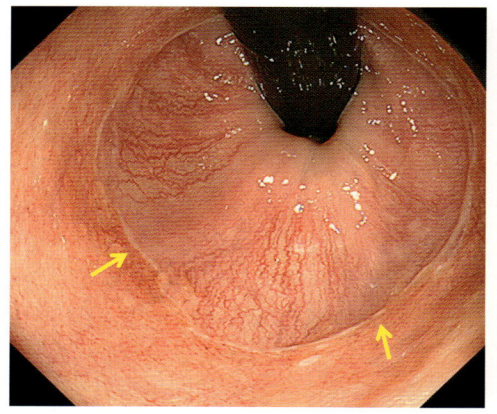

食道裂孔ヘルニア内反転観察像．放射状に白濁した粘膜（矢印）の介在部に拡張した柵状血管を認める．

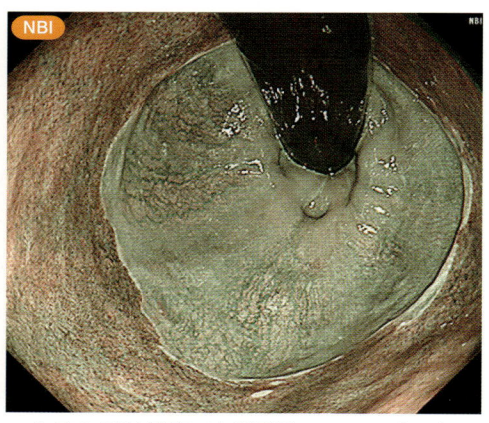

非拡大 NBI 観察．食道裂孔ヘルニア内反転観察像．白濁所見が強調されている．

スコープ：GIF-HQ290（オリンパス），光源装置：EVIS LUCERA ELITE（オリンパス）
NBI設定：構造強調 A7，色彩モード 1

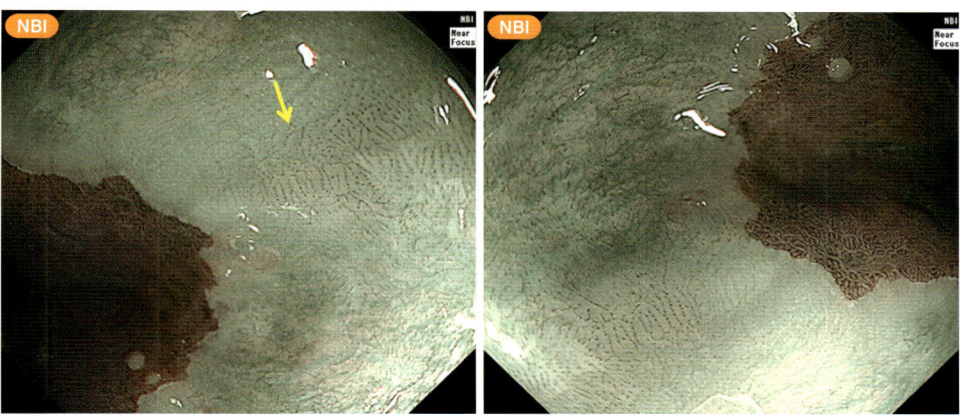

NBI拡大観察像（Near Focus，7時方向白濁部；左頁中段右図の3〜4時に相当）．放射状の白濁部に一致して，介在する非白濁部に比し，微小点状に拡張した表層血管が視認可能である（矢印）．微小点状の表層血管は規則性に配列しており，縞模様を呈している．

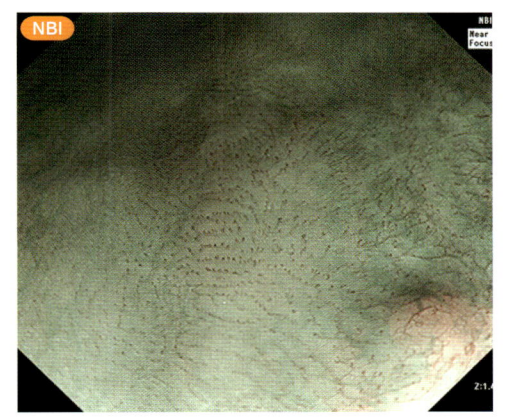

拡大NBI観察（Near Focus＋1.4倍電子ズーム）．拡張した微小血管に明らかな異形性はなく，規則的配列を示しつつ，増生している．

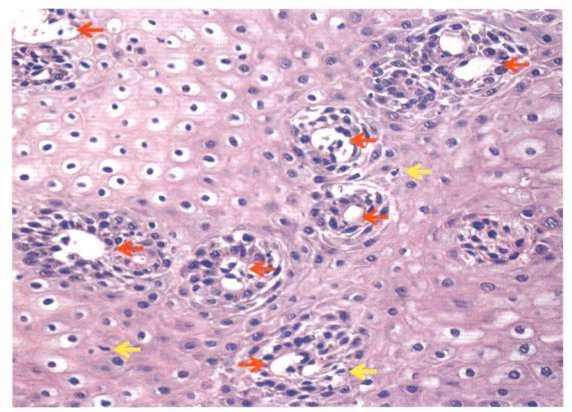

生検標本（HE）．上皮内乳頭血管の拡張・増生（赤色矢印）とともにごく軽度の上皮内リンパ球浸潤（黄色矢印）がみられる．

コメント

　非びらん性食道逆流症（non-erosive reflux disease；NERD）は，その名称のごとく，びらんを伴わない食道炎である．白濁などの色調変化は，観察者間の一致率の低さなどが問題とされてきた．近年，NBI拡大内視鏡を用いた臨床研究において，IPCLの拡張または増生がNERDの内視鏡的予測因子となりうることが示された．one pushでNBI拡大観察が可能な新システムの拡大内視鏡は，迅速かつ客観性のあるNERD診断に寄与する可能性がある．

　　　　　　　　　　　　　　　　　　　　　　　（土橋　昭，郷田憲一，田尻久雄）

Case 12　NERD

（内視鏡分類：Los Angeles 分類改訂版を使用）

| 症例 1 | NERD；Grade M | BLI 設定：構造強調 B8，色彩強調 C1 |

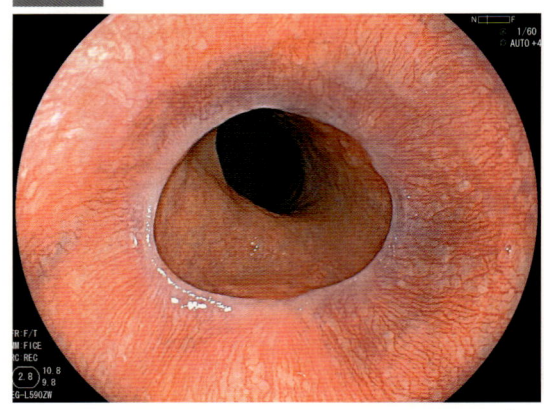

通常白色光観察．接合部直上の食道粘膜にわずかな粘膜白濁を認める．

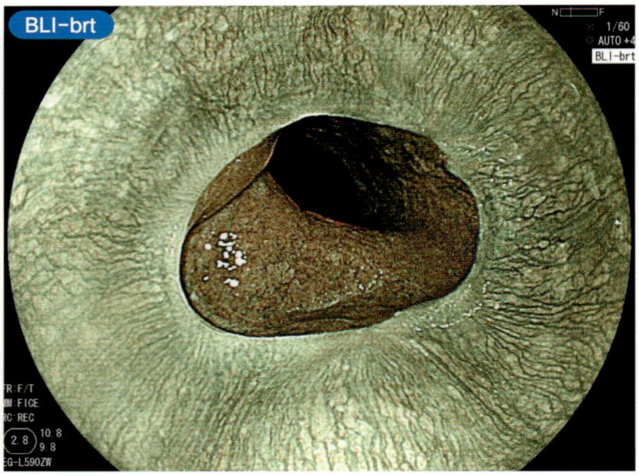

BLI-bright 観察．通常白色光に比し下部食道の柵状血管がより明瞭に観察できる．

| 症例 2 | NERD；Grade M | BLI 設定：構造強調 A4，色彩強調 C1 |

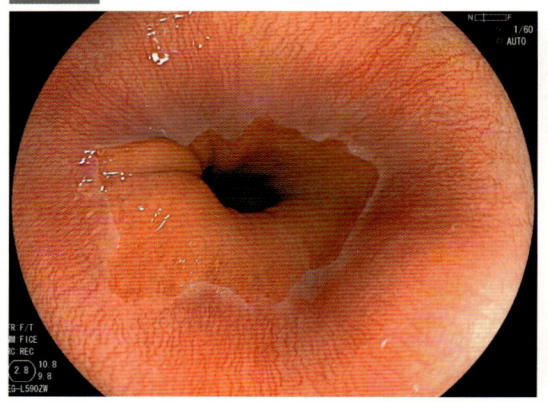

通常白色光観察．胃食道接合部に軽微な粘膜白濁の粘膜障害を認める．

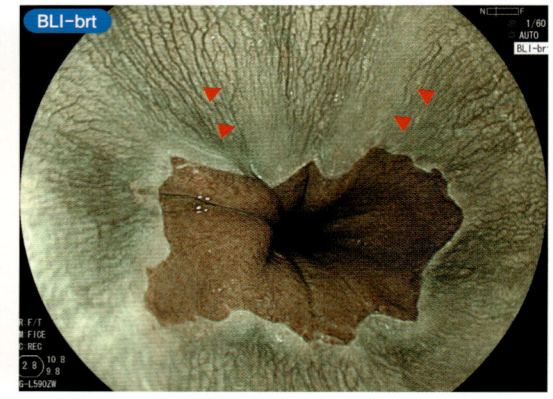

BLI-bright 観察．炎症によって肥厚した粘膜が口側に向かって縦走するのを認める（赤矢頭）．

| 症例 3 | NERD；Grade M | BLI 設定：構造強調 B6，色彩強調 C1 |

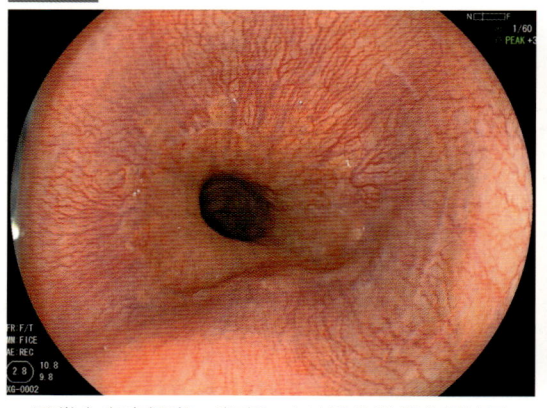

通常白色光観察．炎症により胃食道接合部は不明瞭である．

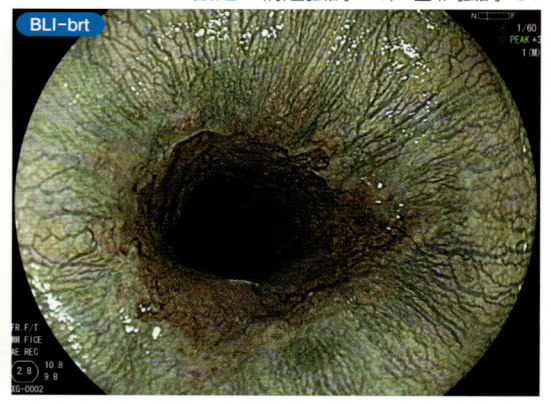

BLI-bright 観察．食道下端の肥厚した食道粘膜が明瞭となる．

スコープ：EG-L590ZW（富士フイルム），光源装置：LASEREO（富士フイルム）
BLI 設定：各症例ごとに記載

症例 4　NERD；Grade M

BLI 設定：構造強調 A4，色彩強調 C1

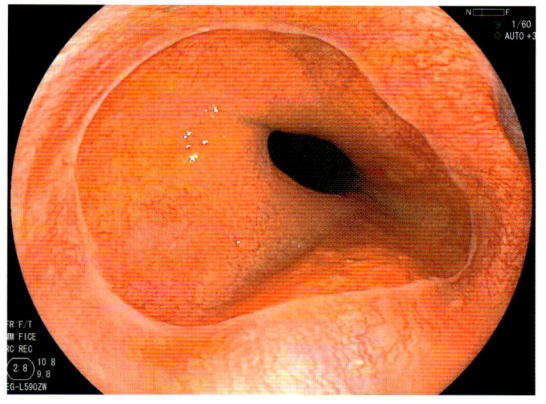

通常白色光観察．胃食道接合部に軽微な粘膜白濁の粘膜障害を認める．

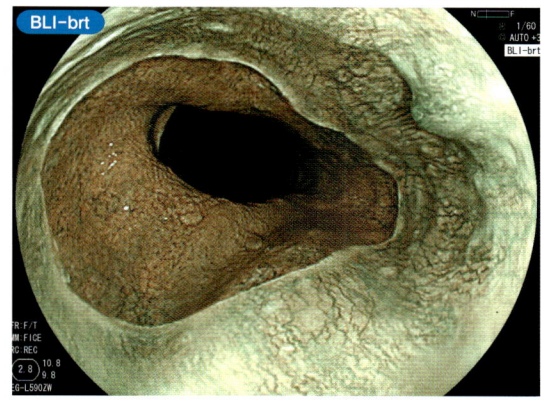

BLI-bright 観察．6 時方向で粘膜が肥厚し，柵状血管が不明瞭化している．

コメント

　通常白色光では全体が明るいため，深吸気時の下部食道の観察は容易であり，粘膜の軽微な変化が観察できる．BLI 観察では，下部食道の柵状血管がより明瞭に視認できる．内視鏡上は正常を呈することも多いので，NERD の診断をするためには，自覚症状も考慮し総合的に判断する必要がある．

▶内視鏡観察のコツ　深吸気を行い胃食道接合部，下部食道を拡張させ観察する．NERD の内視鏡所見は，粘膜変化のない Grade N と胃食道接合部の発赤，白色の粘膜肥厚を示す Grade M とされているため，わずかな色調変化に着目することが重要である．

（山本富美子，宮原良二，後藤秀実）

Case 13　GERD

50 歳代，男性　検査目的 胸焼け・心窩部痛精査　部位 食道胃接合部～下部食道
逆流性食道炎（Los Angeles 分類改訂版 Grade B）

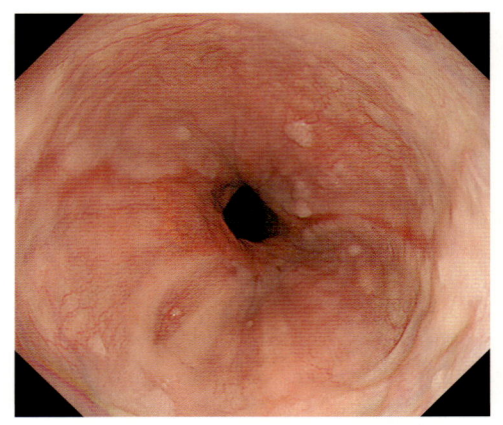

通常白色光．食道胃接合部 3 時と 9 時方向から 3～4 cm 長の線状の発赤陥凹（逆流性食道炎 Grade B）とともに放射状の白濁肥厚所見も認める．6～9 時方向には胃粘膜と連続する舌状の円柱上皮もみられる．

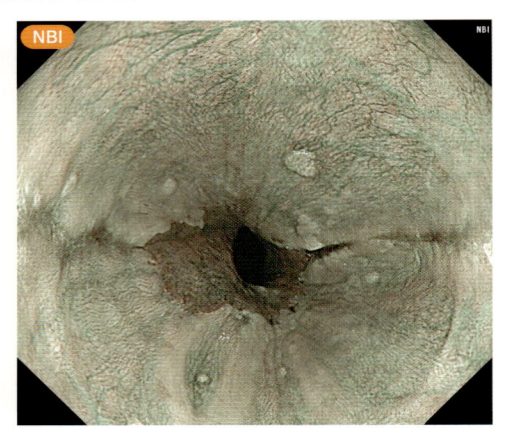

非拡大 NBI

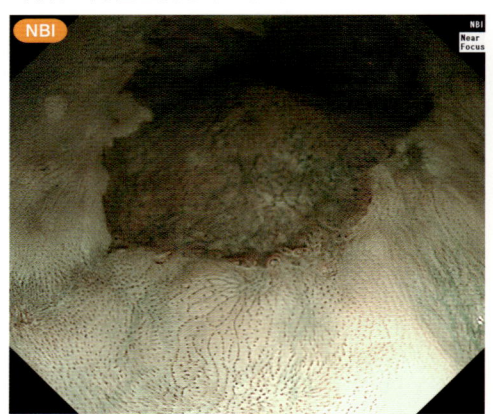

拡大 NBI（Near Focus）．扁平円柱上皮接合部近傍の白濁した食道上皮部には拡張した IPCL が密に増生しているが，配列の規則性は保たれている．

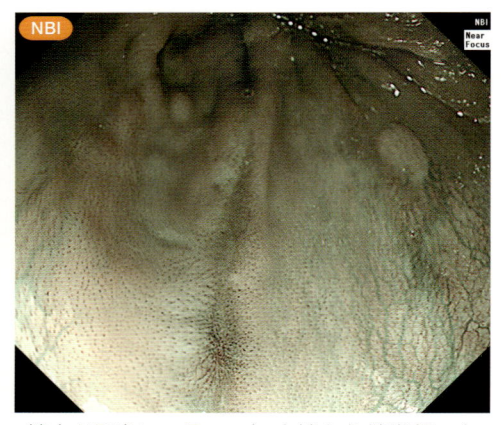

拡大 NBI（Near Focus）．右端から健常部→白濁部→線状発赤部(6 時方向)へと移行するにつれ，徐々に IPCL の拡張度と数が増加している．

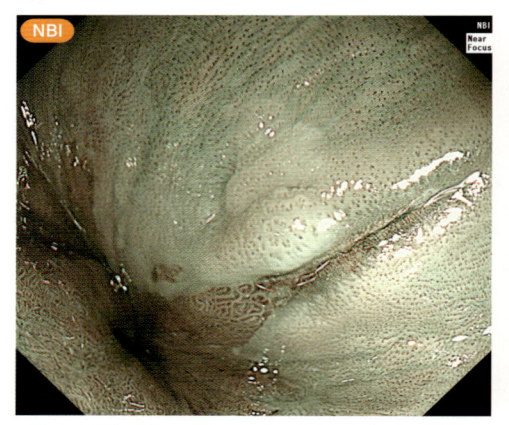

拡大 NBI（Near Focus）．3 時方向のびらん周囲には点状に拡張した IPCL の著明な増生を認める．配列は規則的である．

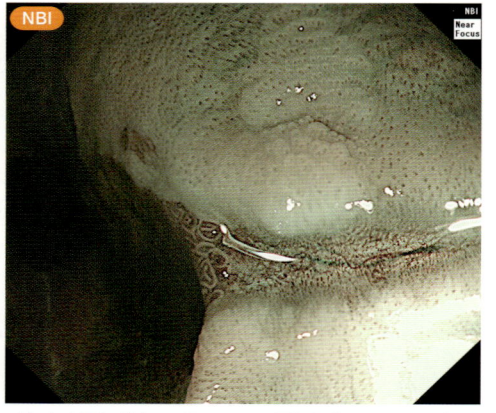

拡大 NBI（Near Focus＋電子ズーム×1.4）．びらん底部には微細な血管の増生はあるものの，口径不同・形状不均一などの不整所見はみられない．

スコープ：GIF-HQ290（オリンパス），光源装置：EVIS LUCERA ELITE（オリンパス）
NBI 設定：構造強調 A7，色彩モード 1

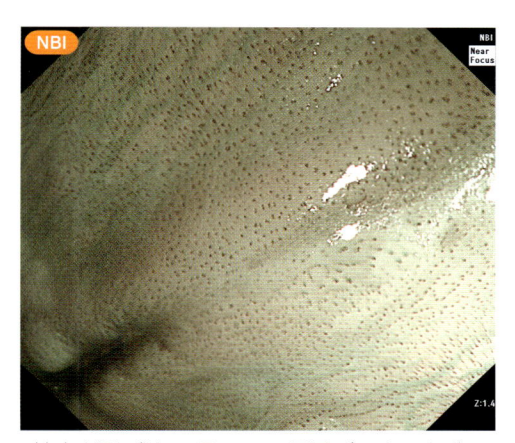

拡大 NBI（Near Focus＋電子ズーム×1.4）．びらん口側の白濁部にも点状に拡張した IPCL が規則的に配列しつつ，無数に増生している．

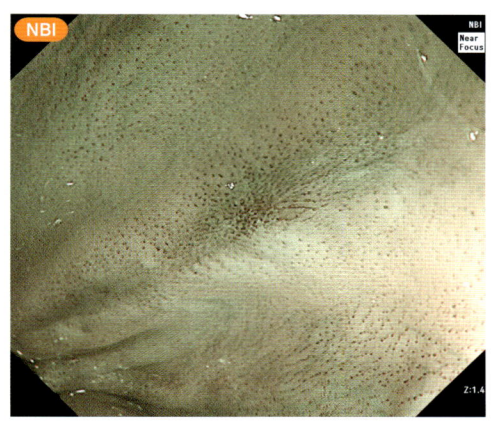

拡大 NBI（Near Focus＋電子ズーム×1.4）．もっとも口側のびらん部に，IPCL の点状拡張・線状延長はみられるものの，口径不同・形状不均一などの不整所見は認められない．

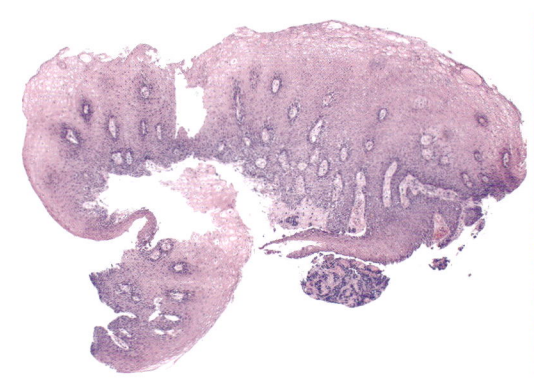

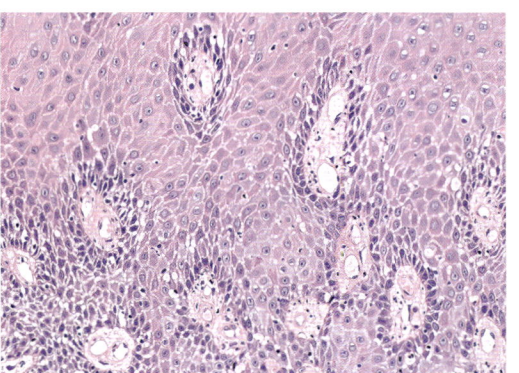

組織学的所見：びらん部からの生検組織標本．重層扁平上皮層内に多数の拡張した乳頭内血管を認め，その血管間質および上皮細胞内に炎症細胞浸潤を認める．

コメント

　逆流性食道炎の内視鏡診断において，粘膜傷害の程度に基づく Los Angeles 分類が広く普及している．本症例の場合，線状の発赤を伴うびらん（粘膜傷害）が 5 mm の長さを超えて存在するため，Grade B の逆流性食道炎と診断した．通常内視鏡のみで診断可能であるが，辺縁不整の発赤・白濁所見やびらん・潰瘍が不整形を呈する場合など，良悪性の鑑別診断を要する場合がある．逆流性食道炎の NBI 拡大所見として，① NERD と同様に拡張した IPCL の増生を伴うが，配列は規則的で不整所見（口径不同・形状不均一）に乏しい．② 炎症の中心部（白濁・びらんなど）から近傍の健常粘膜との間に画然とした境界はなく，IPCL の拡張・増生の程度は徐々に低下し，健常の IPCL への移行像を認める．

（郷田憲一，土橋　昭，田尻久雄）

Case 14　GERD

（内視鏡分類：Los Angeles 分類改訂版を使用）

症例1　GERD（Grade A）　50歳代，女性　検査目的 スクリーニング検査

BLI 設定：構造強調 A8，色彩強調 C1

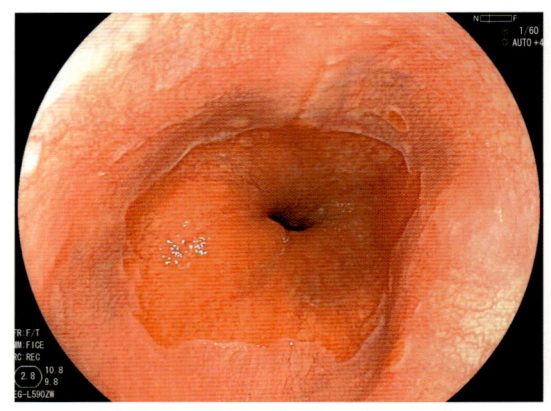

通常白色光にて食道胃接合部を観察．画像の 12 時方向に発赤し縦走するびらんを一条認める．

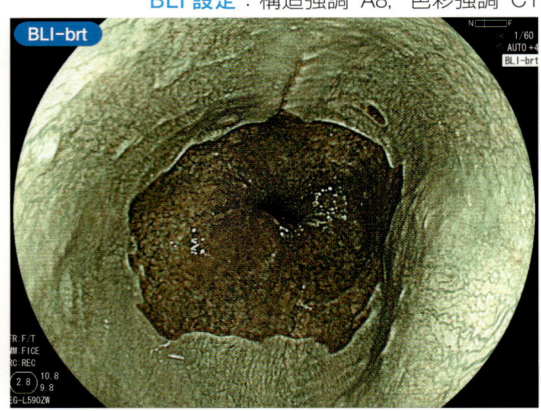

BLI-bright 非拡大観察．発赤びらん部位が茶色に観察される．

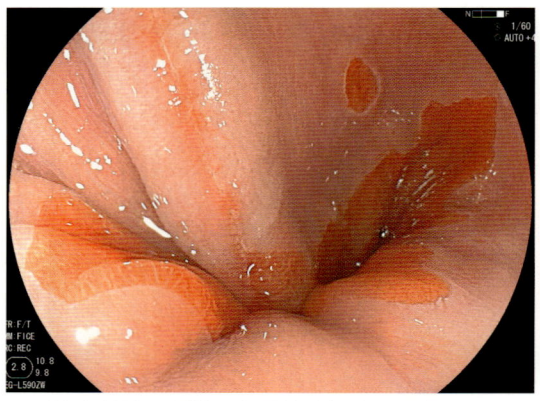

びらん部位に近接した弱拡大観察．発赤びらん部と周囲の白色粘膜障害が観察される．

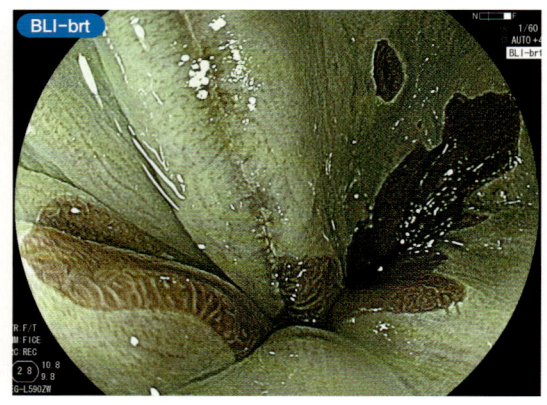

びらん部に近接した BLI-bright 弱拡大観察

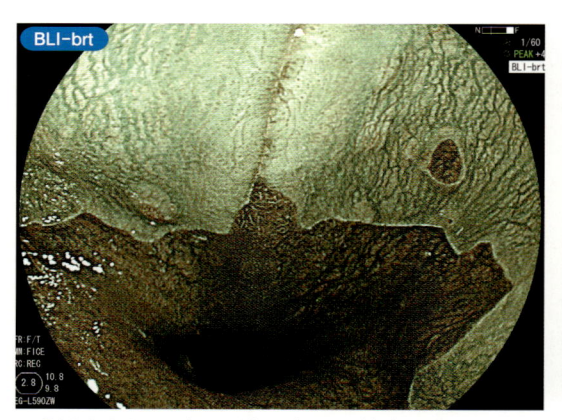

BLI-bright によるびらん部の弱拡大観察．びらん周囲の粘膜が肥厚し，柵状血管が透見されない．

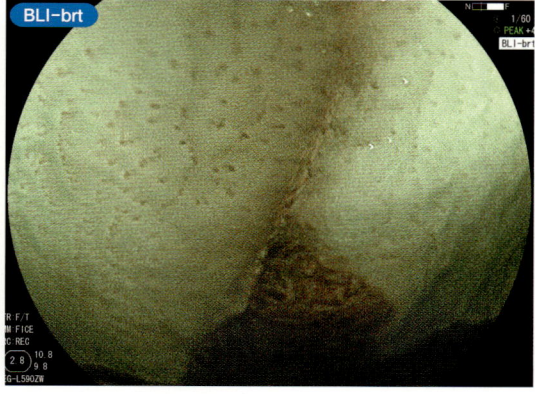

BLI-bright 拡大観察．びらん周囲の微小血管は密度が乏しく，腫瘍性変化は認めない．

スコープ：EG-L590ZW（富士フイルム），光源装置：LASEREO（富士フイルム），
BLI 設定：各症例ごとに記載

症例2　GERD（Grade A）

BLI 設定：構造強調 B8，色彩強調 C1

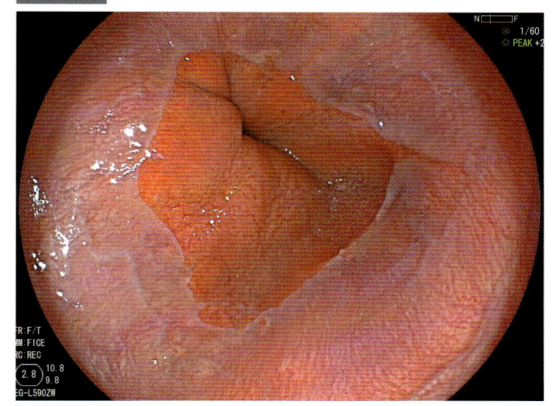

通常白色光観察．画面の3時方向と12時方向に赤色の粘膜障害を認める．

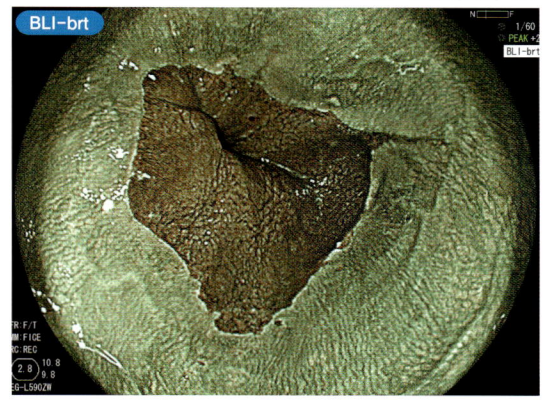

BLI-bright 観察．画面の12時方向の粘膜障害がより明瞭に視認できる．粘膜障害部位は茶色を呈し，通常白色光で観察された部位と一致している．

コメント

　GERD（gastroesophageal reflux disease）の診断は，通常白色光で発赤，または白色の粘膜障害として描出され，口側に向かって長軸方向に延びる病変として認識される．炎症の程度により色調変化にとどまるものから上皮が欠落し白苔が付着するものまでさまざまである．通常白色光，BLI とも明るい視野が得られることに加え，BLI ではコントラストが強くなり粘膜障害を視認しやすかった．

▶内視鏡観察のコツ　Barrett 食道と同様に，しっかりと深吸気を行って下部食道を拡張させ，胃食道接合部を観察することが重要である．一般的に，GERD の典型的な内視鏡所見としてのびらんは，接合部または下部食道から長軸方向に向かって線状，溝状，樹枝状を呈し，口側へ向かうほど程度が軽くなるため，上部食道に及ぶことは少ない．

〔山本富美子，宮原良二，後藤秀実〕

Case 15　0-Ⅰ型食道表在癌

60歳代，男性　検査目的 逆流性食道炎フォローアップ　部位 上中部食道　肉眼型 0-Ⅰ+Ⅱb

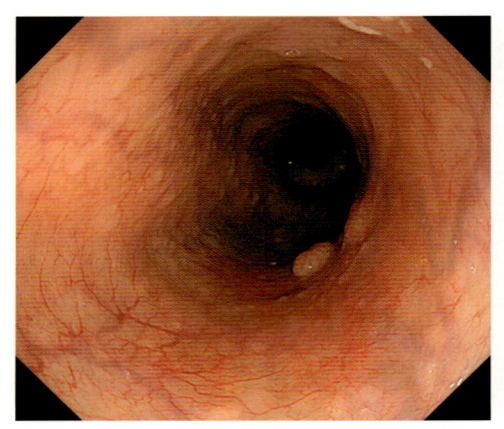

非拡大白色光．中部食道の発赤平坦病変を伴った白色隆起性病変．

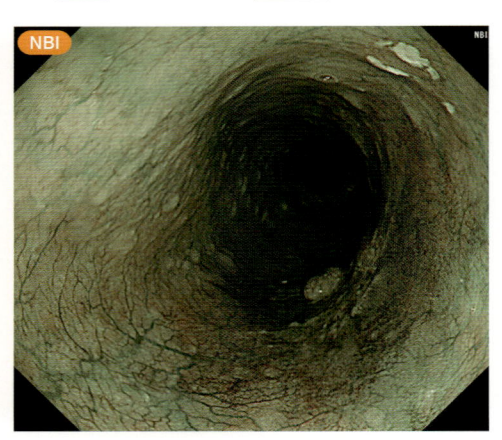

非拡大 NBI．中部食道の平坦な brownish area を伴う隆起性病変．

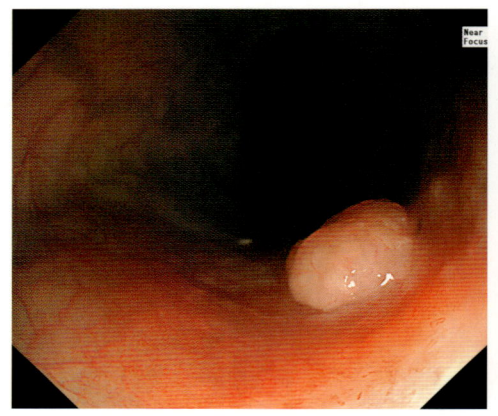

拡大白色光（Near Focus）．隆起の周辺では正常血管影が消失して異型血管を認める．

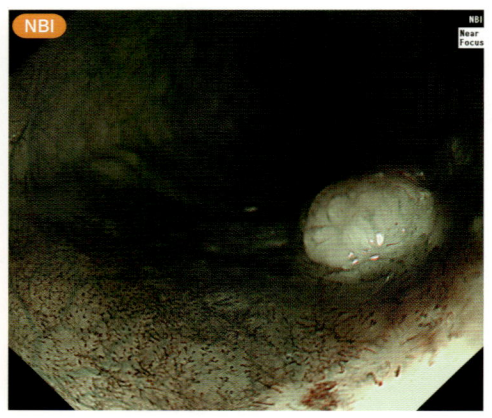

拡大 NBI（Near Focus）．NBI では正常血管影の消失と異型血管が明瞭に観察できる．

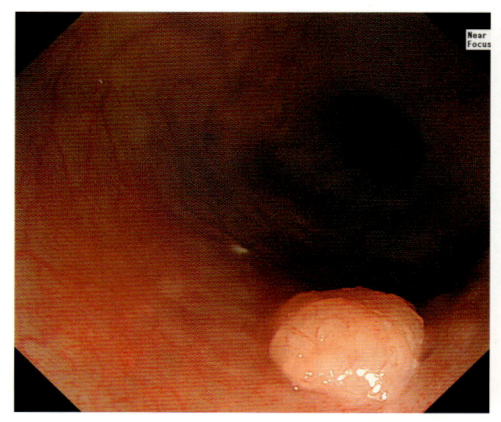

拡大白色光（Near Focus）．隆起部では，密度は低いが拡張・延長した異型血管を認める．

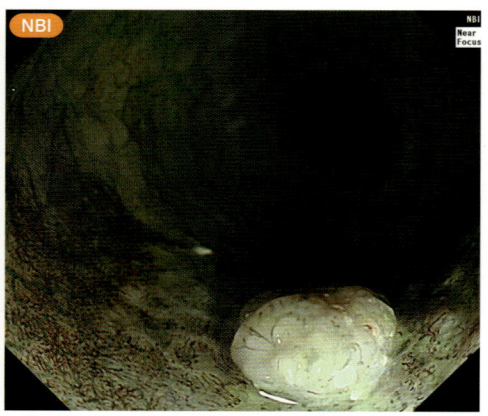

拡大 NBI（Near Focus）．NBI では異型血管がより明瞭に観察できる．

スコープ：GIF-HQ290（オリンパス），光源装置：EVIS LUCERA ELITE（オリンパス）
NBI設定：構造強調 B8，色彩モード 2

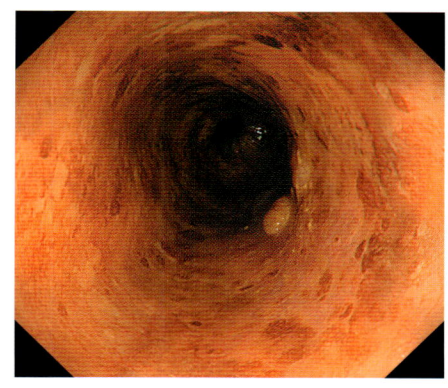

非拡大ヨード染色．病変部はヨード染色で不染を呈する．

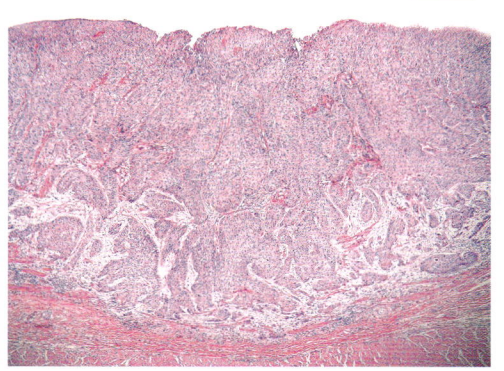

0-Ⅰ隆起部では粘膜下層の深部まで浸潤しておりSM3の診断であった．

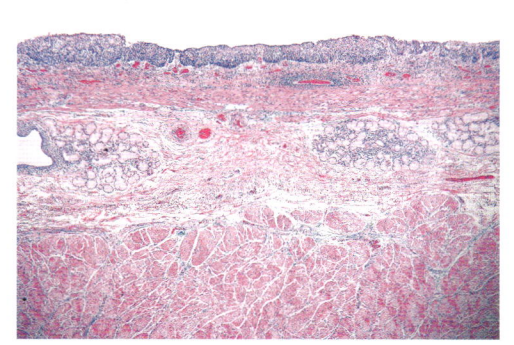

周囲の0-Ⅱb平坦部ではLPMであった．

コメント

　周囲に0-Ⅱb病変を伴った0-Ⅰ病変の食道癌症例である．当症例では中部食道に白色隆起性病変を認める．隆起性病変の拡大観察では，正常血管影が消失し，拡張・延長した異型血管を認める．異型血管の存在とヨード染色にて不染を呈することから腫瘍と診断できる．隆起性病変は，有馬・井上らが報告している腫瘍表面の血管形態による深達度診断[1,2]は困難である．当症例では，肉眼型が大きな隆起を形成する0-Ⅰ病変であることから，深達度はSM2以深と考える．病理診断ではSM3であった．

　目立つ隆起性病変の周囲には平坦な病変を伴うことが多く，見落とさないために少し遠景から観察する．当症例でも，隆起の周囲に正常血管影が消失した発赤平坦病変を認める．非拡大NBI観察ではbrownish areaとして認識できる．弱拡大観察では，拡張・蛇行した異型血管が増生しており，NBIを併用することで同様の所見が容易に観察できる．ヨード染色では，同部が不染帯となり，これらの所見から腫瘍と診断できる．各々の血管は，先端でループを形成しており，深達度はEP/LPMと考えられる．病理診断ではLPMであった．

▶内視鏡観察のコツ　NBI観察でbrownish areaを認め，その内部に異型血管が増生していれば腫瘍と診断できる．隆起性病変は，腫瘍の存在指摘は容易にできるが，周囲に進展する平坦病変を見落としがちである．少し遠景から観察して，隆起の周囲にbrownish areaが広がっていないか観察することで見落としを防ぐことができる．

文献　1）Inoue H：Dig Endosc　2001；13：S40-S41
　　　2）有馬美和子, 他：消化器内視鏡　2005；17：2076-2083

（森田周子，武藤　学）

Case 16　0-Ⅰs型食道表在癌

75歳，男性　検査目的 食道癌精査　部位 胸部中部食道　肉眼型 0-Ⅰs

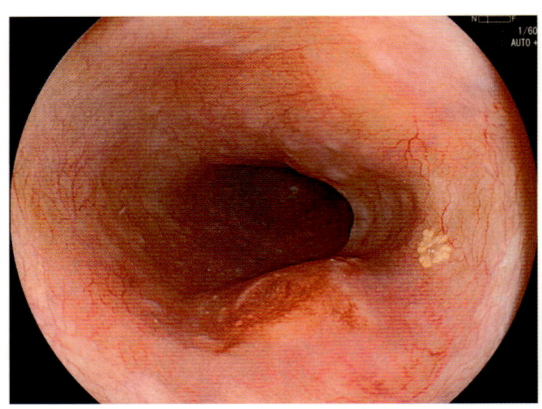

白色光観察像．上切歯列から 30 cm 後壁に，20 mm 大の立ち上がり不明瞭な隆起性病変を認めた．隆起の頂部に腫瘍の露出を認めるが，立ち上がり部分は扁平上皮で覆われていた．腫瘍の右脇に異所性脂腺が認められた．

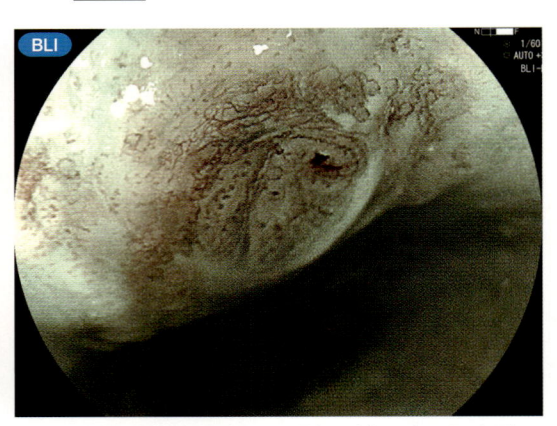

BLI 併用弱拡大観察で，頂部は浅い陥凹面を形成しており，その辺縁部に多重状で茶褐色調の type B2 血管が観察された．

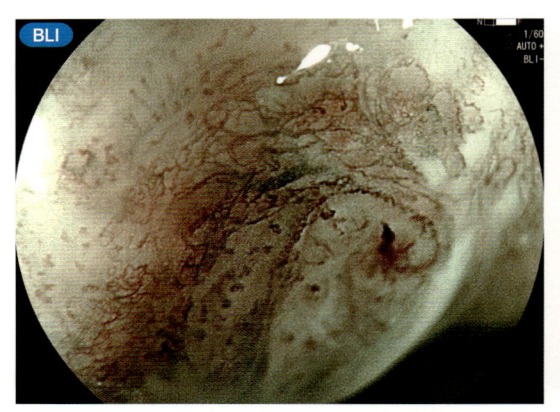

BLI 併用強拡大にすると，B2 血管より太く，暗緑色の不整血管（type B3）が観察された．

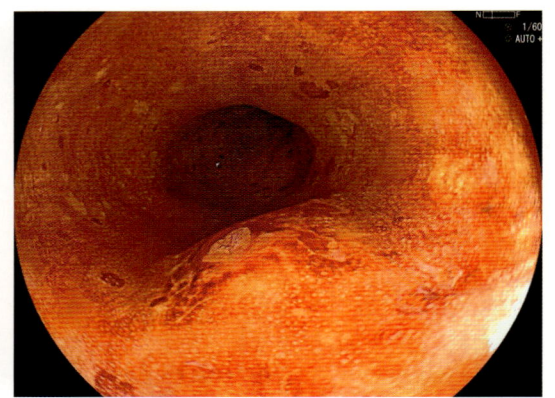

ヨード染色像．病変のほとんどは正染を示し，頂部が不染を示した．

スコープ：EG-L590ZW（富士フイルム），光源装置：LASEREO（富士フイルム）
BLI設定：構造強調B8，色彩強調C1

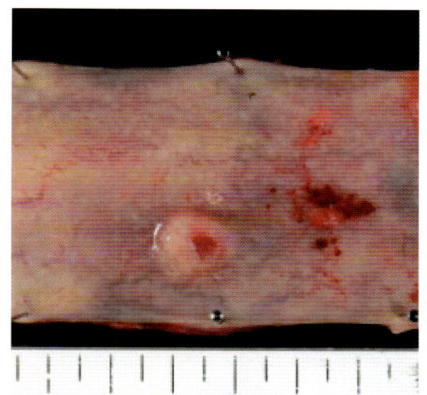

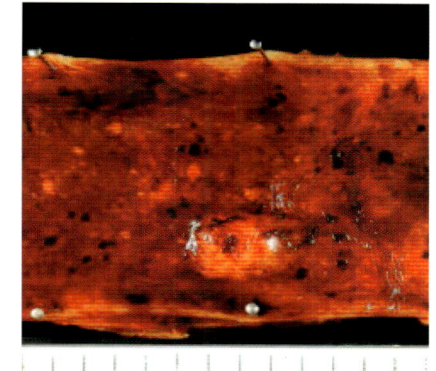

新鮮切除標本　マクロ像　　　　　新鮮切除標本　ヨード染色像

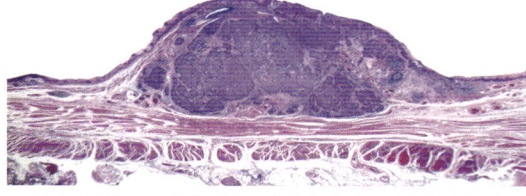

病理組織像．中分化型扁平上皮癌，pT1b-SM3，ly2，v1，INFb，pN0，20×12 mm

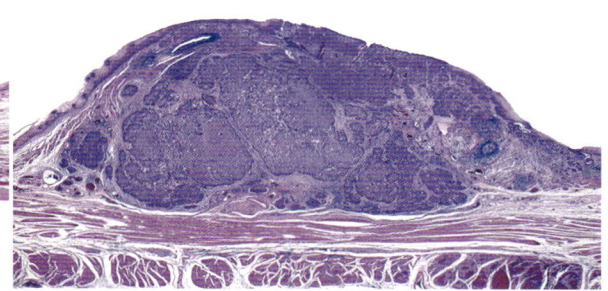

コメント

　立ち上がりがなだらかな0-Is型食道癌で，病変のほとんどは上皮に覆われており，頂部は上皮が薄くなって，浅い陥凹を形成している．この陥凹面の辺縁は，表層に露出する寸前まで腫瘍が浸潤しているため，茶褐色の細いB2血管が観察された．強拡大にすると茶褐色のB2血管に混じって，暗緑色の不整で太いB3血管が観察された．本症例は通常観察の病型診断からSM2/SM3が疑われるが，拡大観察ではB3血管の存在が，SM深部浸潤を示唆する所見として捉えられた．

　表面に扁平上皮が覆っていても，腫瘍浸潤で上皮が薄くなると，その下の腫瘍血管が透見される．暗緑色の血管はやや深いところにあることを意味している．

　▶内視鏡観察のコツ　拡大したい病変は，スコープを捻って前壁方向にもってくると，アングルがかかりやすくなるため操作しやすくなる．次の視野に移るときには先端を引きずらないで，一度浮かしてから次へ移るようにすると，出血を防止することができる．

（有馬美和子）

Case 17　0-Ⅱa型食道表在癌

70歳代，男性　|検査目的| 食道癌内視鏡治療後の経過観察　|部位| 腹部食道　|肉眼型| 0-Ⅱa

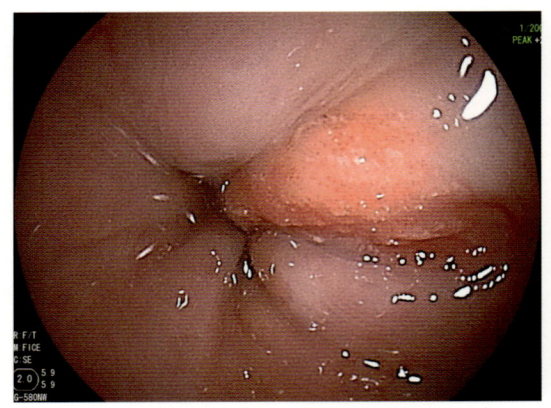

経鼻内視鏡（白色光観察）．腹部食道右壁に発赤した丈の低い隆起性病変を認める．

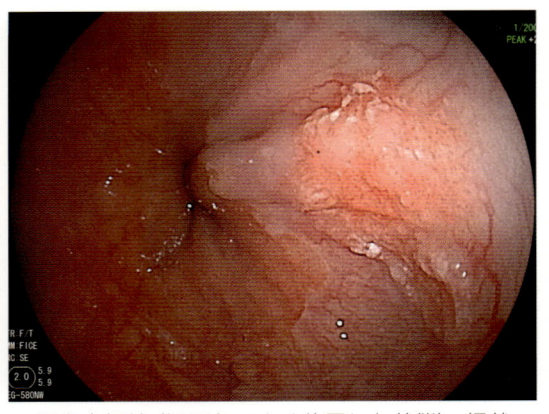

経鼻内視鏡（深吸気でよく伸展した状態）．柵状血管のレベルにあり，表層には微細な小白苔が付着している．

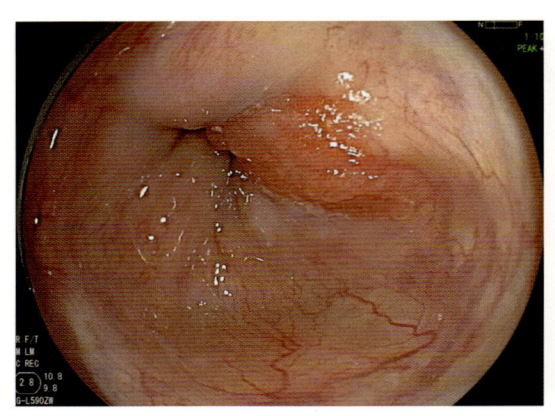

経口内視鏡（白色光，遠景）．表層のドット状のB1血管がうっすらと観察しうる．

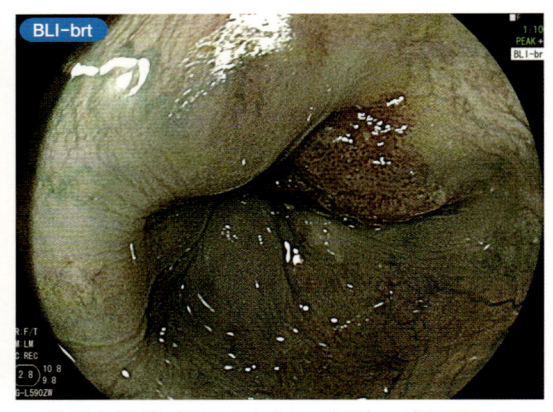

経口内視鏡（BLI-bright，遠景）．境界明瞭なbrownish areaとドット状の血管を認める．

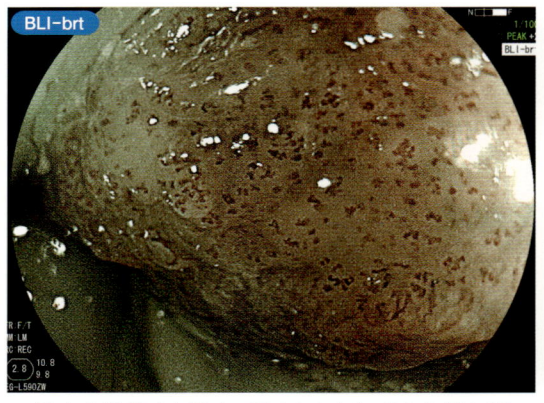

拡大内視鏡（中拡大，BLI-bright）．B1血管と茶色のinter-vascular background colorlation（血管間背景粘膜色調）を明瞭に認識できる．

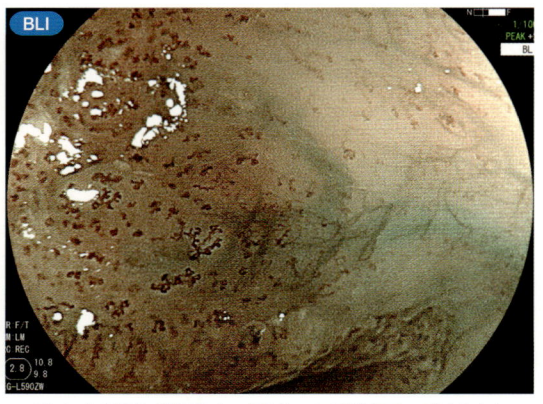

拡大内視鏡（強拡大，BLI）．口側境界．癌部（左側）では拡張・蛇行・口径不同・形状不均一のB1血管が密に増生している．

> スコープ：経鼻内視鏡 EG-580NW（富士フイルム），経口内視鏡 EG-L590ZW（富士フイルム）
> 光源装置：LASEREO（富士フイルム）
> BLI 設定：BLI：構造強調 A6，色彩強調 C1，BLI-bright：構造強調 A6，色彩強調 C1

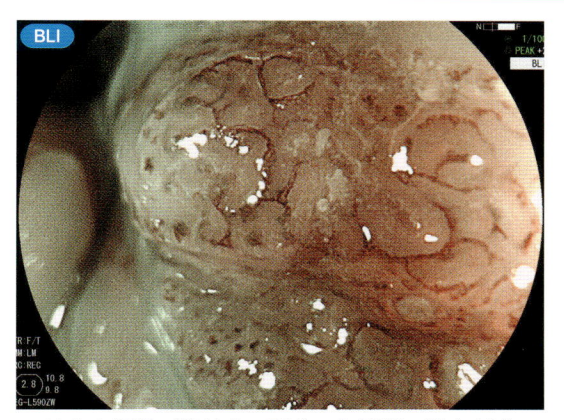

拡大内視鏡（強拡大，BLI）．肛門側の隆起部分では AVA-s とドット状血管が混在している．深達度 T1a-LPM 扁平上皮癌と診断した．

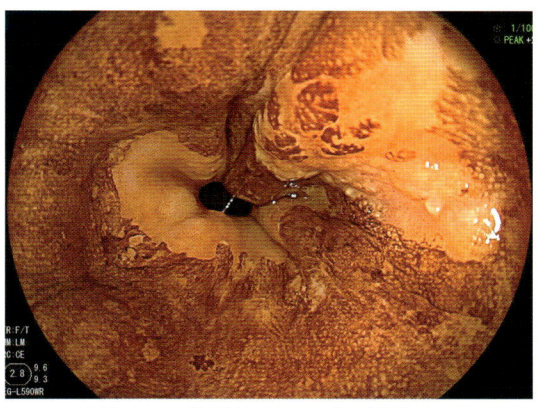

ヨード染色．1/6 周性のヨード不染となる．病変のすぐ肛門側に squamocolumnar junction（SCJ）を認め，病変は SCJ にはかからない．

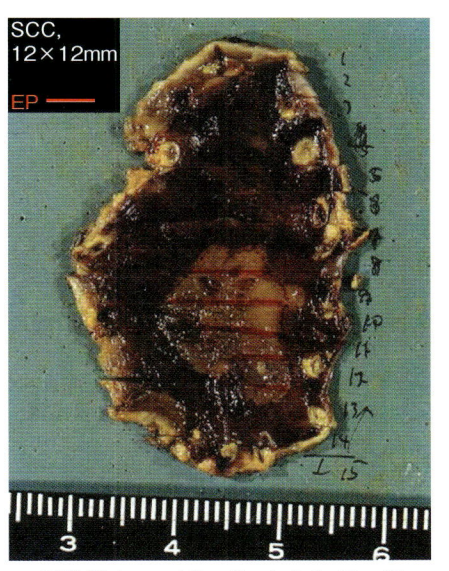

切除標本マッピング．大きさ 12×12 mm のヨード不染域

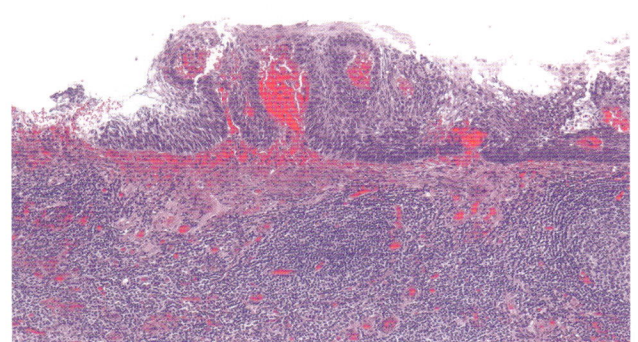

病理ミクロ．扁平上皮癌，深達度 T1a-EP であった．

コメント

　SCJ のすぐ口側の領域性のある発赤した丈の低い隆起性病変である．位置的には Barrett 食道癌との鑑別が必要であるが，BLI 拡大観察により，一目で扁平上皮癌と診断できる．

▶内視鏡観察のコツ　食道胃接合部近傍においては，深吸気による壁の伸展により，病変の全体像をとらえやすくなる．白色光観察で扁平上皮癌は，本症例のように表層のざらつき，微細な小白苔の付着がよく観察されるのに対し，Barrett 腺癌ではつやがあって，領域性のある発赤が多い．白色光観察でも近接すると表層の微細血管模様をおぼろげながらに認識できるが，BLI 拡大によって，容易に異型血管を認識しやすくなる．深達度診断にも応用できる．

（川田研郎，河野辰幸）

Case 18　0-Ⅱb 型食道表在癌

76 歳，男性　検査目的　食道癌内視鏡治療後経過観察　部位　胸部上部食道　肉眼型　0-Ⅱb

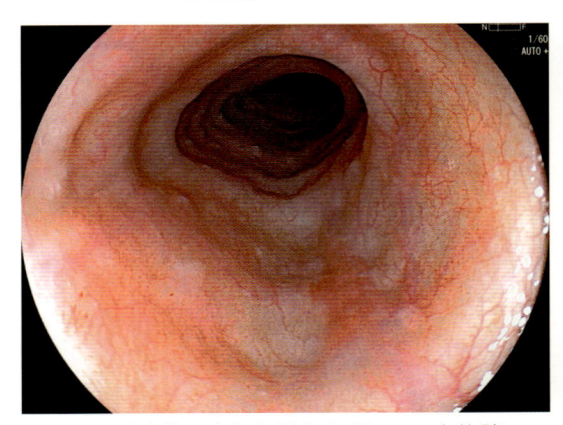

白色光観察像．上切歯列から 25 cm，右後壁に 10 mm 大の縦長な淡い発赤域を認めた．周囲の透見血管は病変の辺縁部で中断していた．健常粘膜との段差が認められない．

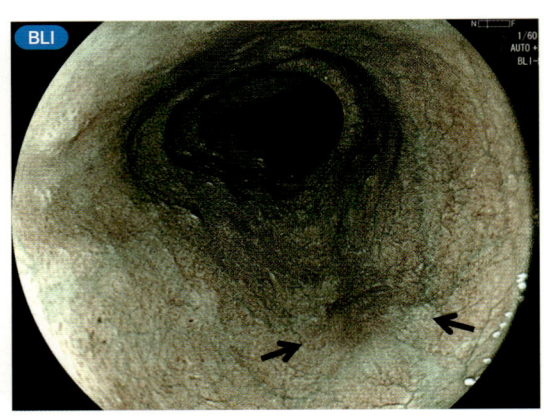

BLI 併用観察で，brownish area を呈した（矢印）．

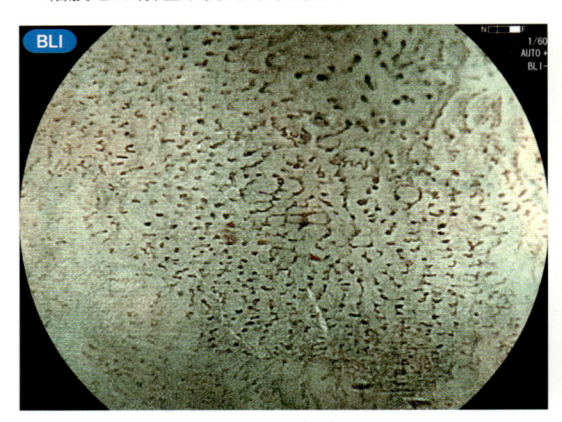

BLI 併用拡大観察像．発赤域に一致して，ループ構造の名残りをもつ，形状不均一で配列が不規則，密度が増加した type B1 血管が認められた．

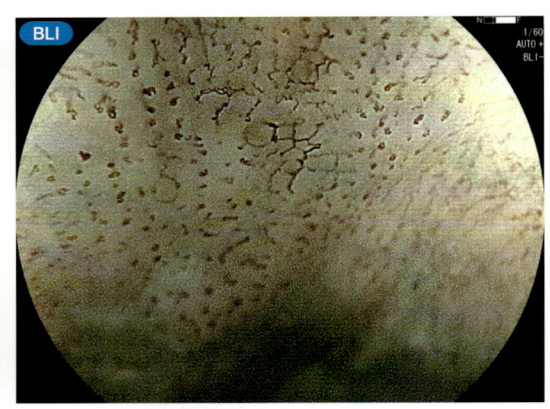

BLI 併用拡大観察像．100 μm ほどの小さなリング状に微細血管が集簇する，AVA-small を形成しているところも認められた．

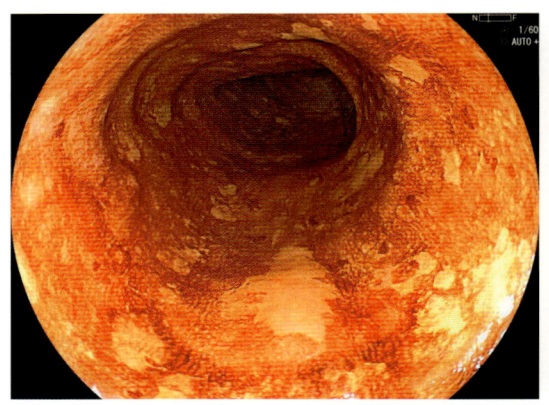

ヨード染色像．発赤域は境界明瞭な不染を示した．

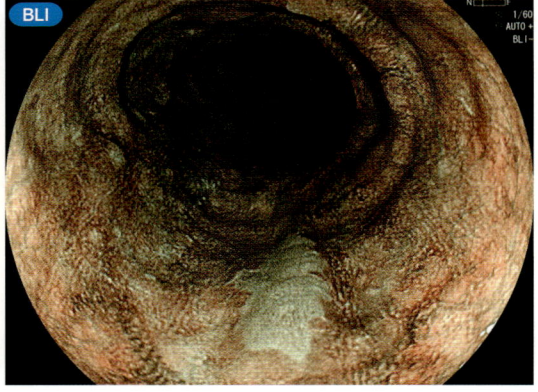

BLI 併用ヨード染色像．病変部は薄緑色を呈した．

スコープ：EG-L590ZW（富士フイルム），光源装置：LASEREO（富士フイルム）
BLI設定：構造強調B8，色彩強調1

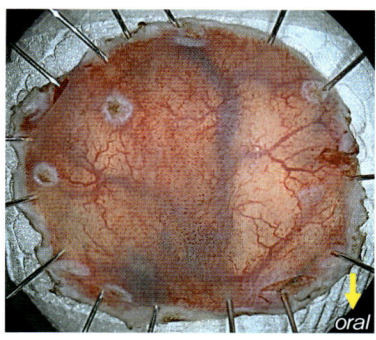

ESDで切除した新鮮切除標本の通常観察像

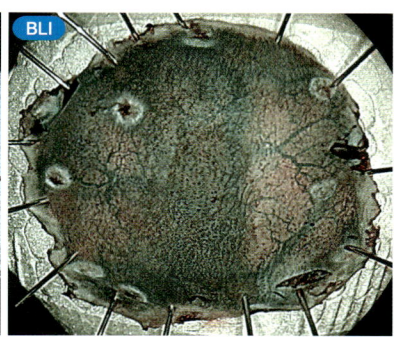

新鮮切除標本のBLI併用観察像

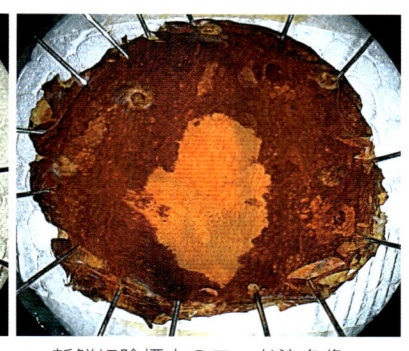

新鮮切除標本のヨード染色像．病変は12×9mmであった．

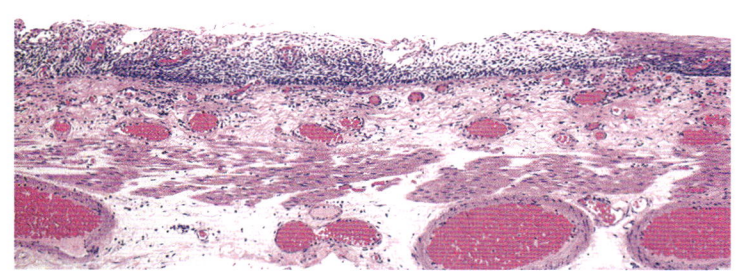

病理組織像．pT1a-EP．全層性の上皮内癌で，健常粘膜と癌の境界部に段差がなく，0-Ⅱb型．

コメント

　0-Ⅱb型食道癌であっても，全層近い進展を示す上皮内癌であれば，淡い発赤域として認識できることが多い．発赤として捉えられる病変は，拡大観察でも異常血管が観察される．BLI併用拡大観察ではloopの名残りをもつtype B1血管と，loopの名残りがあるのかないのか判断が難しい異常血管で囲まれた，微小なAVAが集簇している部分が観察された．B1かB2か判断に困るような血管で囲まれた小さなAVAは，乳頭の形を模した構造を呈していることが多く，EP癌であることが予測できる．

　▶内視鏡観察のコツ　この症例のAVAはB1血管が伸びて周囲と繋がり，複数の小さなAVA-smallを作っている．血管の口径不同が乏しいことが，浸潤傾向の乏しい病変であることを示唆している．

（有馬美和子）

Case 19　0-Ⅱc型食道表在癌

NBI/BLI 観察例

70歳代，男性　検査目的 胃癌術後経過観察　部位 胸部中部食道左壁　肉眼型 0-Ⅱc

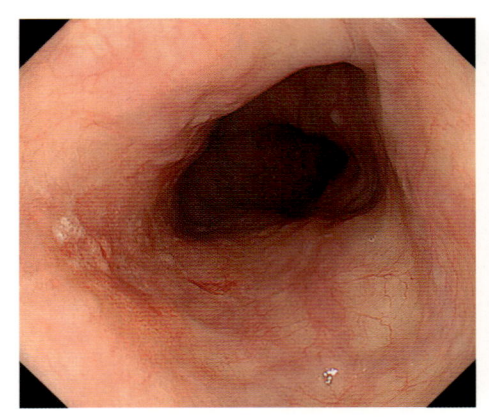

白色光観察（ELITE）．胸部中部食道左壁に発赤調の陥凹性病変を認める．病変口側に顆粒状隆起を伴う．

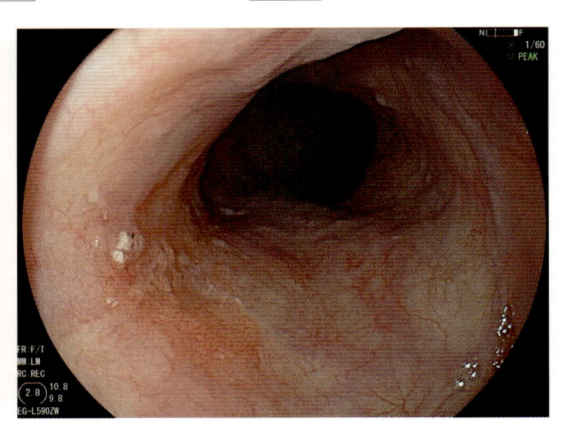

白色光観察（LASEREO）．ELITE と比較して，病変部の赤色の色調と血管透見消失がより明瞭に認識できる．

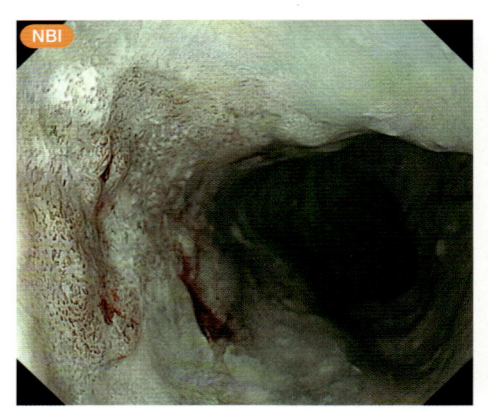

NBI 観察（弱拡大）．病変部は brownish area を呈する．病変口側は拡張したドット様の拡張血管を認める．BLI と比較すると輪郭が sharp に描出される．

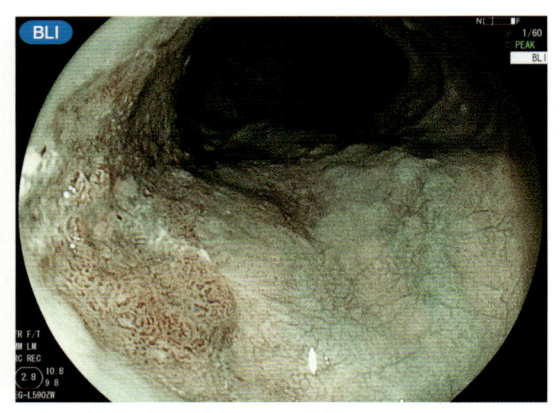

BLI 観察（弱拡大）．NBI 同様に brownish area を呈するが，NBI と比較するとドット様の拡張血管はやや太く描出される．

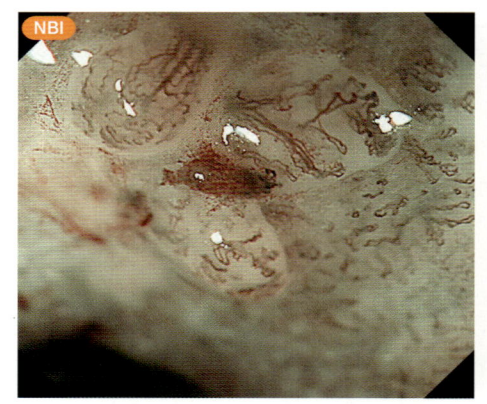

NBI 観察（強拡大）．顆粒状隆起部は周囲と比較すると拡張血管の延長，蛇行が目立つものの，loop 構造がかろうじて保たれていると考え，食道学会分類：B1 と診断した．

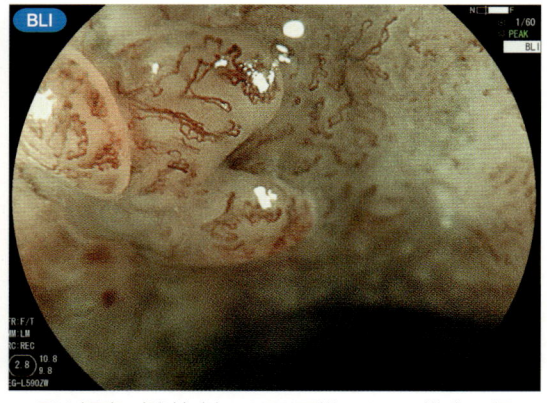

BLI 観察（強拡大）．NBI 同様に loop 構造の保たれた拡張血管を認める．両者の血管形態は同様に描出される．

内視鏡写真（左側） 　スコープ：GIF-H260Z（オリンパス），光源装置：EVIS LUCERA ELITE（オリンパス） 　NBI 設定：構造強調 B8，色彩モード 1 内視鏡写真（右側） 　スコープ：EG-L590ZW（富士フイルム），光源装置：LASEREO（富士フイルム） 　BLI 設定：構造強調 A6，色彩強調 C1

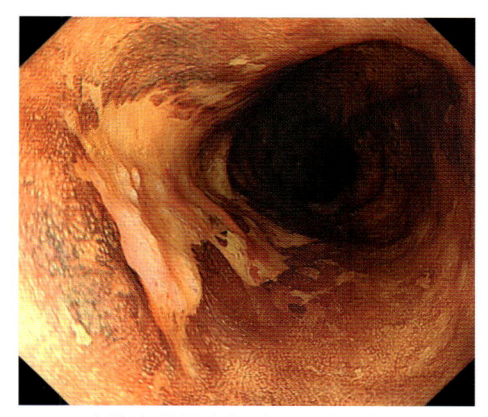

ヨード染色後観察像（ELITE）．境界明瞭なヨード不染を認める．病変口側は pink color sign を呈する．

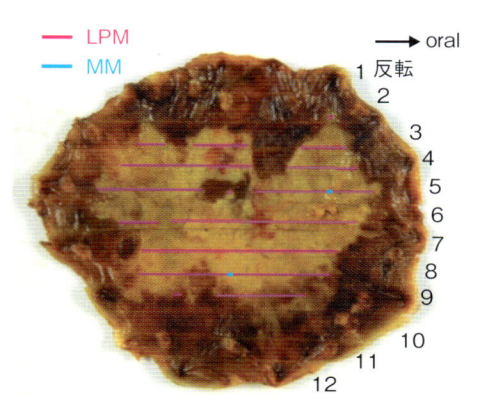

ESD 切除検体．不染帯の口側に顆粒状隆起を認める．

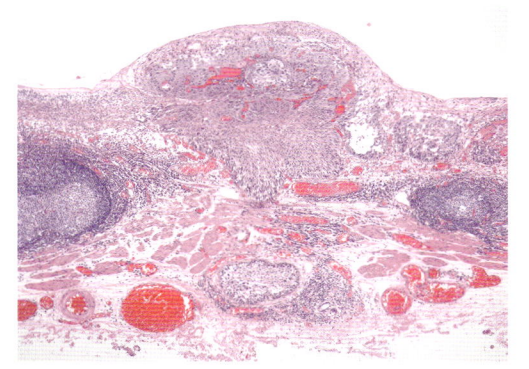

病理組織像（切片 5）．顆粒状隆起部では扁平上皮癌が粘膜筋板まで浸潤しており，深達度 T1a-MM（M3）と診断した．粘膜下層にみられる腫瘍胞巣は導管内進展と診断した．

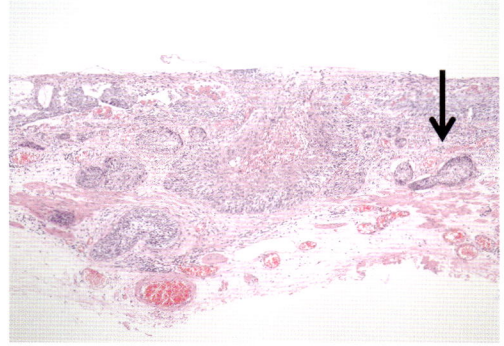

病理組織像（切片 8）．わずかな範囲で粘膜筋板への浸潤を認めた．浸潤部右側矢印部でリンパ管侵襲を認めた．病理組織診断：Squamous cell carcinoma, 25 mm×20 mm, T1a-MM, INFa, ly1, v0, pHM0, pVM0

コメント

　本症例ではNBIとBLIの内視鏡写真を対比した．弱拡大では若干の差異があるものの，強拡大画像の対比において，両者の病変内の intraepithelial papillary capillary loop（IPCL）は同様に描出されている．BLIとNBIは画像強調の機序やシステムが異なるものの，同一深度の血管を観察していると考えられる．本症例では，白色光観察にて病変口側の顆粒状隆起部でのMM～SM1への浸潤を疑ったが，NBIならびにBLIでの拡大観察では loop 構造は保たれていると考え，食道学会分類における B1 血管と判断し，深達度 cT1a-LPM と術前診断した．

▶内視鏡観察のコツ　新たに登場した ELITE（オリンパス）の NBI と LASEREO（富士フイルム）の BLI-bright は，ともに従来の NBI より遠景での視野の明るさが改善した．食道表在癌の全体像の把握がより容易となったため，存在診断や病変範囲診断に適した modality であると考える．BLI モードは NBI 同様に粘膜表層の微細血管の観察に有用であるが，構造強調を強くしすぎると強拡大観察にて画面にノイズが入るため，留意すべきである．

（阿部清一郎，吉永繁高，九嶋亮治）

Case 20　0-Ⅱc 型食道表在癌

NBI/BLI 観察例

60 歳代，男性　検査目的 食道癌精査目的　部位 胸部下部食道右壁　肉眼型 0-Ⅱc

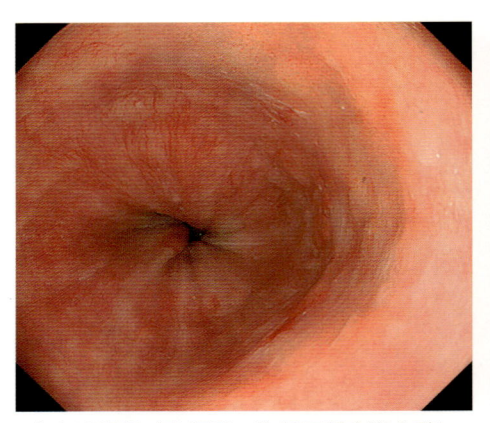

白色光観察（ELITE）．胸部下部食道右壁に血管透見の消失したやや発赤調の粗糙粘膜を認める．

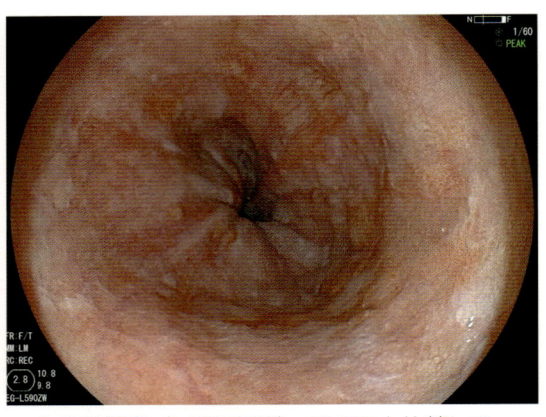

白色光観察（LASEREO）．ELITE と比較して，病変部の赤色と中心よりやや後壁側の介在する正常粘膜がより明瞭に認識できる．

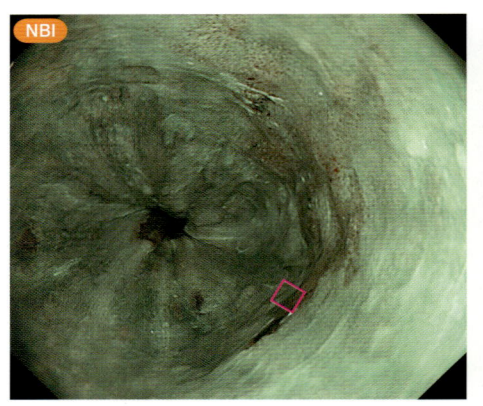

NBI 観察（非拡大）．病変部は brownish area を呈する．

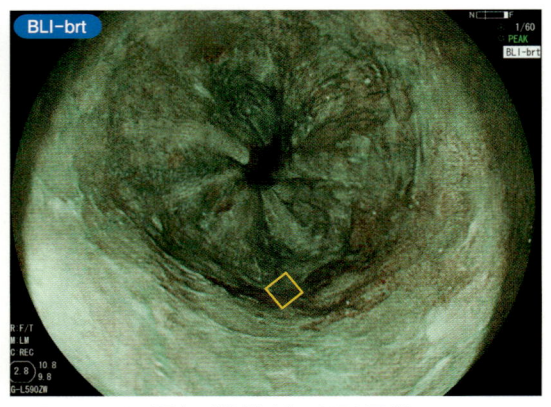

BLI-bright 観察（非拡大）．NBI 同様に brownish area を呈するが，腫瘍部と非腫瘍部のコントラストはより明瞭に認識される．

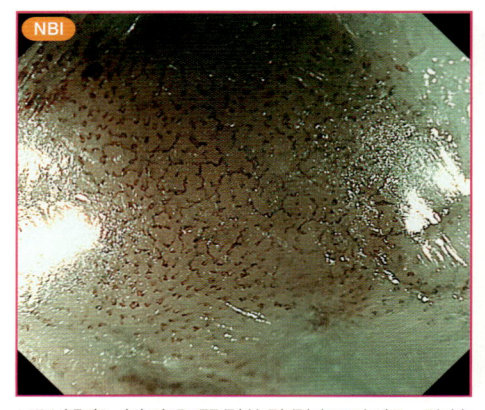

NBI 観察（病変肛門側後壁側赤四角部，強拡大）．点状の拡張血管を認め，一部に網目様構造を伴っているが，異型は強くなく loop 構造は保たれているため，食道学会分類での B1 血管と診断した．BLI と比較すると，各々の血管の辺縁がより sharp に描出される．

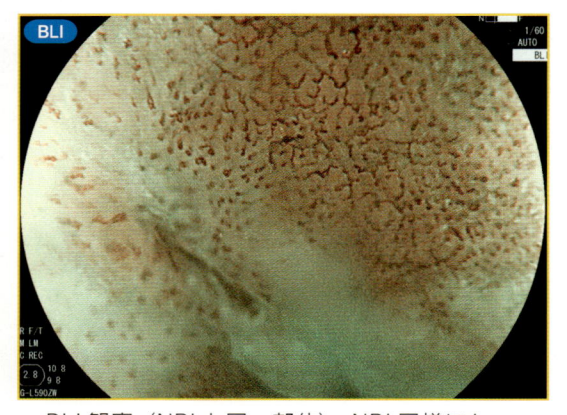

BLI 観察（NBI と同一部位）．NBI 同様に loop 構造の保たれた拡張血管を認める．NBI 画像と比較すると血管がより太く描出される．

内視鏡写真（左側）
　スコープ：GIF-H260Z（オリンパス），光源装置：EVIS LUCERA ELITE（オリンパス）
　NBI 設定：構造強調 B8，色彩モード 1
内視鏡写真（右側）
　スコープ：EG-L590ZW（富士フイルム），光源装置：LASEREO（富士フイルム）
　BLI 設定：BLI：構造強調 A4，色彩強調 C1，BLI-bright：構造強調 A4，色彩強調 C1

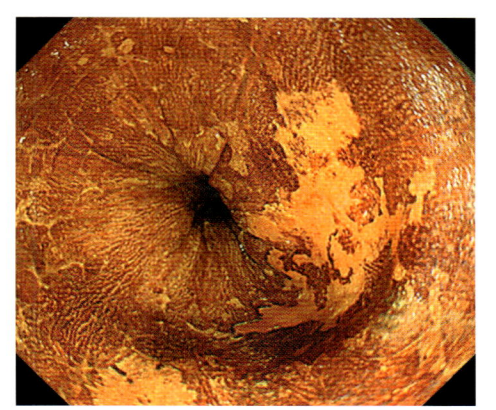

ヨード染色後観察像（ELITE）．境界明瞭なヨード不染を認める．正常粘膜が介在すると考えられた中心部より後壁側の領域は濃染する．

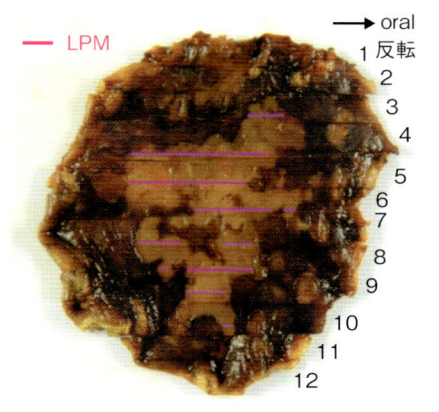

ESD 切除検体．ヨード不染帯に一致して扁平上皮癌を認めた．

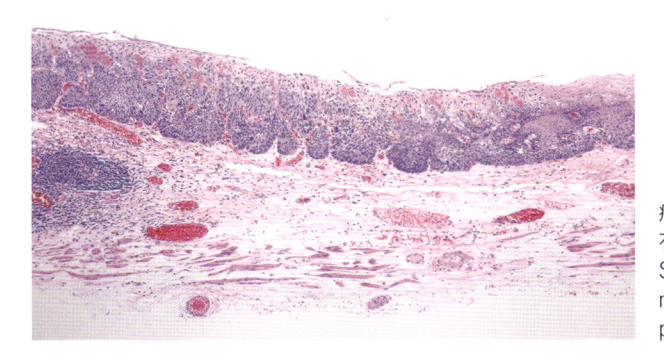

病理組織像（切片 9）．扁平上皮癌が粘膜固有層まで浸潤していた．病理組織診断：Squamous cell carcinoma, 18 mm×15 mm, T1a-LPM, INFa, ly0, v0, pHM0, pVM0

コメント

　本症例では，通常観察では浅い陥凹性病変で凹凸不整もなく，M3 以深への浸潤を疑う所見は認めなかった．NBI ならびに BLI では，食道学会分類での B1 血管を認め，avascular area を伴わなかった．以上の所見より，深達度 cT1a-LPM と術前診断して ESD を施行した．

▶内視鏡観察のコツ　NBI/BLI での拡大観察の前に，ガスコン水で十分な洗浄を行った後に白色光観察にて深達度診断にかかわる凹凸や発赤の目立つ領域を認識し，弱拡大から徐々に倍率を上げて観察する．また，拡大観察時には適切な距離を保つために黒フードを使用している．

　強拡大で観察を行う際には，必要に応じて観察領域を画面の 12 時方向になるように操作し，空気量の調節とアップアングルで適切な距離を確保しつつ病変を正面視するように心がける．無理なスコープ操作は出血を惹起し，その後の拡大観察を困難としてしまうため，留意する必要がある．

（阿部清一郎，吉永繁高，九嶋亮治）

Case 21　0-Ⅱc型食道表在癌

70歳代，女性　｜検査目的｜食道病変精査　｜部位｜胸部中部食道　｜肉眼型｜0-Ⅱc

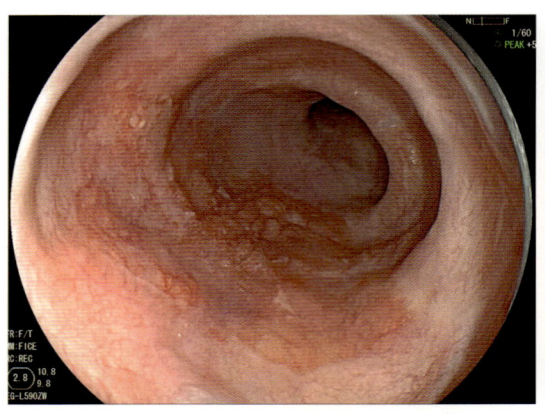

通常白色光では，約半周性の発赤した不整形の陥凹性病変を認める．遠景からも肛門側の境界が視認できる．

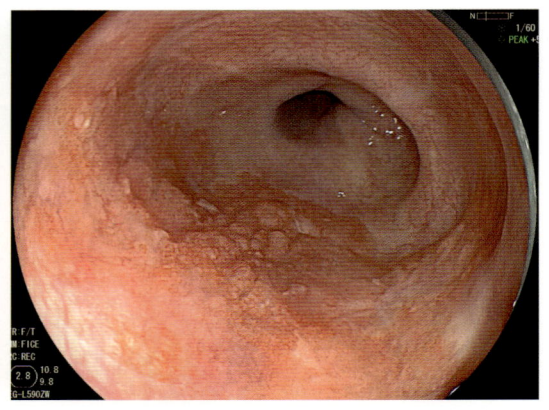

少し肛門側に進んだ像では，肛門側の病変境界はより明瞭に認められる．

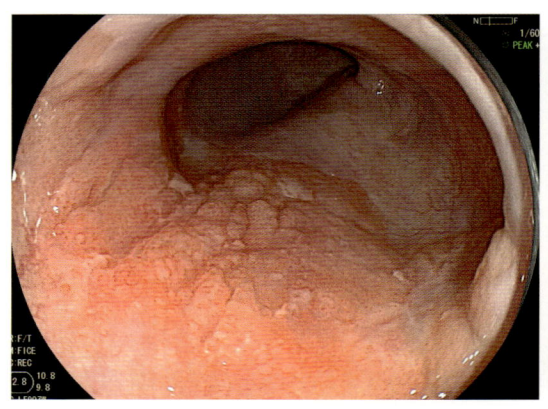

さらに進むと，病変内部の表面の凹凸が立体的に描出される．

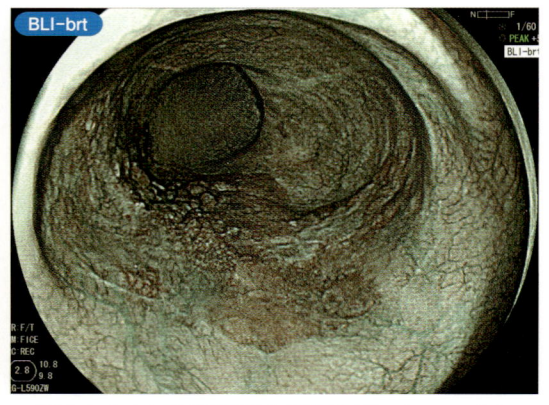

BLI-bright での非拡大観察では，brownish area として描出され境界の色調変化が，より明瞭となる．

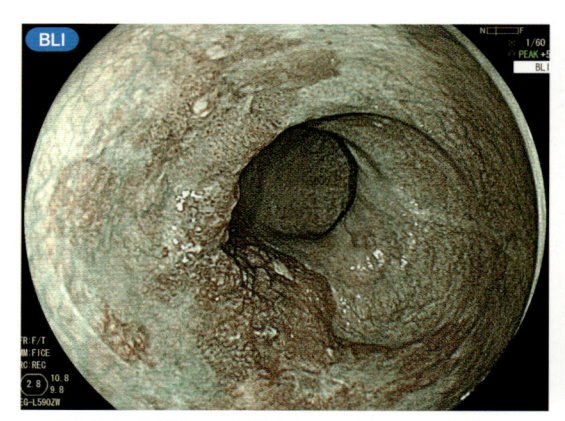

BLI 非拡大観察．病変は brownish area を呈し，白色光観察と比べて9～10時方向の病変境界も明瞭となる．また，表面の凹凸もより明瞭である．

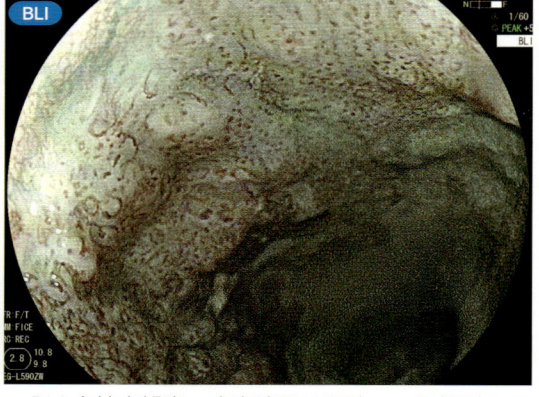

BLI 中拡大観察．病変境界は明瞭で，不規則な配列を呈する不整な血管の増生を認める．

スコープ：EG-L590ZW（富士フイルム），光源装置：LASEREO（富士フイルム），
BLI設定：BLI：構造強調 A8，色彩強調 C1，BLI-bright：構造強調 A8，色彩強調 C1

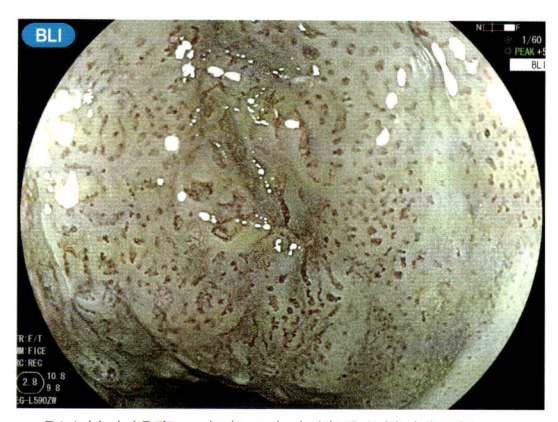

BLI拡大観察．病変の中央付近を拡大観察すると，不整な配列の口径不同，蛇行を伴うIPCLを認める．ループ形成を維持しており食道学会分類でB1と診断した．

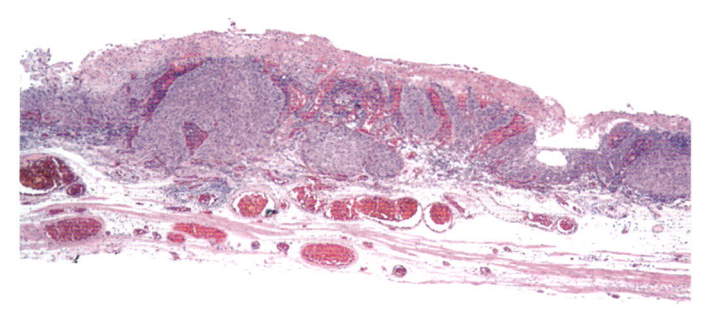

ESD後の病理所見．クロマチンの増殖した異型扁平細胞がシート状に粘膜固有層まで浸潤，増殖する．病理診断は，squamous cell carcinoma, pT1a-LPM, ly0, v0, pHM0, pVM0であった．

コメント

　約半周性の奥行きのある病変であるが，BLI-brightモードでは全体に明るい視野が得られるため，肛門側の病変の境界を含め全体像が把握しやすい印象であった．非拡大観察では陥凹内に隆起成分が目立ちMM浸潤を疑ったが，BLI拡大観察所見ではLPMにとどまる所見であった．ESD後の病理所見では，粘膜層上方への増大傾向のある腫瘍であり，病理組織学的な深達度はLPMであった．

▶内視鏡観察のコツ　非拡大観察では，白色光，BLI-brightの双方で，全体に明るい視野が得られ，周囲の正常粘膜と病変とのコントラストが強く出ることから，病変指摘が容易となっている．BLI観察でのbrownish areaは周囲粘膜との色調のコントラストが明瞭であり，中拡大でその病変境界を確認，強拡大で病変中央の凹凸の強い部位での深達度診断を血管分類にて行った．比較的明るい狭帯域画像が得られるBLI-brightでは病変全体の評価に，BLI拡大観察では深達度診断に有用と考えられた．

（山本富美子，宮原良二，後藤秀実）

Case 22　Barrett 食道

80 歳代，女性　検査目的 Barrett 食道経過観察　部位 食道胃接合部

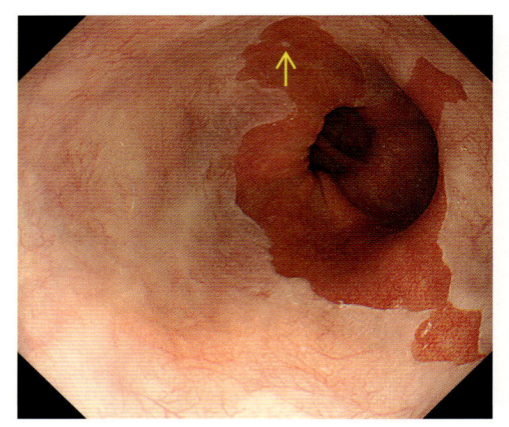

通常白色光．食道胃接合部より最大長 3 cm の胃と連続する円柱上皮を認め，short segment Barrett esophagus（SSBE：C0・M3）と診断できる．12 時方向に微小な扁平上皮島を認める（矢印）．SSBE の口側の食道扁平上皮には，軽度の白濁がみられる．

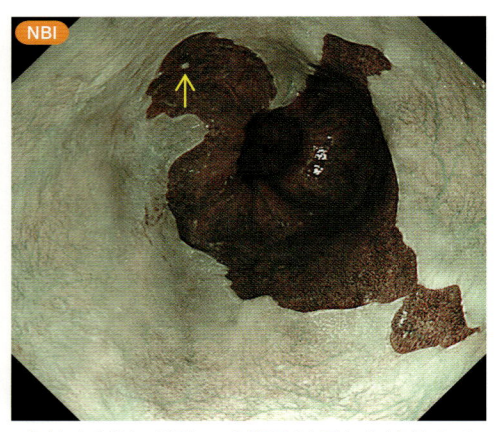

非拡大 NBI．NBI で SSBE は胃から連続する brownish area として描出され，12 時方向に微小な扁平上皮島の視認性が向上している．

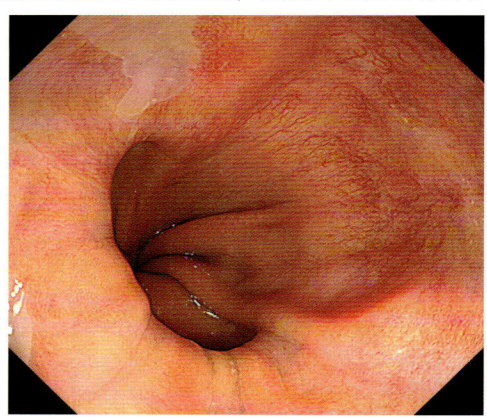

通常白色光．下部食道柵状血管下端と胃粘膜ひだの口側端が観察される．

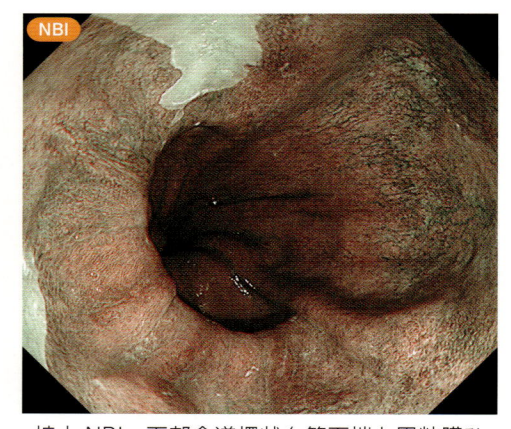

拡大 NBI．下部食道柵状血管下端と胃粘膜ひだの口側端が描出されているが，通常白色光に比し，その視認性は劣る．

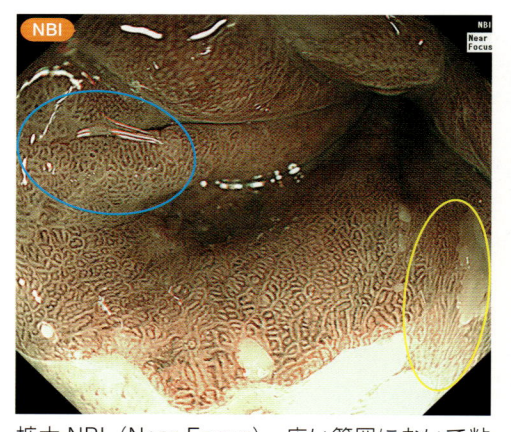

拡大 NBI（Near Focus）．広い範囲において粘膜模様が視認可能である〔4 時方向：long straight（黄枠内），5～7 時方向：round or oval，9 時方向：villous または cerebriform（青枠内）〕．

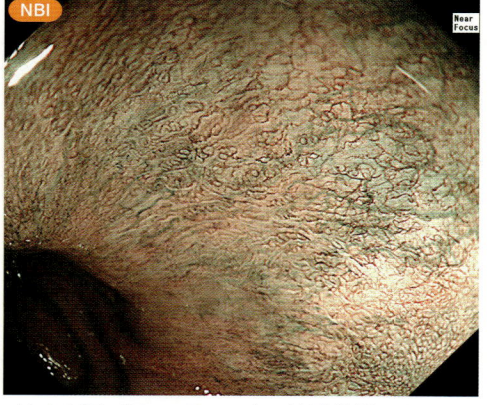

拡大 NBI（Near Focus）．粘膜模様のない平坦な粘膜．なだらかに蛇行・分岐する血管を認め，明確な領域性もないことから腫瘍性変化ではないと診断できる．

スコープ：GIF-HQ290（オリンパス），光源装置：EVIS LUCERA ELITE（オリンパス）
NBI設定：構造強調 A7，色彩モード 1

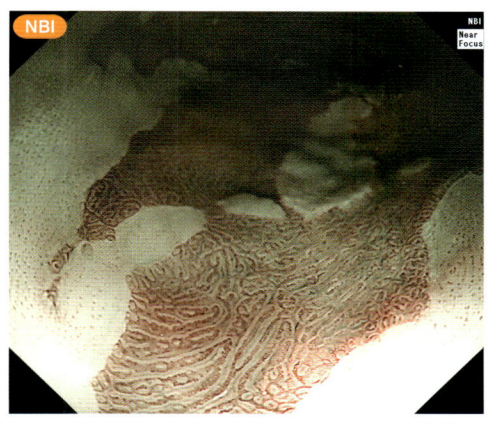

拡大NBI（Near Focus）．円形〜長い直線状の白く縁どられた粘膜模様を認める．複数の血管が絡み合うような構造を示しつつ，粘膜模様に沿って走行していることがうかがえる．

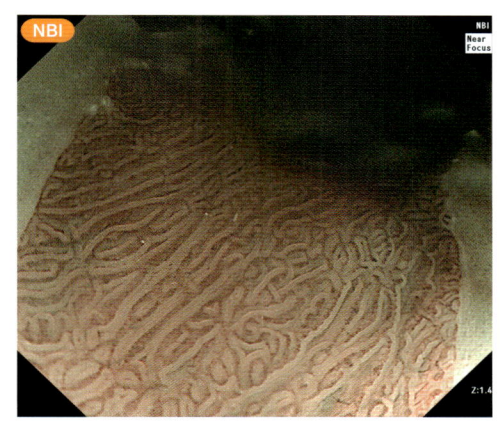

拡大NBI（Near Focus＋電子ズーム×1.4）．電子ズームを併用すると血管構造はより拡大されるが，血管1本1本の走行を含め血管構造の詳細は，明瞭に視認できない．

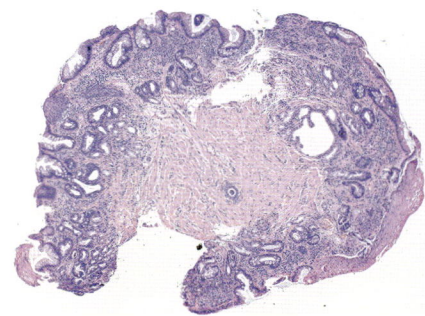

組織学的所見：生検組織標本．腺上皮と扁平上皮が混在してみられる．腺上皮部には杯細胞を有する特殊腸上皮化生が認められる．

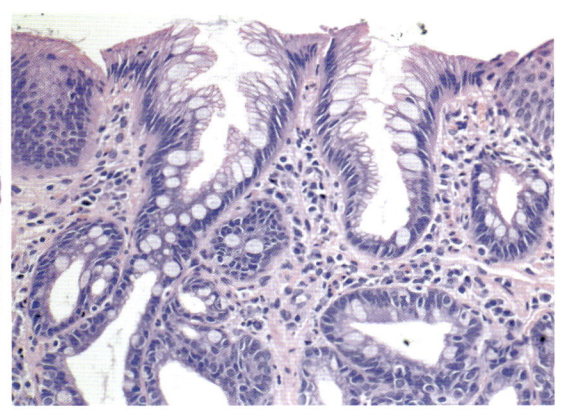

コメント

　Barrett食道の存在診断において，下部食道柵状血管の下端と胃粘膜ひだの口側端の観察が重要である．その際のNBI併用の有用性は低い．Barrett食道を内視鏡観察する臨床的意義は，それが腺癌の発癌母地となることにある．Barrett食道に発生する腫瘍性病変（dysplasia/腺癌）は，通常観察で発見しづらい場合も少なくなく，NBIなどの画像強調を併用した拡大観察の有用性が報告されている．新規拡大内視鏡HQ290の焦点深度は深く，画像視野内の広い範囲にわたり，粘膜模様を明瞭に描出できる．よって，ワンプッシュで短時間にBarrett食道粘膜全体の表面構造の異常の有無をチェックできる．HQ290の拡大レベルはhalf zoom（最大45倍）であるが，表面構造の観察には十分である．しかし，表面構造の異常に気付いた場合，さらに拡大を上げて，微小血管構造の異常の有無を確認する必要がある．HQ290の場合，電子ズームを併用することになるが，本稿で示したとおり，その微小血管描出力は十分とは言い難い．よって，Barrett腺癌の範囲診断など術前精査の際には，full zoom（約90倍）の拡大内視鏡（H260Z）を用いることを推奨したい．

（郷田憲一，土橋　昭，田尻久雄）

Case 23 Barrett 食道

症例1 60歳代，男性　**検査目的** 定期内視鏡検査

BLI 設定：構造強調 A8，色彩強調 C1

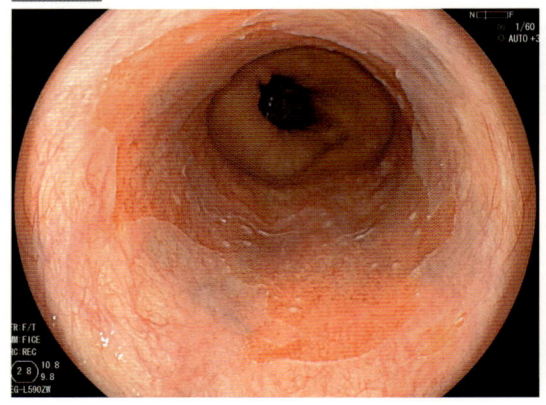

通常白色光では，胃粘膜ひだ上縁から口側に延長した全周性の円柱上皮を認める．

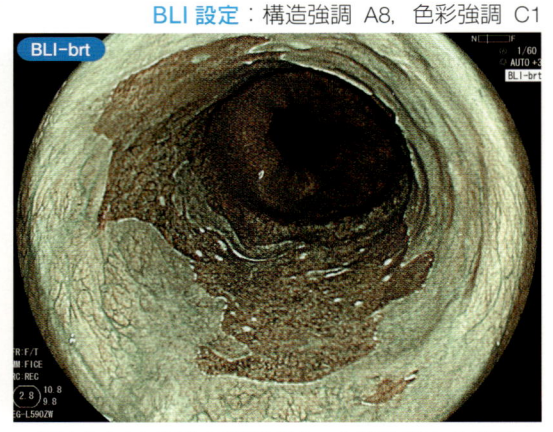

BLI-bright 非拡大観察では，食道粘膜との境界が明瞭になり，円柱上皮内に存在する白色調の扁平上皮島の視認が容易となる．

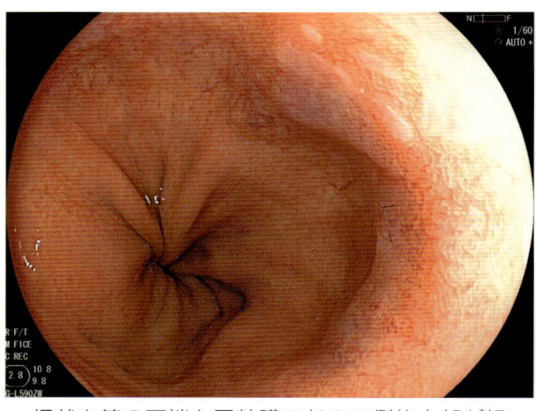

柵状血管の下端と胃粘膜ひだの口側終末部が視認できる．

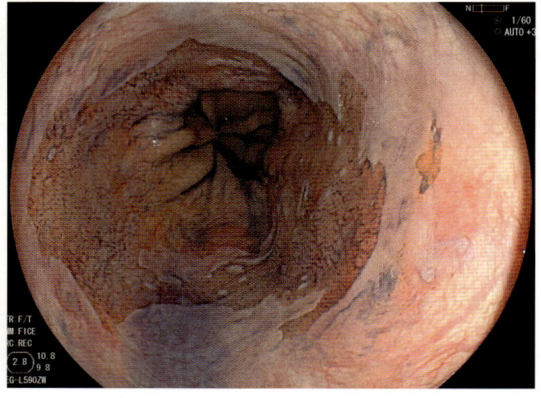

インジゴカルミンを散布した色素散布内視鏡では，円柱上皮内の粘膜構造が明瞭となる．

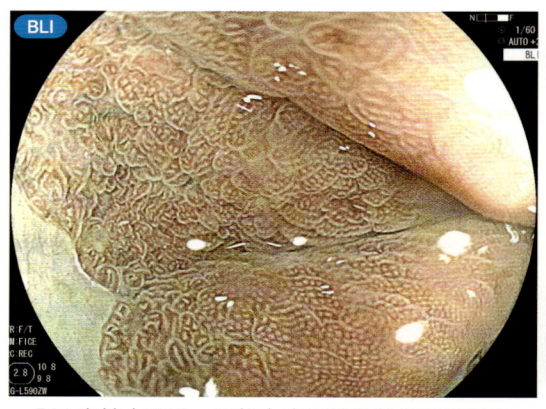

BLI 中拡大では，円柱上皮の絨毛状様の微細な粘膜構造が明瞭に描出される．

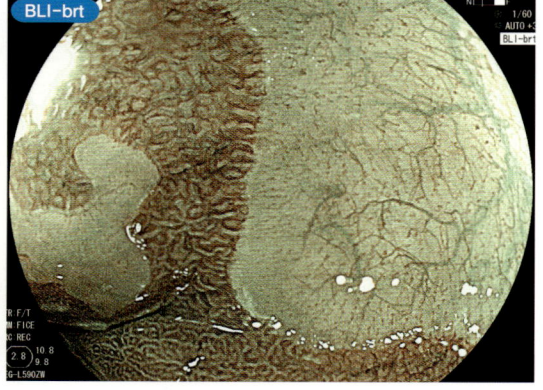

BLI-bright 中拡大では，茶色の円柱上皮の整った微小血管が視認できる．

スコープ：EG-L590ZW（富士フイルム），光源装置：LASEREO（富士フイルム），
BLI 設定：各症例ごとに記載

症例2 70歳代，女性 検査目的 スクリーニング検査　　　BLI 設定：構造強調 B8，色彩強調 C1

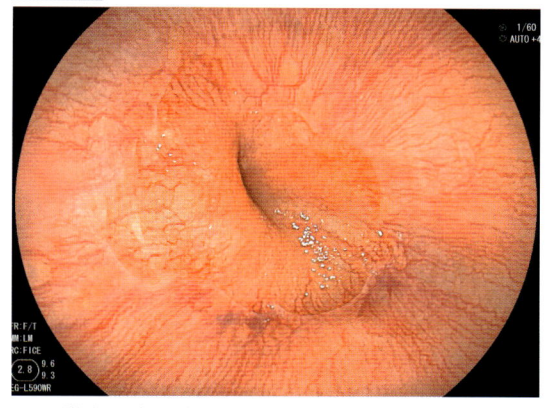

通常白色光観察．舌状にのびた Barrett 粘膜を認める．

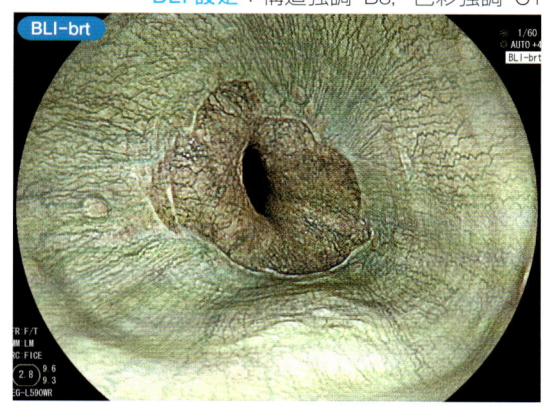

BLI-bright 観察．Barrett 粘膜内の柵状血管がより明瞭に視認できる．

コメント

　Barrett 食道の診断には，胃食道接合部の同定が重要である．通常白色光では，全体が明るいため柵状血管の描出は明瞭であった．BLI 観察では円柱上皮が茶色に描出されるため，白色調を呈する扁平上皮島が明瞭に視認できた．拡大観察では，表面の粘膜構造が明瞭となるため，円柱上皮の確認や腫瘍性病変の鑑別に有用であったといえる．

▶**内視鏡観察のコツ**　深吸気をさせると胸腔内が陰圧となり胃食道接合部が口側へ移動するため，しっかりと下部食道が拡がって観察が容易になる．その状態で柵状血管の所見から胃食道接合部を同定することが Barrett 食道の診断に重要である．

（山本富美子，宮原良二，後藤秀実）

Case 24 Barrett 食道腺癌

80 歳代，女性　検査目的 食道腺癌精査　部位 中部食道（切歯より 35 cm）　肉眼型 0-Ⅱc

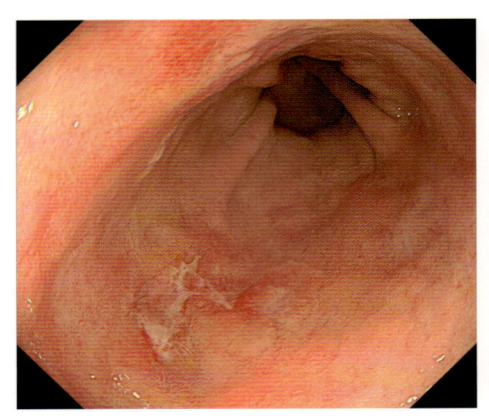

通常白色光．全周性 14 cm 長の long segment Barrett esophagus（LSBE）に地図状の白苔付着を伴う病変を認めた．境界は不明瞭で，辺縁には発赤を伴っていた．

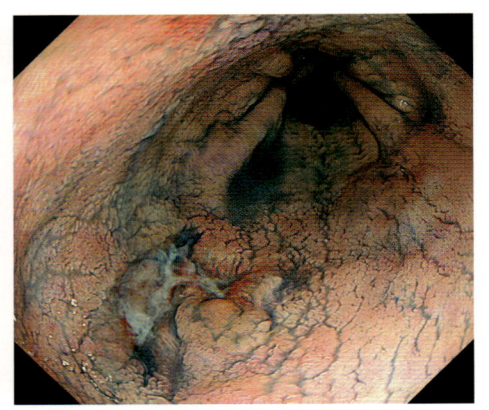

通常色素散布．色素散布により病変部左側～肛門側の境界が明瞭化している．色素の溜まりから，病変部はわずかに陥凹している．

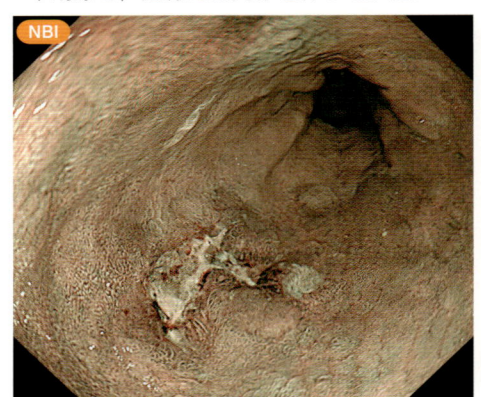

非拡大 NBI．付着した白苔部は白く，血液付着部は茶褐色調に強調されている．

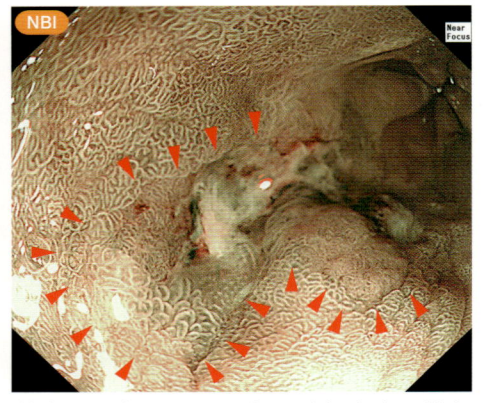

拡大 NBI（Near Focus）．口側辺縁部の拡大像である．病変内には周囲と比し，やや小型（左側）～不明瞭化（右側）粘膜模様がみられ，境界も比較的明瞭に描出されている（矢頭）．

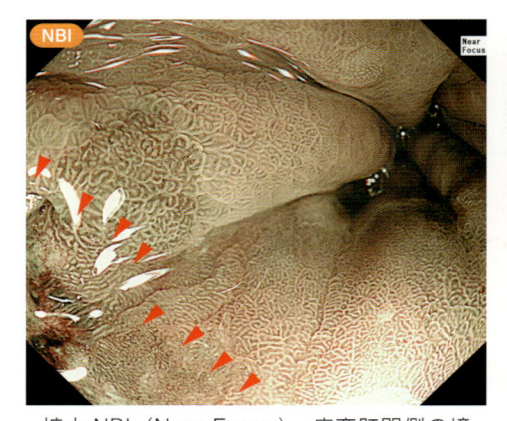

拡大 NBI（Near Focus）．病変肛門側の境界も明瞭に視認可能である（矢頭）．病変内には，周囲の健常粘膜に比し，うっ血（左側）または微小化（右側）した粘膜模様が認められる．

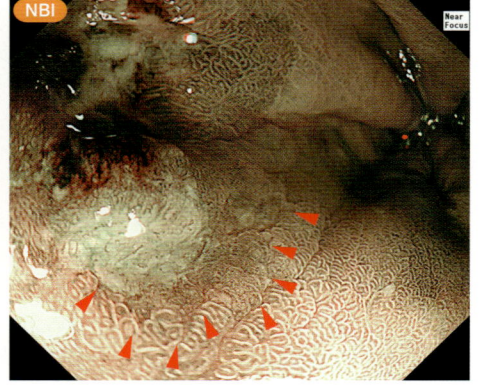

拡大 NBI（Near Focus）．病変内の白苔の付着したびらん部の辺縁には，茶褐色調を呈する陥凹面がみられ，境界は明瞭に描出されている．周囲の白く縁取られた WZ；white zone を有する健常粘膜と異なり，粘膜模様は微小化または不明瞭となり，WZ もみられない．

スコープ：GIF-HQ290（オリンパス），光源装置：EVIS LUCERA ELITE（オリンパス）
NBI 設定：構造強調 A7，色彩モード 1

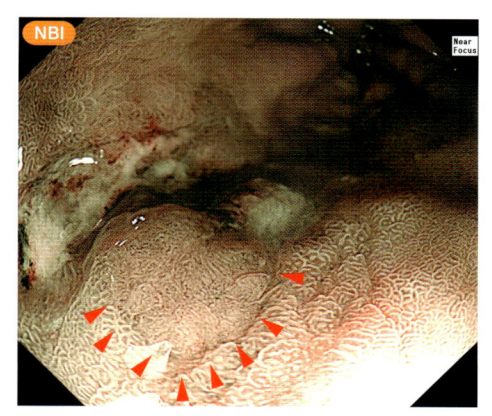

拡大 NBI（Near Focus）．境界は明瞭に視認可能（矢頭）で，病変内の粘膜模様は不明瞭化している．

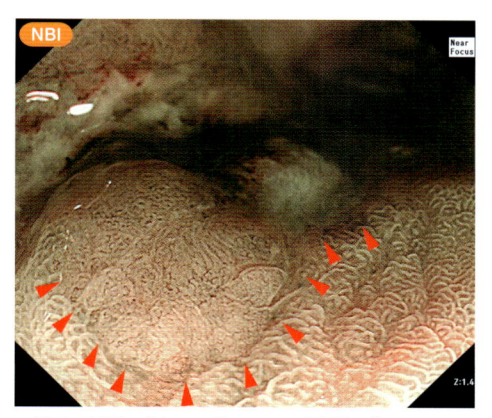

拡大 NBI（Near Focus＋電子ズーム×1.4）．電子ズームを加えると粘膜模様の不明瞭化とともに不規則な屈曲蛇行と口径不同を伴う異常な微小血管の増生がうかがわれる．

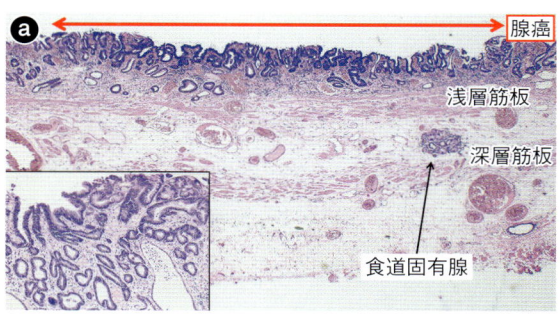

組織学的所見：粘膜層内に限局して異型腺管が密に存在している（a）．異型腺管は明瞭な腺腔を形成する高分化型腺癌の像であった（a 挿入図）．癌部直下には粘膜筋板の二重構造と食道固有腺組織が認められた．中〜低分化型腺癌の像（b）や軽度のリンパ管侵襲像（b 挿入図）もみられた．
最終組織診断：20×12 mm，0-IIc，分化型（高〜中＞低），ly0，v0，断端陰性

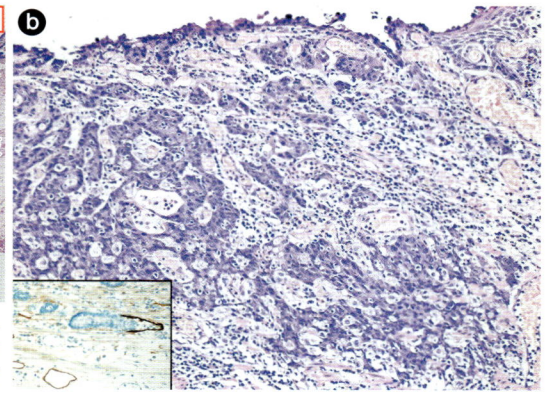

コメント

　LSBE に発生した分化型腺癌である．Barrett 食道の成因は胃食道逆流症にあるため，びらん・潰瘍など良性の炎症性変化が鑑別診断として重要である．① 通常白色光または色素散布にて限局した領域性を有する陥凹性病変であること，② NBI 拡大観察では全周性に境界が視認され，病変内に粘膜模様の微小化・不明瞭化と異常微小血管が存在することなどが癌診断のポイントとなろう．低分化型成分はびらん部とその辺縁にごく focal に存在するのみであったため，術前に内視鏡で指摘することは困難であった．本例は低分化型癌を伴い，リンパ管侵襲陽性であるため，基本的に追加の外科切除術を施行すべきである．しかし，画像上転移性病変の所見がなく，年齢や慢性肺疾患の併存，ご本人・ご家族の希望などを考慮し，現在，厳重に経過観察中である．

（郷田憲一，土橋　昭，田尻久雄）

Case 25 Barrett 食道腺癌

75歳，男性　検査目的 Barrett 食道の経過観察　部位 胸部下部食道

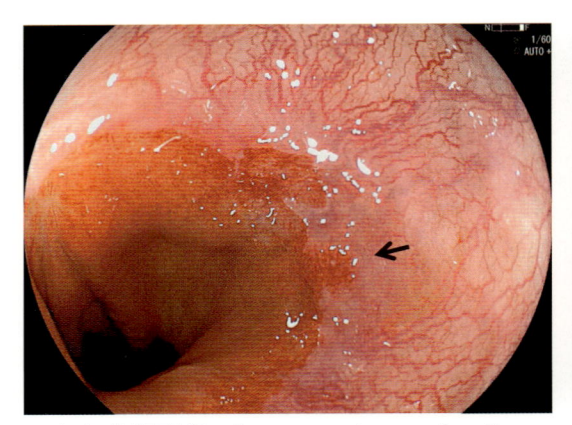

白色光観察像．Squamo-columner junction（SCJ）40 cm, hiatus 42 cm. 食道裂孔ヘルニアおよび，右壁から後壁に SSBE を認めるなか，SCJ 上の 3 時方向（矢印）に 4 mm ほどの発赤域を認めた．

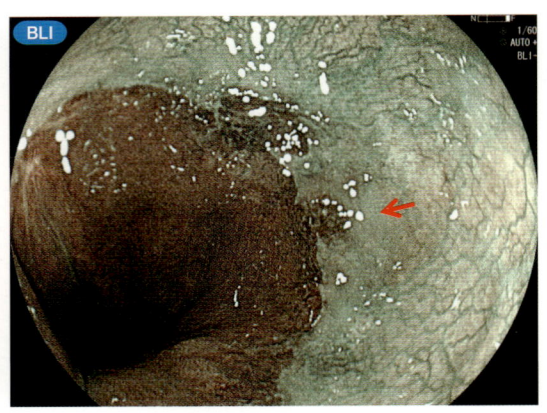

BLI 併用観察像（矢印）

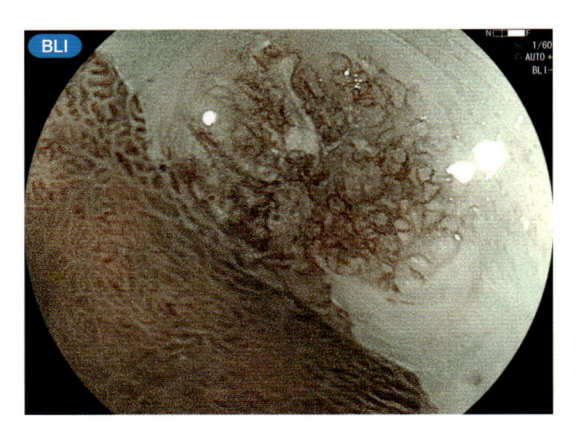

BLI 併用弱拡大観察では，病変部には不規則な腺溝模様と，メッシュ状に配列した微細血管が観察された．

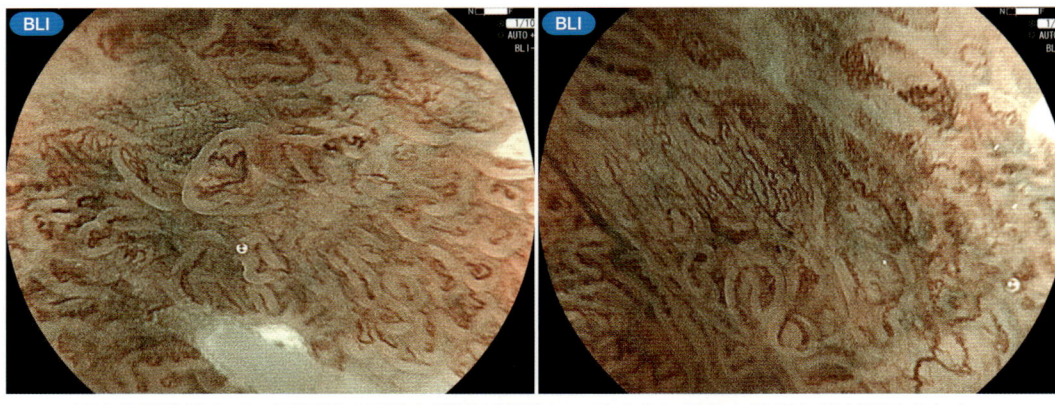

BLI 併用強拡大で，不規則で不整な腺溝が集簇し，その中に異常な微細血管が認められた．

スコープ：EG-L590ZW（富士フイルム），光源装置：LASEREO（富士フイルム）
BLI 設定：構造強調 B8，色彩強調 1

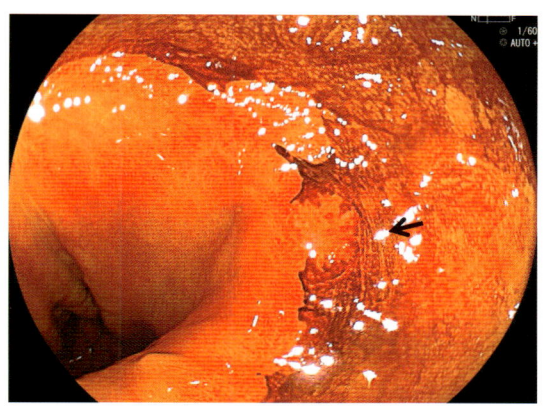

ヨード染色で病変部は 4 mm 大の辺縁不整な不染を示した（矢印）．

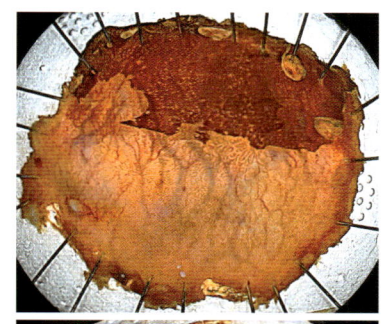

新鮮切除標本
ヨード染色像

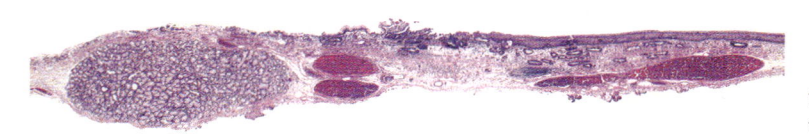

構築図

tub1-tub2, pT1a-LPM, ly0, v0, INFb, 8×8 mm

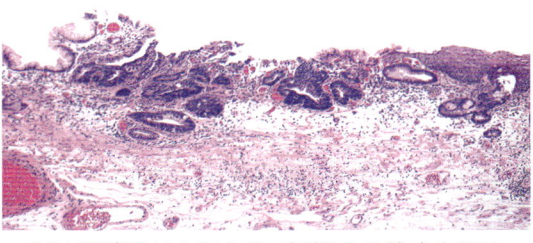

SCJ 近傍では LPM まで浸潤する腺癌を認めた．

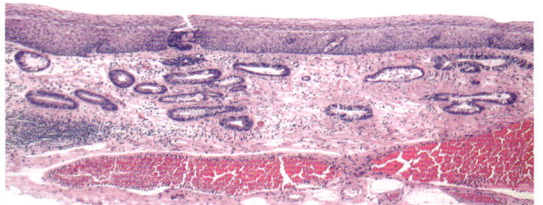

その口側にも，扁平上皮化下の LPM 内に異型腺管の進展が認められた．

コメント

　SSBE から発生した小 Barrett 食道腺癌である．通常観察では周囲の Barrett 上皮，とくに 1 時方向の Barrett 粘膜との間に違いを認めなかったが，やや発赤が強く，辺縁の形態が不整なのが気になって拾い上げられた病変である．内腔側に露出している部分は診断しやすかったが，これより口側には倍以上の範囲で扁平上皮下を進展しており，病変の大きさは 8 mm 大であった．ESD に際して口側の切離腺は，広めに設定する必要がある．

▶内視鏡観察のコツ　BLI 拡大観察では，弱拡大でも fine network pattern を示す異常血管と異型腺管で構成されていることがわかる．口側への異型腺管の進展は，腺管開口部が不整な小孔として扁平上皮側に認識できることもあるが，本症例では生検の影響もあって，診断することができなかった．

（有馬美和子）

胃・十二指腸

胃・十二指腸

総論：NBI・BLIでこの領域をどのように観察するか

NBIによる観察のコツ

■ はじめに

　近年の内視鏡医療機器の発達に伴い，従来から用いられてきた白色光観察に加えて，NBIをはじめとする画像強調観察が併用されるようになってきた．NBI併用拡大観察によって，粘膜表面の微細構造および微小血管構築が明瞭に観察でき，より精緻な内視鏡診断が確立されてきた[1)～3)]．従来のNBI併用拡大観察の際，観察深度が1.5～3.0 mmとなるため，病変の至近距離まで近接しなければならなかった．拡大観察する際のレバー操作には慣れも必要であり，スクリーニング検査時に普及しているとはいえない．オリンパスメディカルシステムズ株式会社より，2012年11月にEVIS LUCERA ELITEシステムが，2013年1月にGIF-HQ290が発売された．従来のハイビジョン画質を大幅に上回る高精細画像を実現するとともに，ワンタッチ操作で2段階フォーカス切り替えの機能が搭載され，NBI併用拡大観察はこれからさらに普及するものと考えられる．
　本項では，胃・十二指腸領域におけるGIF-HQ290とEVIS LUCERA ELITEシステムを用いたnew NBI観察について概説する．

■ Ⅰ．拾い上げ診断

　NBIは狭帯域光以外の光をカットして照射するため，白色光観察に比べて画像が暗くなることから，胃病変の拾い上げ診断には不向きとされてきた．New NBIでは光量が約2倍に増加しており，遠点観察も可能となっているが，白色光観察より画像が暗いのは否めない．しかし，管腔が広い胃においても，通常観察距離での病変の拾い上げ観察は十分可能と思われる（図1a～c）．十二指腸においては，十分な明るさであるが，胆汁があると逆に見づらくなってしまい，安定性に欠けるのが難点である（図2, 3）．今後，胃および十二指腸での病変の拾い上げがどの程度有効なのかについて，客観的な成績が登場してくることを期待している．

■ Ⅱ．NBI併用拡大観察

　従来のNBI併用拡大観察では，スコープに先端フードを装着し，最大倍率時は観察深度である約2 mmまで病変に近接しなければならなかった．先端フード装着によりスコープの外径がさらに太くなり，拡大する際のレバー操作に慣れも必要であり，スクリーニングには不向きであった．また，拡大観察の際に，視野角が75°に狭まるため，ゆっく

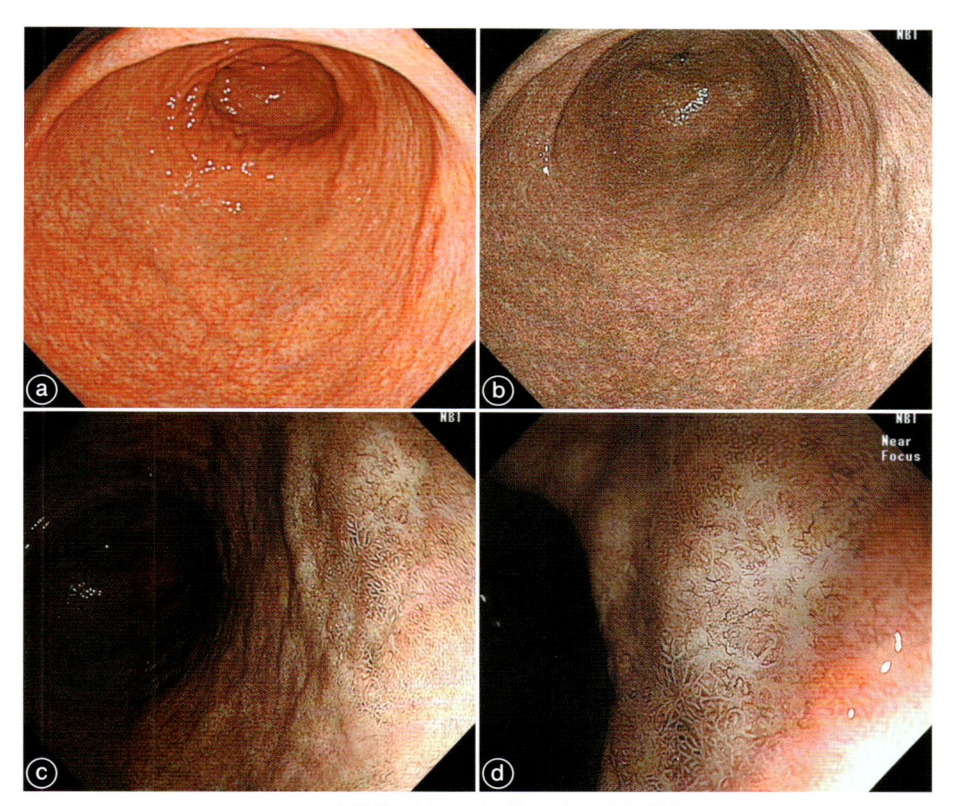

図1 未分化型陥凹型早期胃癌の内視鏡像
a：通常観察（白色光）（遠景）　b：NBI 非拡大観察（遠景）
c：NBI 非拡大観察（近景）　d：NBI Near Focus 観察

　胃角部後壁に 15 mm 大の 0-IIc 病変を認める．遠景では NBI 非拡大観察でも前庭部全体が見渡せるが，通常観察（白色光）のほうが視認性がよい．近景では NBI 非拡大観察で病変が明瞭に描出される．NBI Near Focos 観察では陥凹面内の微小血管は corkscrew パターンを示す．

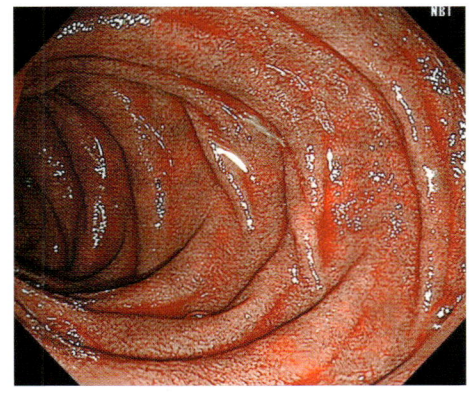

図2 十二指腸正常粘膜の NBI 非拡大観察（胆汁あり例）
　胆汁が存在すると粘膜構造が視認しにくい．

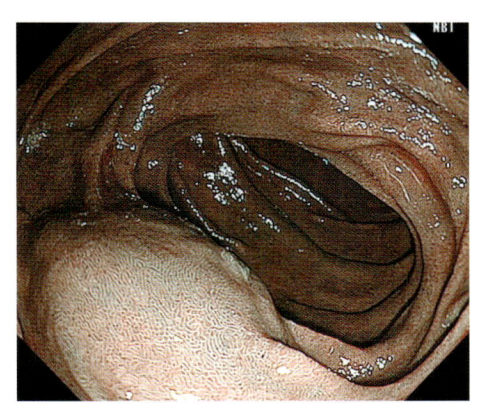

図3 十二指腸粘膜下腫瘍の NBI 非拡大観察（胆汁なし例）
　胆汁が存在しない場合は，粘膜構造が明瞭に描出される．

り倍率を上げないと観察部位のオリエンテーションがつきにくい．さらに最大の問題点は，拡大観察時に病変に接触しやすく，胃癌部は易出血性であるため，いったん接触性出血が生じると，その後のNBI観察がきわめて困難になってしまうことであった．

　新しいEVIS LUCERA ELITEシステムでは，これらの問題点が改善されている．中遠景の観察に適したNormal Focusモードと近点観察に適したNear Focusモードの二つのフォーカスが備わったデュアルフォーカス機能が搭載されている．Near Focusでの観察深度は3〜7 mmであり，病変に接触せずに病変の詳細な観察が可能となった．先端フードの着用を必要とせず，ワンタッチ操作でフォーカス切り替えが可能である．また，Near Focusモードになっても，視野角は140°のままであり，広い視野を維持したままの観察が可能となり，拡大観察した際のオリエンテーションがつきやすい（図1d）．術前精査のみならず，日常のスクリーニング検査でも簡便に用いられる．白色光観察で癌の可能性がある病変を発見した場合，近接してワンタッチ操作でNear Focusモードに切り替えてNBI観察を行うことにより，不要な生検を減らすことが期待できる．

　実際の観察手順としては，まずNormal Focusモードで病変から離れた部位から病変に向かって遠景，そして近景の観察をする．病変の広がりや全体像が把握できたら，Near Focusモードに切り替えて，NBI併用拡大観察を行う．さらに拡大して観察したい部位については，電子ズームを併用する．従来の拡大観察と違い，Near Focusモード観察では，スコープの先端が胃壁に接触していないため，より呼吸性変動を受けやすく，とくにNear Focusに電子ズームを併用した際はその影響は顕著である．患者に息止めをさせて，呼吸性変動を最小限に抑えることが観察のコツである．また，HQ290の光学ズームの最大倍率は約45倍でありH260Zの約半分であるため，症例によっては粘膜表層の微小血管構築を詳細に観察できないこともある．さらなる詳細観察を要する診断困難例に対しては，Q240ZやH260Zを併用することをお勧めする．

■ Ⅲ．推奨される画像強調処理の設定条件

　NBI併用拡大観察で観察される微細粘膜構造および微小血管の形態は，画像強調処理の設定に影響されるため，常に一定の設定条件で観察することを心がけるのも観察のコツである．

　EVIS LUCERA ELITEシステムの画像強調設定には，輪郭強調と構造強調との2種類がある．輪郭強調は微分処理により物の輪郭を強調する画像処理技術で，これまでのEVIS LUCERA SPECTRUMシステムでは3段階設定（off/low/high）であったが，EVIS LUCERA ELITEシステムでは強調の程度をE0〜E8（0は輪郭強調機能 off）まで設定できる．輪郭を強調し先鋭度を高めるため中遠景からの病変の存在診断に役立つという考えであるが，胃内での観察では輪郭を強調するとともにノイズも強調してしまうため，構造強調と比べて視認性が良いとはいえない（図4a）．構造強調はデジタル法による画像強調観察機能で，内視鏡画像の観察に対してとくに有効な映像周波数成分のみを強調する機能であり，画像中の粘膜模様，血管走行などの構造変化を明瞭化する．構造強調モードにはA，Bがあり，それぞれのモードで強調の程度を0〜8（0は構造強調機能 off）まで設定できる．Aモードは比較的粗い模様を強調し，大まかな粘膜構造をハイコントラストで観察する場合に用いられ，胃・十二指腸領域では白色光観察で用いら

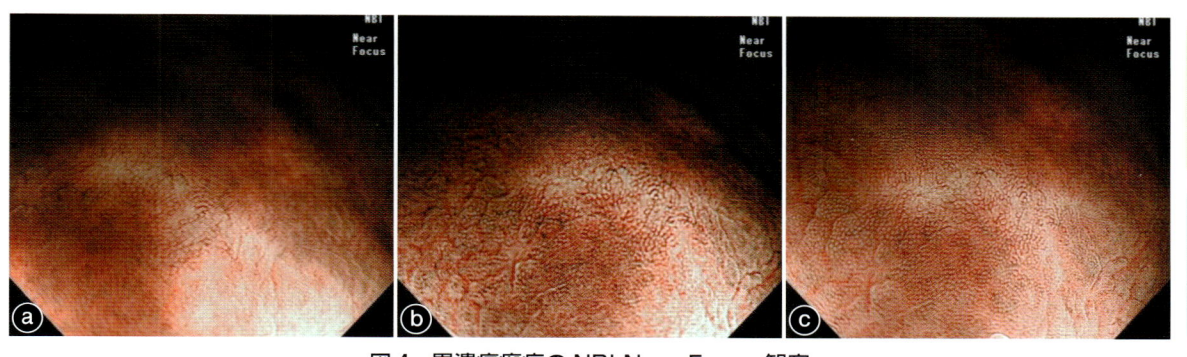

図4 胃潰瘍瘢痕のNBI Near Focus観察
a：E8モード　b：A8モード　c：B8モード
E8モードでは，ノイズも強調され，コントラストが不明瞭となる．A8モードでは微小血管が太く強調されるため，微小血管が密集している部位では微細粘膜構造が視認しにくい．B8モードでは微小血管および微細粘膜構造ともに視認しやすい．

れる傾向にある．Bモードはより細かい模様を強調し，微細な粘膜構造変化や微小血管走行を観察する場合に用いられ，胃・十二指腸領域ではNBI拡大に用いられる傾向にある．実際，Aモードでは微小血管が太く強調されるため，微小血管が密集している場合は血管が癒合しているように見えてしまい，微細粘膜構造が隠れてしまい視認しにくくなることがある（図4b）．好みにもよるが，われわれの施設ではB8を用いてNBI併用拡大観察を行っている（図4c）．

色彩モードについては3種類の設定がある．従来より色彩モード1は食道や胃，色彩モード2は胃，色彩モード3は大腸に用いられることが多かったが，これはEVIS LUCERA ELITEシステムでも同様である．

Ⅳ．胃・十二指腸の正常粘膜所見

正常の胃底腺領域粘膜と幽門腺領域粘膜では，表面微細構造および微小血管構築は異なる．胃底腺領域では，胃底腺の腺窩が粘膜に垂直方向であるため，腺管は白色円形を呈し，微小血管は腺管の周囲を囲み，網目模様を呈する（図5）．幽門腺領域粘膜では，腺窩が粘膜に対して斜めの方向であるため，腺管は弧状を呈し，微小血管はコイル状の開放性ループとして認められる（図6）．腫瘍性病変では，これらの表面微細構造や微小血管構築が不規則になる，もしくは消失することが報告されている[1,2]．

正常の十二指腸粘膜では規則正しい絨毛構造を呈している．絨毛により腺窩が隠され，腺窩の観察は困難であるため，十二指腸では絨毛形態の観察がより重要である（図7）．腫瘍性病変では絨毛形態が消失し，不規則な微細粘膜構造や微小血管構築が観察される[4]．

おわりに

NBI併用拡大観察に基づいた内視鏡診断が確立されてきたが，これまでは術前精密検査に限られていた．EVIS LUCERA ELITEシステムの登場により，術前精査のみならず，スクリーニング検査でのNBI併用拡大観察も普及するものと考える．不要な生検を減

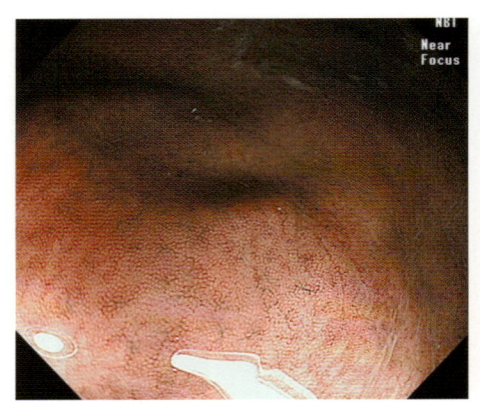

図5 胃底腺領域正常粘膜のNBI Near Focus観察
腺管は白色円形を呈し，微小血管は腺管の周囲を囲む網目模様を呈す．

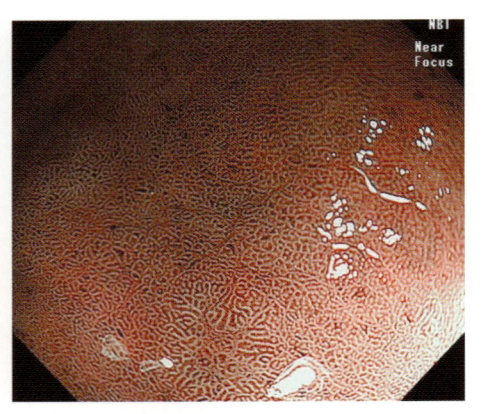

図6 胃幽門腺領域正常粘膜のNBI Near Focus観察
腺管は弧状を呈し，微小血管はコイル状の開放性ループを呈する．

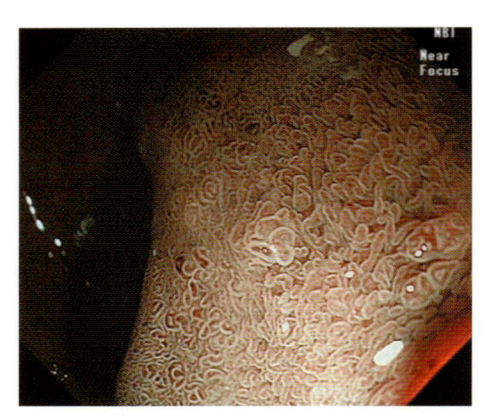

図7 十二指腸正常粘膜のNBI Near Focus観察
十二指腸粘膜では規則正しい絨毛構造を呈している．

らすことが期待されると同時に，とくに慢性胃炎症例など発癌ハイリスク症例における病変の早期発見のメリットは大きいと期待する．

文 献

1) Nakayoshi T, Tajiri H, Matsuda K, et al：Magnifying endoscopy combined with narrow band imaging system for early gastric cancer：correlation of vascular pattern with histopathology. Endoscopy 2004；36（12）：1080-1084
2) Yao K, Anagnostopoulos GK, Ragunath K：Magnifying endoscopy for diagnosing and delineating early gastric cancer. Endoscopy 2009；41（5）：462-467
3) Ezoe Y, Muto M, Uedo N, et al：Magnifying narrowband imaging is more accurate than conventional white-light imaging in diagnosis of gastric mucosal cancer. Gastroenterology 2011；141（6）：2017-2025

4) Yoshimura N, Goda K, Tajiri H, et al : Endoscopic features of nonampullary duodenal tumors with narrow-band imaging. Hepatogastroenterology 2010 ; 57（99-100）: 462-467

〔望月　暁，藤城光弘，小池和彦〕

胃・十二指腸

総論：NBI・BLIでこの領域をどのように観察するか

BLIによる観察のコツ

■ はじめに

　従来の内視鏡システムではキセノン光源による白色光が照明光として用いられてきたが，世界で初めて照明光としてレーザー光を用いた新世代の内視鏡システムがLASEREO（富士フイルム社）である．照明光源に2種類のレーザーと蛍光体が使用されて，従来のキセノン光源と同等の白色光観察機能と，ヘモグロビンの吸光特性と粘膜の散乱特性に基づき，粘膜表層の微細血管，粘膜表面構造を高コントラストに描出するBLI（Blue LASER Imaging）と呼ぶ狭帯域光観察機能を有している．LASEREOは，現時点ではプロセッサ「VP-4450HD」，レーザー光源「LL-4450」，専用スコープ「L590シリーズ」（上部消化管用拡大スコープEG-L590ZW，上部消化管汎用スコープEG-L590WR，下部消化管用拡大スコープEC-L590ZW，下部消化管汎用スコープEC-L590ZWM）で構成される（2013年8月現在）．

　これまでの内視鏡画像はすべてキセノン光源からの白色光をベースにしてきたが，レーザー光源を用いることでこれまでとは異なる内視鏡画像が得られる可能性が潜んでいる．LASEREOが臨床使用されてから間もないが，現時点でのBLI観察のコツについて述べる．

■ I．LASEREOシステムの特性

　LASEREOではレーザー光源として二つの波長のレーザーが搭載され，それらの発光強度比を変えることで，通常観察とBLI観察それぞれに適した照明を実現している．白色光用レーザー（450 nm±10 nm）は，蛍光体を発光させて通常観察用のスペクトル幅の広い白色光照明を得るために使用する．狭帯域光観察用のBLIレーザー（410 nm±10 nm）は短波長の光で，粘膜内部で散乱しにくく血管に吸収されやすい特性をもち，NBIと同様に粘膜表層の微細血管構築像および粘膜微細模様のコントラストを向上させる．BLI観察の臨床的意義は，NBI観察と同様であり[1,2]，扁平上皮粘膜での腫瘍性病変を示すbrownish area所見や胃粘膜の腸上皮化生を示すlight blue crest（LBC）所見も診断可能である．

　光学式拡大機能は電動化されており，レンズの大まかな位置情報の画面表示がされ，レンズ位置に連動したシャッタースピードの高速化がされている．画像の劣化を伴わない光学的拡大倍率が19インチモニタ上で135倍，電子拡大を併用することで最大270

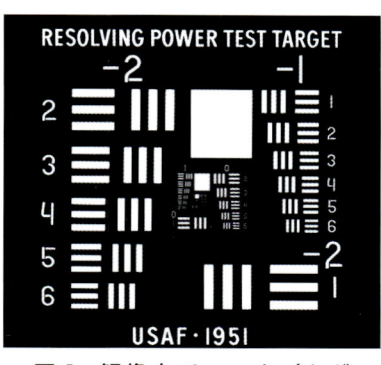

図1 解像力チャート(ネガティブ)

表 解像力チャートによるEC-L590ZWの解像力結果

倍率	構造強調	白色	BLI	BLI-bright
通常倍率		4-3		
	A0		4-1	4-1
	B0		4-1	4-2
40倍		4-6		
	A0		4-5	4-6
	B0		4-5	4-5
70倍		6-3		
	A0		6-2	6-2
	B0		6-3	6-2
130倍		6-5		
	A0		6-4	6-3
	B0		6-4	6-3

倍までの拡大観察が可能である.解像力チャート(ネガティブ)(図1)を用いて,独自にEC-L590ZWの解像力を測定した(表).白色光観察のフル拡大(130倍)では4.9 μm に相当する細線(チャート6-5)が分解できた.BLI観察においてもフル拡大(130倍)では5.5 μm の分解能を有しており,粘膜表面の微細血管の観察には適していると考えられた.

II. BLIモードとBLI-brightモードの使い方

狭帯域光観察にはBLIモードとBLI-brightモードの二つのモードがある.BLIモードはBLIレーザー光の比率を高め,粘膜表層の微細血管のコントラストを最大限に高めることを狙ったモードである.BLI-brightモードはBLIレーザー光と白色用レーザー光とをバランスよく配分し,画像の明るさと血管コントラストの向上を両立させたモードである.BLIモードは短波長光成分が強いので,中〜強拡大による表面構造や表面微細血管の観察に適している.BLI-brightモードは白色光成分がやや多く明るさが保たれているので,遠景の非拡大観察や弱〜中拡大観察に適している(図2, 3).

BLIモードとBLI-brightモードの使い分けについて,BLI使用経験の多い内視鏡医の意見をまとめてみた.咽喉頭や食道のルーチン観察には,「挿入時にBLI-brightモードで観察して,抜去時に白色光で観察する」との意見が多い.胃のルーチン観察では,「光量不足のためにBLIモードを用いていない」との意見と「BLI-brightモードを半数に用いる」との意見があった.拡大観察ではBLIモードを用いるのが基本であるが,BLI-brightモードの強拡大観察でも,BLIモードとそれほど遜色がないとの意見が多かった.また,BLIモードでは明るさを確保するためシャッタースピードを1/100に設定し,BLI-brightモードではシャッタースピードを高速にしても画質が落ちないために,動きが激しい条件では1/200で撮影すると良好な画像が得られやすい.

III. 構造強調の設定

内視鏡検査では背景粘膜や微小病変まで観察対象は多岐にわたる.拡大観察において

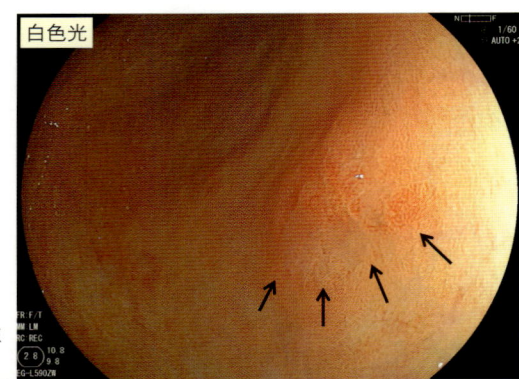

Case：70歳代，男性
前庭部後壁，0-Ⅱc

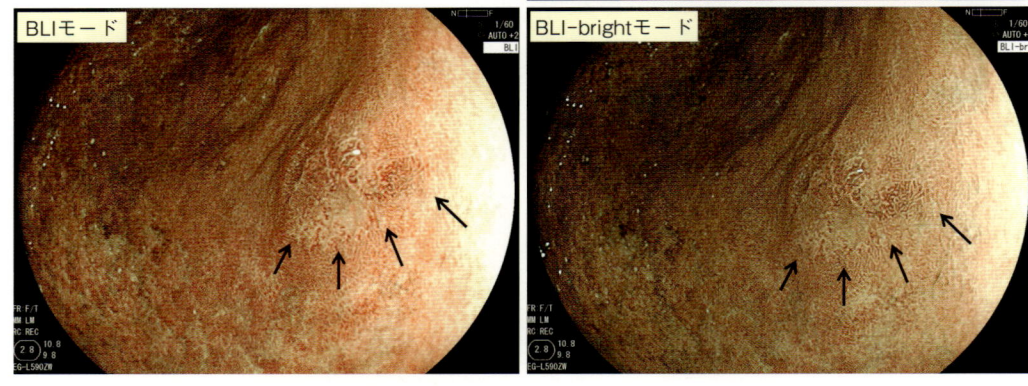

図2　非拡大観察による BLI モードと BLI-bright モードの比較

は表層粘膜の微細構造や微細血管を観察する必要がある．さまざまな観察条件や観察対象に対応するため，BLI の構造強調では強調する周波数帯域の違う A モードと B モードの2種類の強調モードを有している．いずれのモードも0から8までの9段階（A0～A8，B0～B8）に分かれている．A モードは B モードに比べて周波数の低いところも強調する設計になっており，大腸内視鏡検査で構造を強調するのに適していると考えられる．また，B モードは細線のみを強調するように設計しており，微細血管の観察に適しているとされる（図4）．

実際には A モードと B モードには大きな違いはないという感触が一般的である．2種類のセッティングができるので，胃の観察時は B モードの B8 と B6 に設定して，必要時に表面パネルで切り替えができるようにしているとの意見が多い．その場合，B8 では画像の強調度は強くなるが，ぎらつきやざらつきなどのノイズが気になるので，B6 を固定して使用する．

■ Ⅳ．色彩強調の設定

消化管の部位によって粘膜上皮や血管の密度が異なるために，再現される色調はさまざまである．消化管各部位での病変の描出効果を目的に，BLI では三つの色調が選択でき，本来は C1 は食道用，C2 は胃用，C3 は大腸用に設定されている（図5）．さらに，BLI-bright では，白色光観察に近い色調の「色彩強調なし」が追加されている．C1，C2，C3 の順に色調が緑っぽくなり，上部消化管については NBI の色調モードにあわせてや

<a>

BLI モード　　　　　　　　　　　　　　BLI-bright モード

<b>

BLI モード　　　　　　　　　　　　　　BLI-bright モード

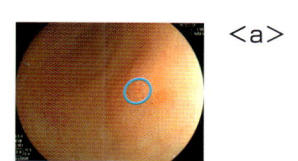

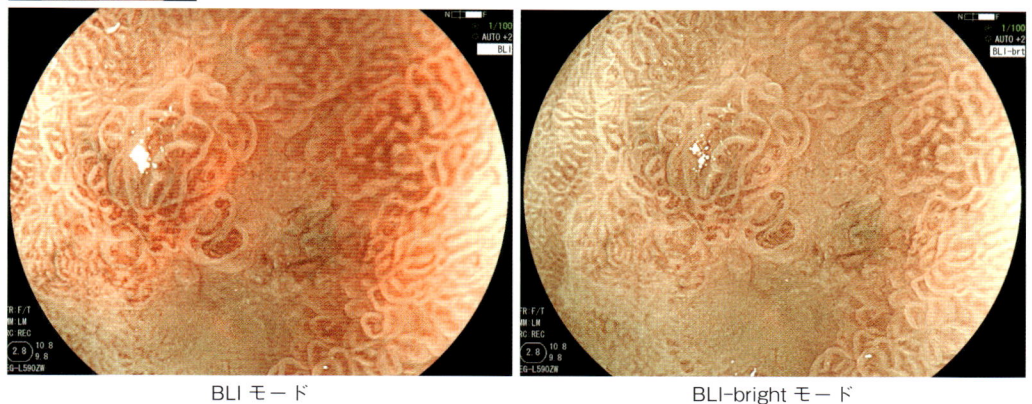

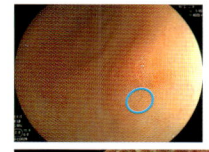

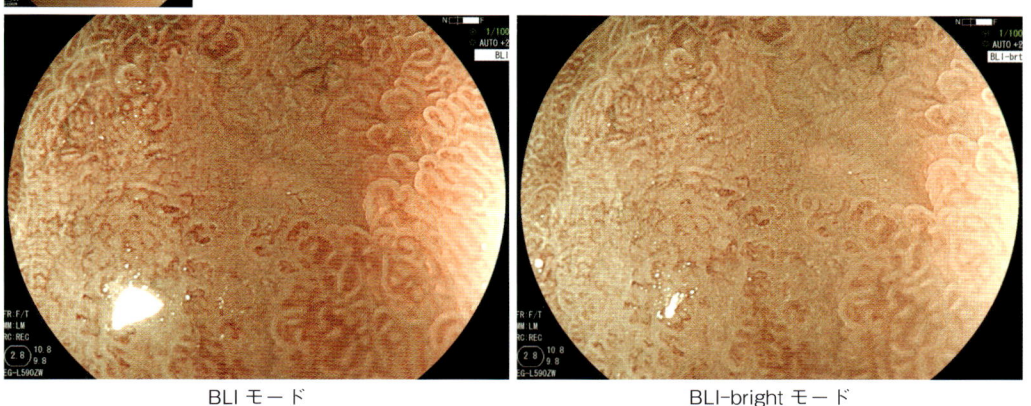

図3　拡大観察による BLI モードと BLI-bright モードの比較（図2と同一症例）

や茶色調の C1，下部消化管では C2 を使用するとの意見が多い．

V．BLI 観察の特徴

　レーザー光源は従来のキセノン光源にはない特性を有している．波長帯域幅が非常に狭い単色性，光が拡散せず広がらない指向性，小型軽量・低消費電力・長寿命による経済性である．そのため BLI 観察と NBI 観察とは異なる点がある．NBI システムのようにフィルターを用いて狭帯域光を作るのではなく，狭帯域の光を直接出力できるので遠景像でも明るい画像が得られ，光源の交換は必要なく，消費電力が少ないためにランニングコストを低く抑えることができる．また，BLI 画像に対する意見をまとめると，ピントが合いやすい，写真としては深みがなく凹凸感が弱い，微小な表面構造が見えやす

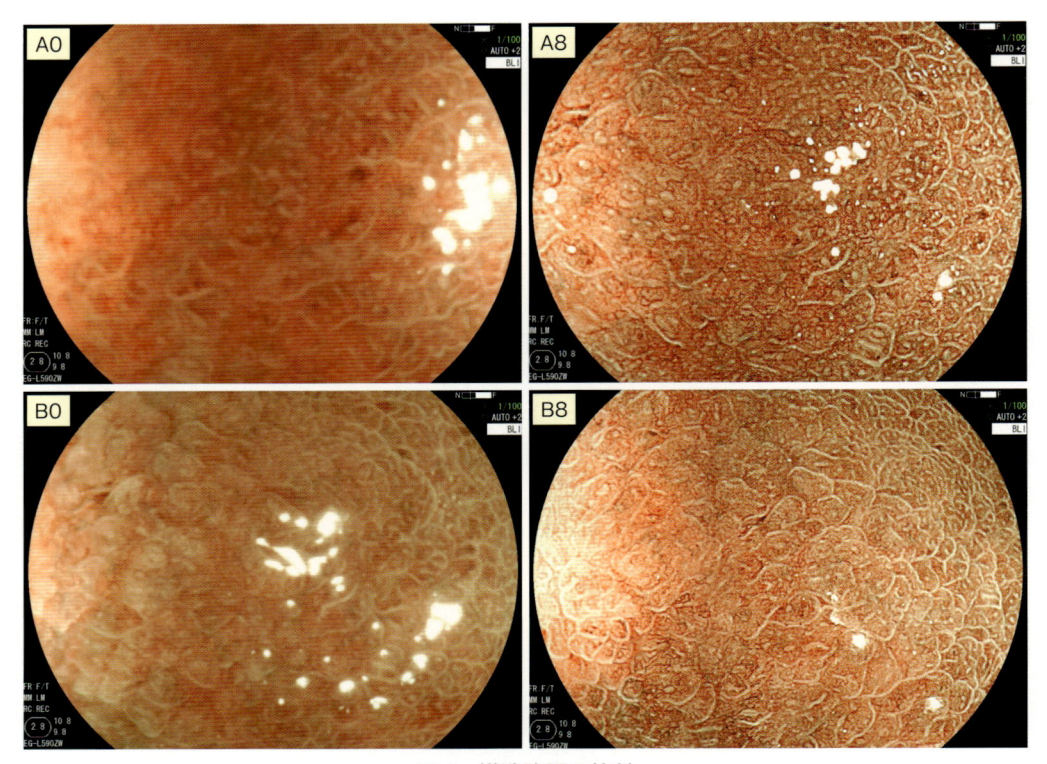

図4　構造強調の比較

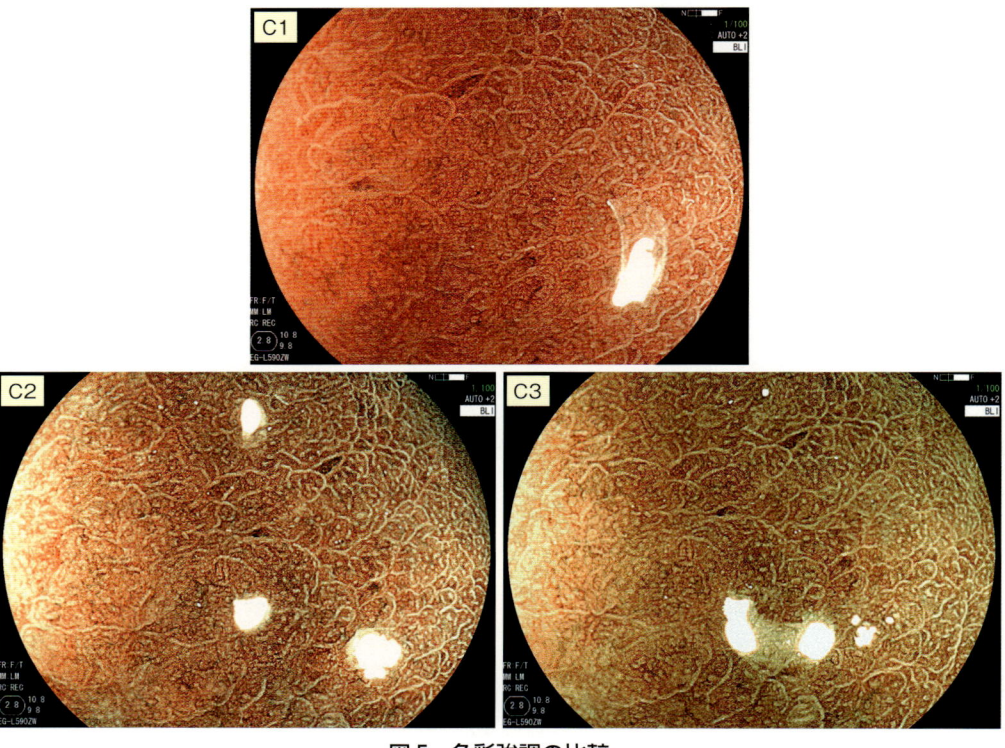

図5　色彩強調の比較

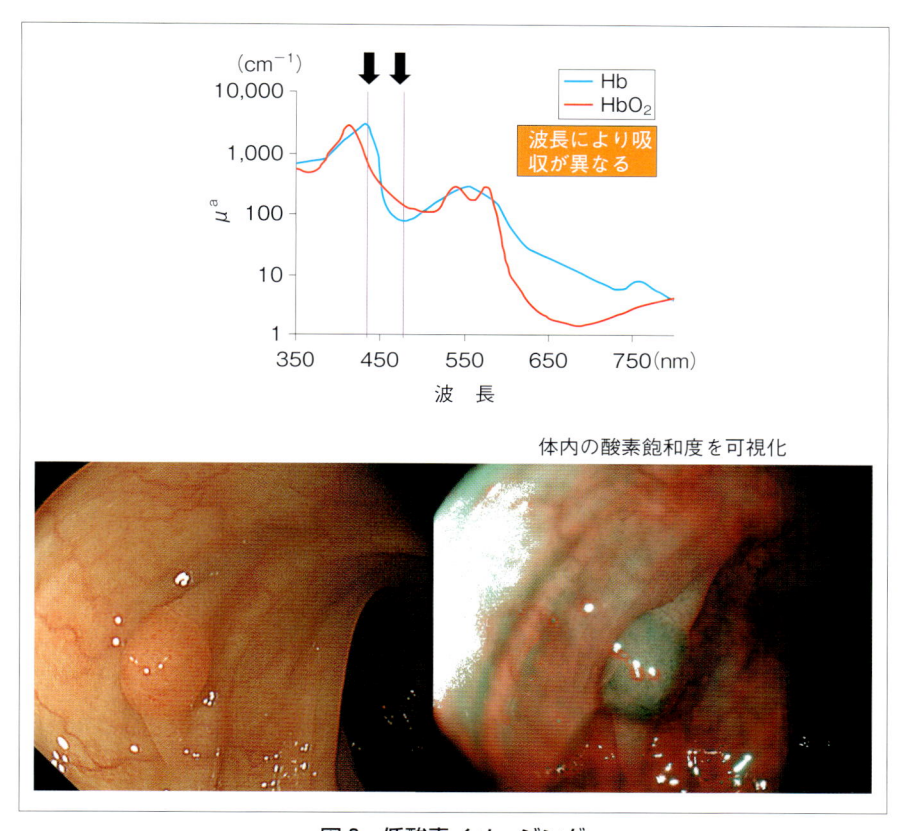

図6 低酸素イメージング
低酸素イメージング用の2種類のレーザー光（↓↓）を生体内に照射.

い，少し深いところの微細血管が観察可能，微細血管がよく見えるために demarcation が同定しにくいケースがある，などである.

■ おわりに

　任意の波長を有するレーザー光を新たに LASEREO システムに追加することができるので，特定の標的組織・標的分子や，特定の機能の観察モードを作成して新しい内視鏡診断に発展させることができる．現在，低酸素イメージング用のレーザー光を生体内に照射して，体内の酸素飽和度を可視化する低酸素イメージングが実用化されている（図6）.

文　献

1) Yoshida N, Hisabe T, Inada Y, et al：The ability of a novel blue laser imaging system for the diagnosis of invasion depth of colorectal neoplasms. J Gastroenterol　2013 Mar 15. ［Epub ahead of print］
2) Yoshida N, Yagi N, Inada Y, et al：Ability of a novel blue laser imaging system for the diagnosis of colorectal polyps. Dig Endosc　2013 Jun 3. ［Epub ahead of print］

〔加藤元嗣，小野尚子，八木信明，吉田成人〕

Case 26 慢性胃炎

症例1 30歳代，女性　検査目的　ドック　*H. pylori* 未感染症例

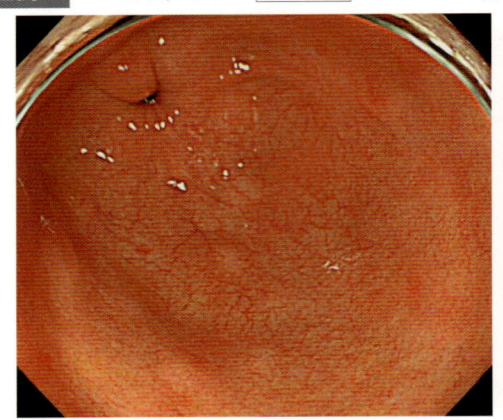

前庭部の内視鏡像．粘膜には凹凸がない．発赤びらんは軽度認める．幽門輪に近い部位には血管が透見される．*H. pylori* 未感染症例の典型的前庭部内視鏡像である．〔文献1）より引用〕

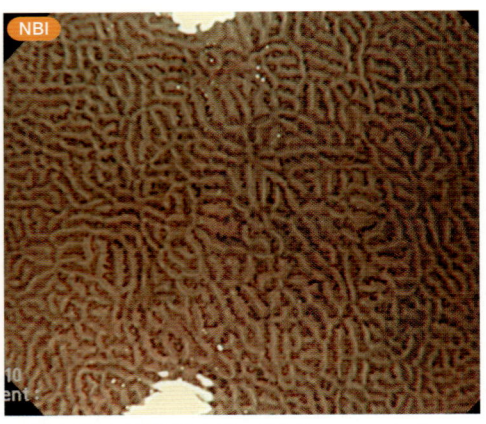

前庭部のNBI拡大像．White zoneによって管状模様が形成されている．その中に内包されるように血管が観察される．*H. pylori* 未感染症例の典型的前庭部拡大内視鏡像である．〔文献1）より引用〕

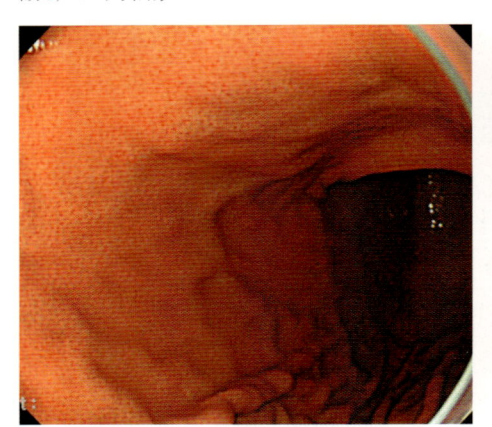

体部の内視鏡像．萎縮粘膜に観察される樹枝状血管は観察されない．体部全体に集合細静脈が点状に観察される．*H. pylori* 未感染症例の典型的体部内視鏡像である．

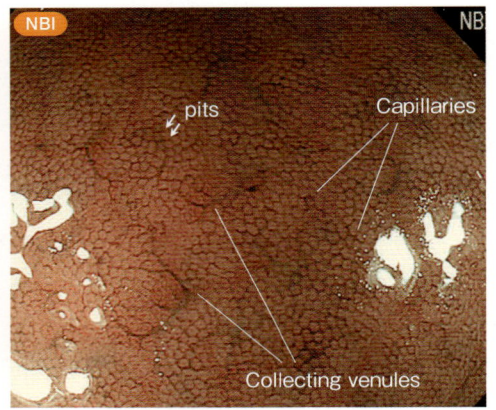

体部の拡大内視鏡像．集合細静脈の周りにネットワークを形成する毛細血管が観察される．ネットワークの中に円形の腺開口部が観察される．*H. pylori* 未感染症例の典型的体部拡大内視鏡像である．〔文献1）より引用〕

文献
1）八木一芳，味岡洋一：胃の拡大内視鏡診断．2010，医学書院，東京
2）Uedo N, et al：Endoscopy　2006；38：819-824

スコープ：GIF-H260Z（オリンパス），光源装置：EVIS LUCERA SPECTRUM（オリンパス）
NBI 設定：構造強調 A8，色彩モード 3

症例 2　50 歳代，男性　検査目的 心窩部不快感　*H. pylori* 感染症例

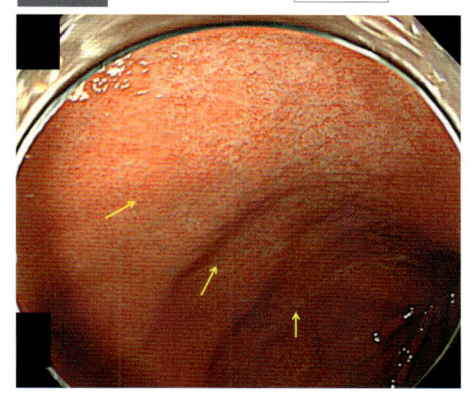

体部前壁側の内視鏡像．黄色矢印が腺境界である．黄色矢印より下側（大弯側）は非萎縮領域で胃底腺が残っている領域．黄色矢印より上側（小弯側）は萎縮領域で偽幽門腺または腸上皮化生に変化している領域．

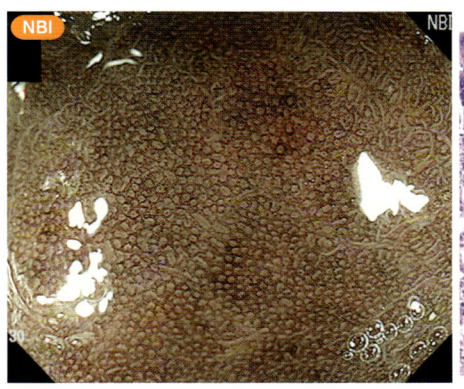

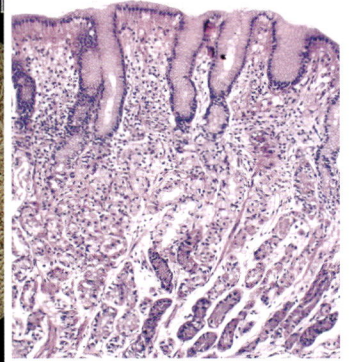

左：非萎縮領域の NBI 拡大像．円形 pit を呈しているが形態に大小不同や不整を認める．炎症を伴った胃底腺粘膜の拡大像である．〔文献 1）より引用〕
右：左図の生検組織像．胃底腺は残っているが腺頸部を中心に炎症細胞浸潤がみられる．〔文献 1）より引用〕

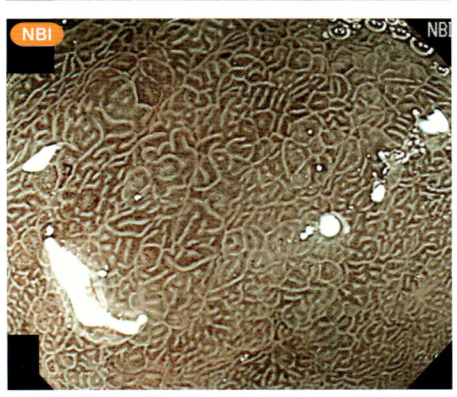

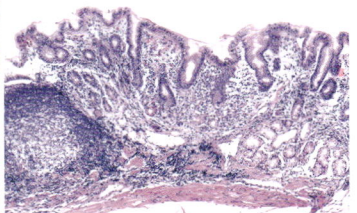

左：萎縮領域の NBI 拡大像．White zone により管状模様が観察される．非萎縮領域に観察されるような円形 pit は観察されない．White zone の縁が青白く観察される部分がある．それらは，Light blue crest（LBC）と呼ばれ腸上皮化生の刷子縁に一致する[2]．〔文献 1）より引用〕
右：左図の生検組織像．炎症細胞浸潤を認める．胃底腺は消失しており，代わりに偽幽門腺が出現している．萎縮粘膜の組織像である．〔文献 1）より引用〕

> **コメント**
>
> 慢性胃炎には *H. pylori* によるものや自己免疫的な機序によるものがある．本邦では圧倒的に *H. pylori* による慢性胃炎が多い．その所見を理解するには *H. pylori* 未感染の正常胃を理解すべきである．体部と前庭部の近位側は胃底腺粘膜からなっており，内視鏡的には集合細静脈が観察される．前庭部の遠位側は幽門腺粘膜が存在する．胃底腺粘膜の腺窩上皮は円形 pit からなっているが幽門腺粘膜の腺窩上皮は管状模様を呈している．*H. pylori* の持続感染によって炎症が生じ，胃底腺は萎縮し，偽幽門腺化生に変化し，最終的には腸上皮化生を生ずる．これが *H. pylori* 起因性の慢性胃炎である．

（八木一芳，野澤優次郎，中村厚夫）

Case 27 慢性胃炎

60歳代，男性　検査目的 早期胃癌内視鏡治療　部位 前庭部後壁

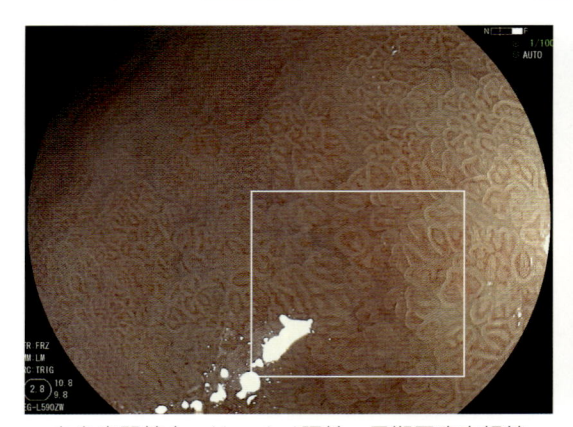

白色光弱拡大．H. pylori 陽性，早期胃癌内視鏡治療例の前庭部後壁粘膜．

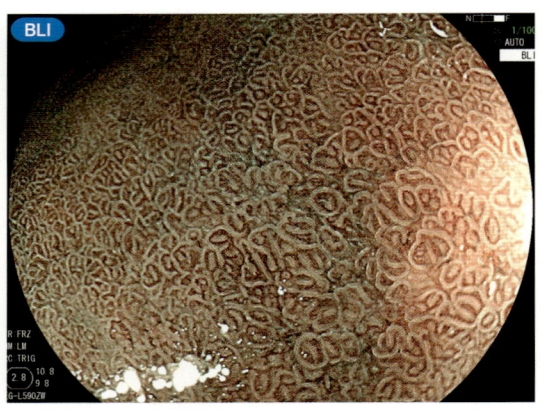

BLI 弱拡大．画面中央から下方にかけて帯状に Light blue crest をもつと思われる粘膜が分布しているのを認める．

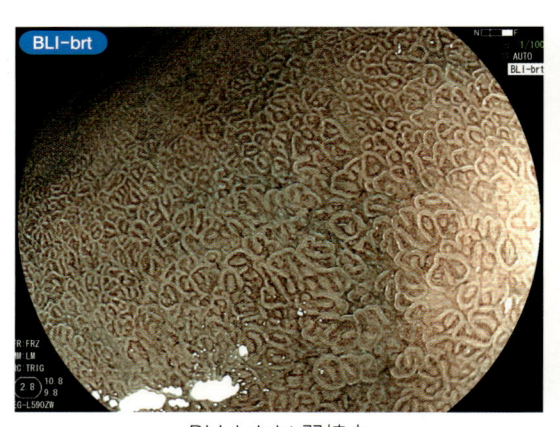

BLI-bright 弱拡大

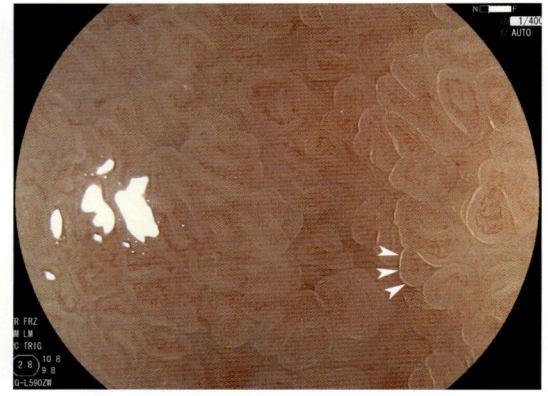

白色光強拡大．白色光弱拡大像の白色の四角で囲まれた領域の強拡大像．画面右側には腺窩上皮の辺縁に光が接線方向に投射されることで生じると思われる，後方散乱光による白い縁取り（白色矢頭）を認める．

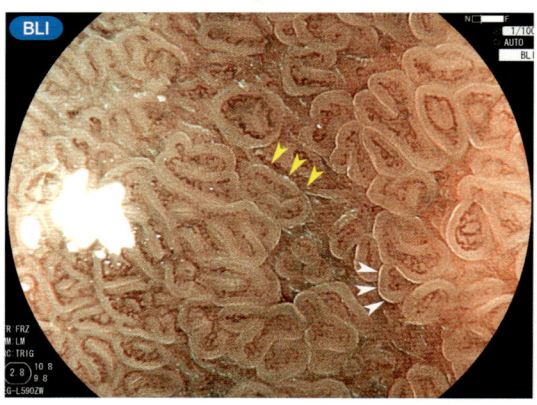

BLI 強拡大．BLI モードで観察すると画面中央部の腸上皮化生粘膜の腺窩辺縁上皮の表層に，白色光観察では視認困難な青白い光の縁取り（Light blue crest, 黄色矢頭）を認める．腺窩上皮辺縁の後方散乱光による縁取り（白色矢頭）は白色調で辺縁整，太さが均一であるのに対して，Light blue crest は青白色調で辺縁やや不整，太さが不均一である．

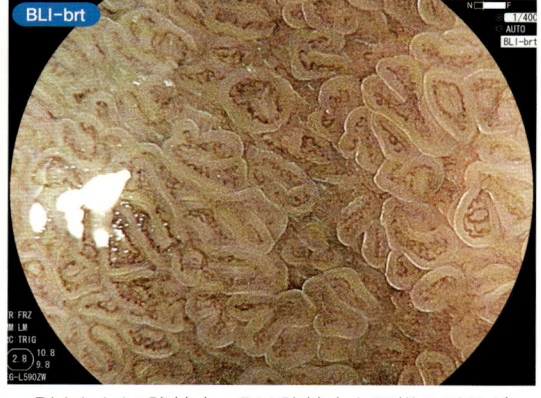

BLI-bright 強拡大．BLI 強拡大と同様の所見が認められるが，やや先鋭性に劣る．

スコープ：EG-L590ZW（富士フイルム），光源装置：LASEREO（富士フイルム）
BLI 設定：構造強調 A6，色彩強調 C1

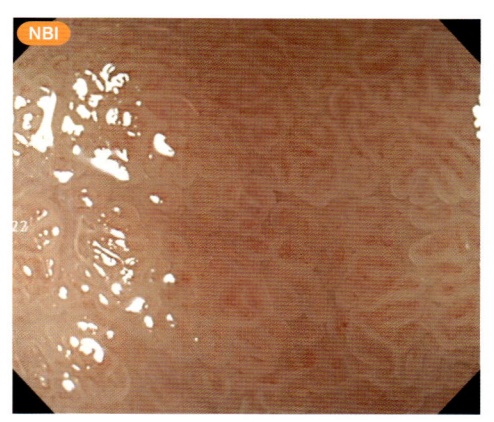

同症例のほぼ同部位における EVIS GIF-H260Z とプロセッサ CV290（LUCERA ELITE）を用いた白色光拡大観察．

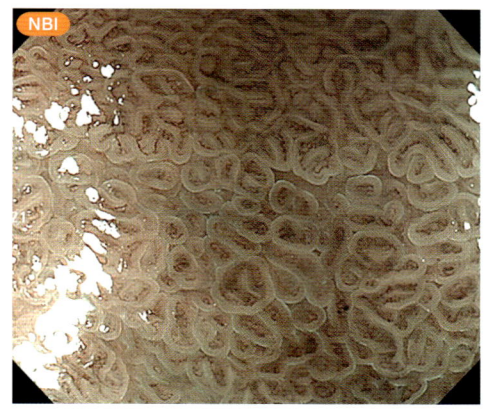

NBI 拡大．画面中央から下部の腸上皮化生粘膜の腺窩辺縁上皮の表層に Light blue crest の所見を認める．

コメント

　H. pylori 陽性の慢性萎縮性胃炎例でみられる腸上皮化生の内視鏡像である．胃粘膜において斑状もしくはびまん性に分布する腸上皮化生は，畝状もしくは乳頭状の表面構造を呈することが多く，短波長の狭帯域光を照射すると腺窩上皮の表面に青白い光の縁取り（Light blue crest）を認める．これは腸上皮化生粘膜表面の刷子縁によって短波長光が強く反射することで生じると推測されている．

　NBI 画像で腺窩辺縁上皮の表面に光が接線方向に投射され後方散乱光が集積することで生じる白い縁取りは，400〜430 nm と 525〜555 nm 両波長の光で生じるため白色調（白色矢頭）となる．それに対して Light blue crest は 400〜430 nm の光（緑と青の色チャンネルに割り当て）がより強く反射して生じるため，シアン調（黄色矢頭）に描出される（**図**）．また，Light blue crest は均一に細い線ではなく，やや辺縁が不整で太さが不均一であることが鑑別点となる．

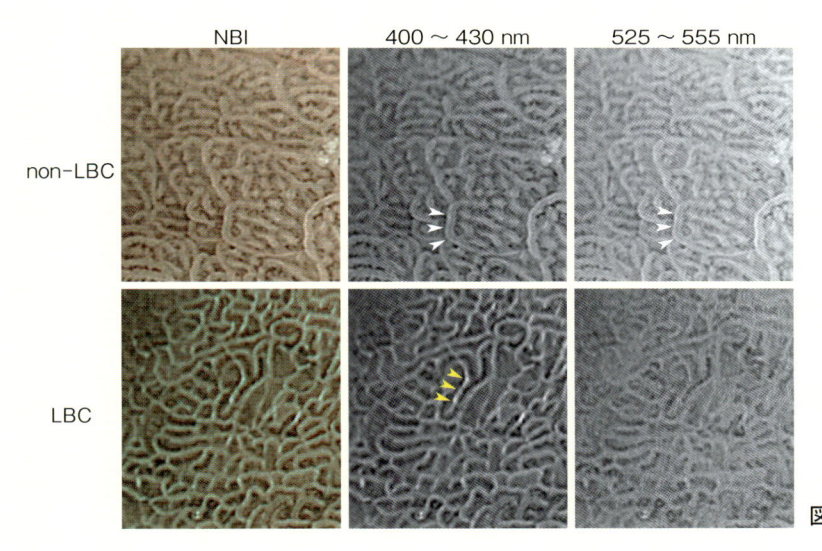

図

（上堂文也）

113

Case 28 胃腺腫

60歳代，男性　検査目的 他部位の腺腫フォロー　部位 胃角小弯　肉眼型 表面隆起型

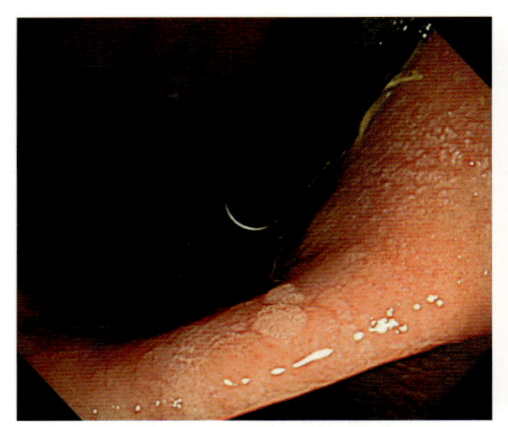

白色光非拡大観察．胃角小弯に径5 mm白色隆起病変を認める．正常粘膜と異なる性状であるが，整った表面構造をもつ病変であるとわかる．

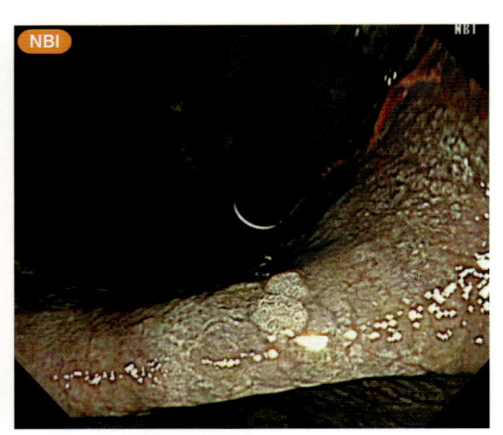

NBIに切り替えて，同部位を観察．白色光と比較して表面構造の観察がしやすく，正常粘膜と明瞭な境界をもった構造変化領域であることがわかる．

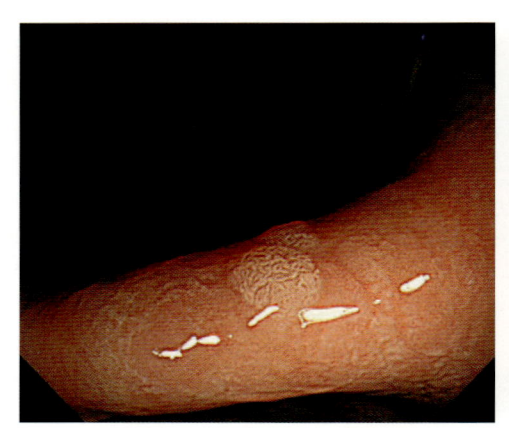

白色光非拡大観察．非拡大スコープであっても病変に近接し，focusを合わせると，整った表面微細構造が観察できるようになる．

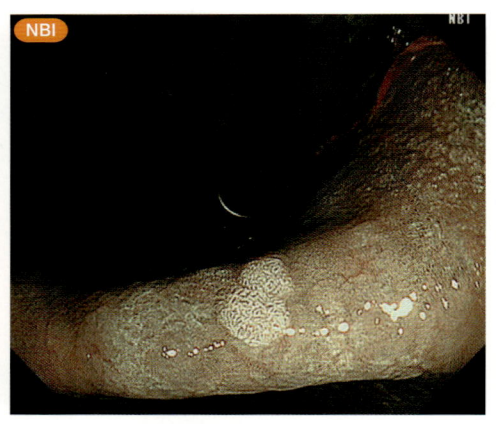

NBI近接非拡大観察画像．白色光画像よりも鮮明に表面微細構造の観察ができる．

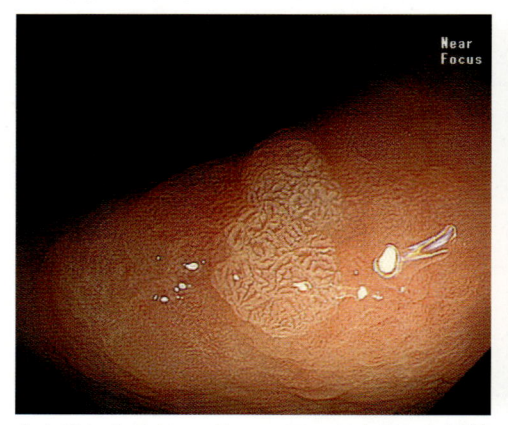

白色光によるNear Focusモードを用いた近接観察画像．表面微細構造は非拡大よりも鮮明に観察ができる．

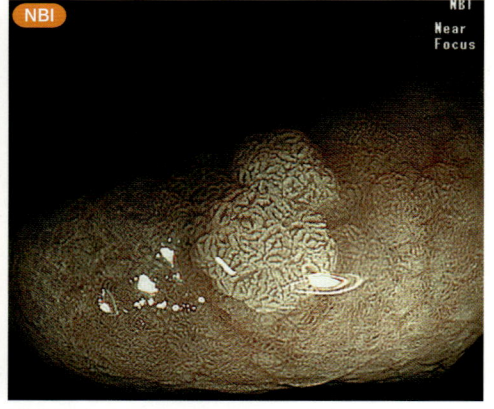

NBIによるNear Focusモードを用いた近接観察画像．整った表面微細構造を鮮明に観察できる．white opaque substance (WOS) のため微小血管は認識できないが，WOSの構造はregularである．

スコープ：GIF-HQ290（オリンパス），光源装置：EVIS LUCERA ELITE（オリンパス）
NBI設定：構造強調B8（遠景で一部A8使用），白色光A8，色彩モード1

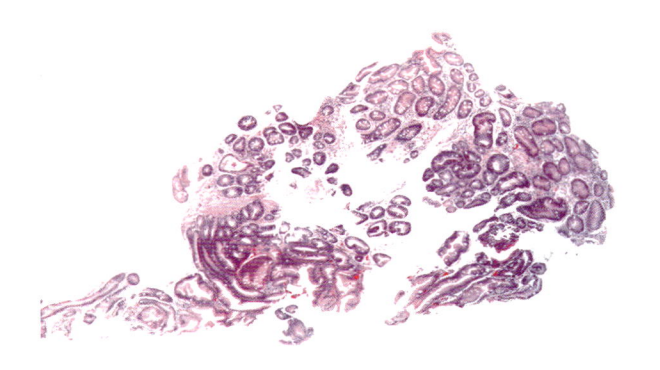

生検を施行．全体的に異型は弱いが，tubular adenoma with mild atypia の診断となる．

コメント

　EVIS LUCERA ELITE システムと GIF-HQ290 を用いて内視鏡診断を行った．白色光と NBI の非拡大観察により，それぞれ正常粘膜と明瞭な色調変化をもつ領域として認識できる白色調扁平隆起病変．近接による非拡大観察でも大まかに表面微細構造を観察することができるが，NBI による Near Focus モードを使用することで，表面微細構造はより鮮明に観察できる．病変は正常粘膜と明瞭な境界をもつ構造変化領域として認識できる．WOS のため微小血管の認識はできないが，WOS の構造は regular であるため，内視鏡的に腺腫と診断した．生検を施行し，tubular adenoma with mild atypia と診断された．異型が弱く，内視鏡診断とも矛盾しない結果であり，経過観察としている．

▶**内視鏡観察のコツ**　本システムでは，Near Focus モードによる近接観察で，微細な構造も明瞭に認識可能である．対象病変に対してスコープを近づけていくと，ある距離で focus が合わなくなるが，その位置で Near Focus モードに変えると focus の合った近接画像が得られ，微細な構造を観察できる．

（小田島慎也）

Case 29 胃腺腫

60歳代，男性　検査目的 胃病変精査　部位 antrum 大弯後壁　肉眼型 0-Ⅱa

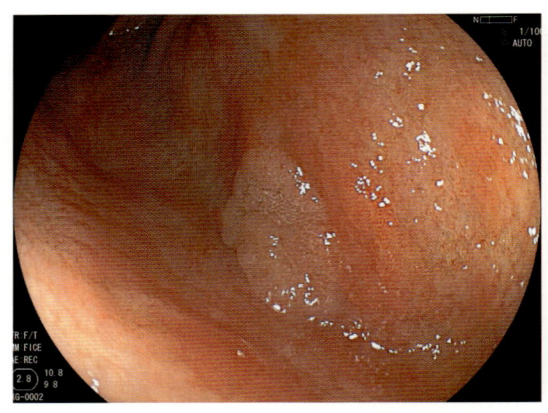

通常白色光．前庭部大弯に 10 mm 弱の表面平滑な褪色調の扁平隆起性病変．

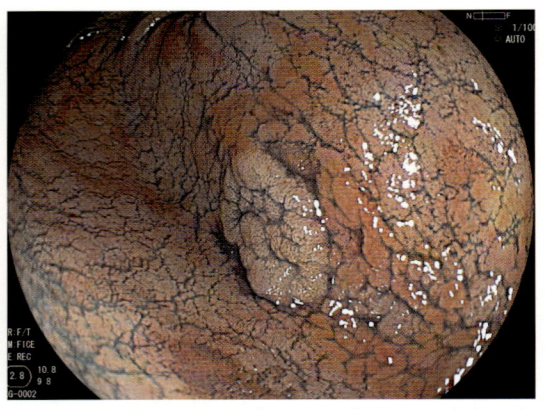

通常色素散布．インジゴカルミン散布像．病変の表面構造が明瞭となり，凹凸を伴った周囲との境界が明瞭な病変であることが観察される．

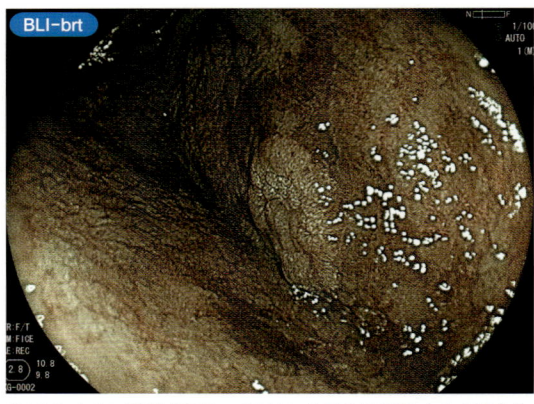

BLI-bright 通常観察．病変の色調は強調され明瞭化している．

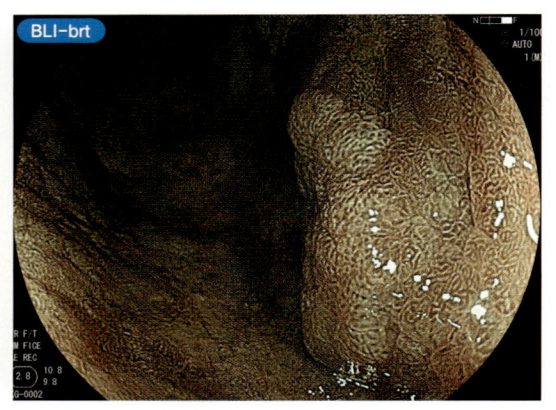

BLI-bright 弱拡大観察

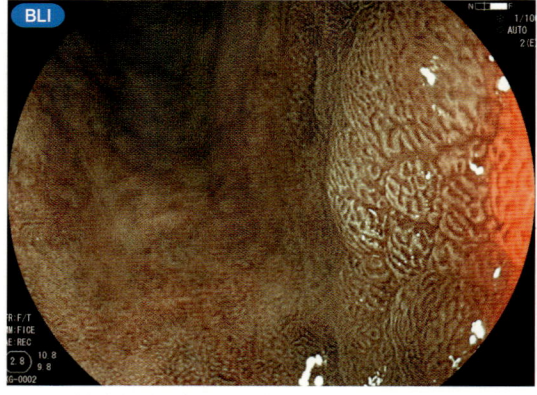

BLI 強拡大観察（口側小弯）．WOS（white opaque substance）が存在し，上皮下の血管は透見できない．WOS を表面構造の指標として用いると，WOS は規則的な窩間部に一致して分布し，網目状の形態を有している．

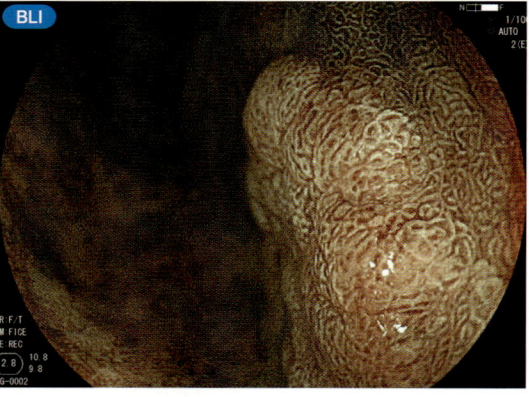

BLI 強拡大観察（肛門側大弯）．周囲には明瞭な demarcation line を認める．

> スコープ：試作機（EG-L590ZW 相当品）（富士フイルム），光源装置：LASEREO（富士フイルム）
> BLI 設定：BLI：構造強調 A6，色彩強調 C1，BLI-bright：構造強調 B8，色彩強調 C1

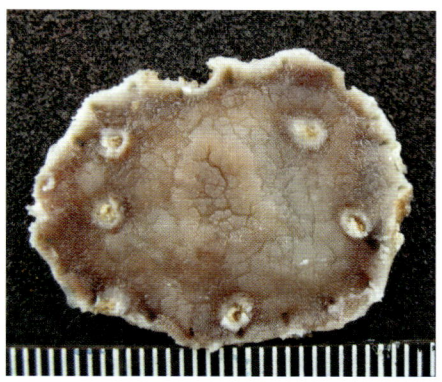

病理マクロ（ESD 摘除標本）．30×25 mm の ESD 摘除標本，8×6 mm の腺腫病変

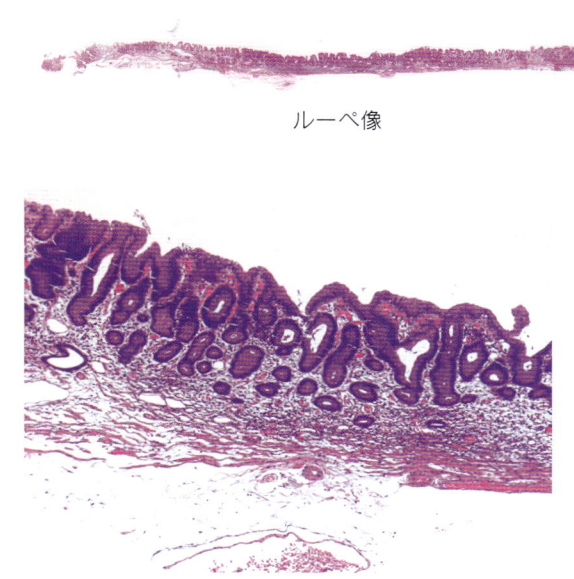

ルーペ像

弱拡大像．腸上皮化生を背景として中等度異型を有する管状腺腫と診断した．Tubular adenoma of Stomach, HM0, VM0

コメント

　本症例では WOS の存在で上皮下の血管は透見できないことより，微小血管構築像の評価は行えない．この場合 WOS を表面微細構造の指標として用い観察を行う．本症例では 100 倍で病変を観察すると，WOS は規則的な窩間部に一致して分布し，整な網目状の形態を呈している．腺腫の WOS の多くは密度が高く，形態は網状，迷路状，斑状もしくは点状であり，配列は規則的で，分布は対称性である．なお，BLI 拡大観察では，右上のバーの表示で光学最大倍率より 2 目盛戻すと（5/7 目盛）およそ 100 倍で観察が行える．

▶内視鏡観察のコツ　BLI では光学最大倍率より少し倍率を落とし，およそ 100 倍の観察で診断に必要な情報のある画像が得られやすい．腺腫では WOS を認め微小血管構築像が視認しづらい症例もあるが，その場合は表面微細構造の読影を行う．

（吉田成人）

Case 30 腺腫と胃癌の鑑別診断

80歳代, 女性　検査目的 胃病変精査　部位 胃体下部小弯　肉眼型 0-Ⅱa

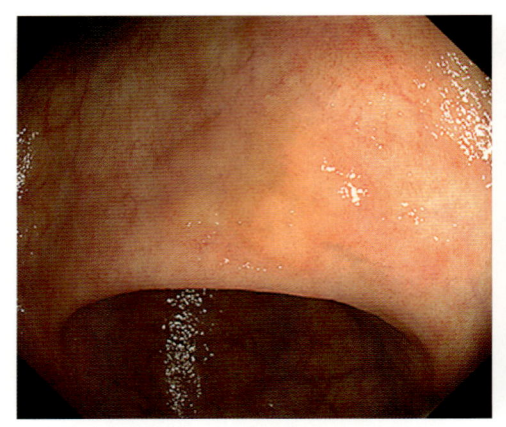

白色光通常観察. 胃体下部小弯に径 15 mm 大の褪色調扁平隆起性病変を認める.

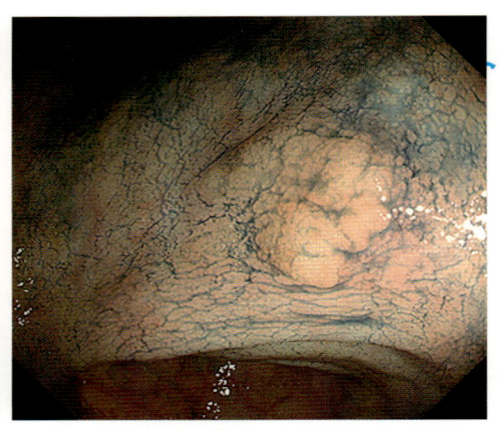

インジゴカルミン散布では表面に大小不同の顆粒状変化を認める.

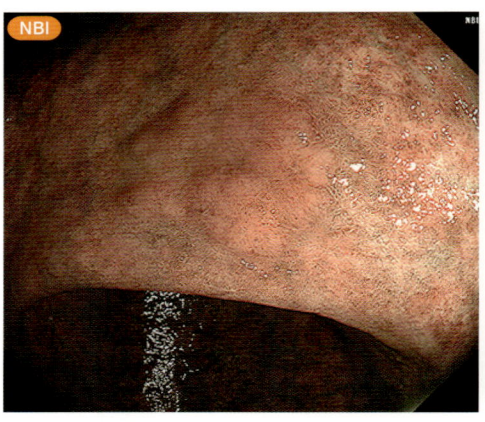

NBI 通常観察. 光量が保たれており, 全体観察が可能である.

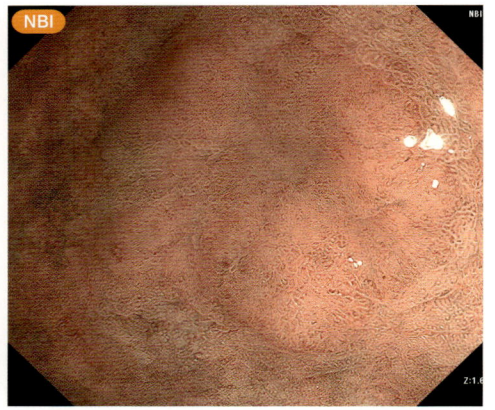

NBI 電子ズーム (×1.6 倍) 観察. 粘膜表面構造に不整がみられ, 周囲粘膜の表面構造との差により demarcation line を認める.

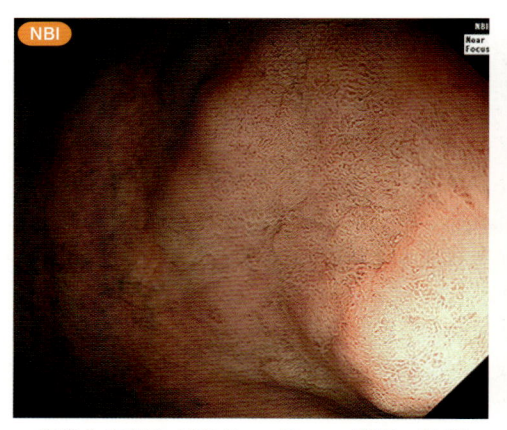

病変中央部の NBI Near Focus 観察. 粘膜表面構造や血管構造に不整を認める.

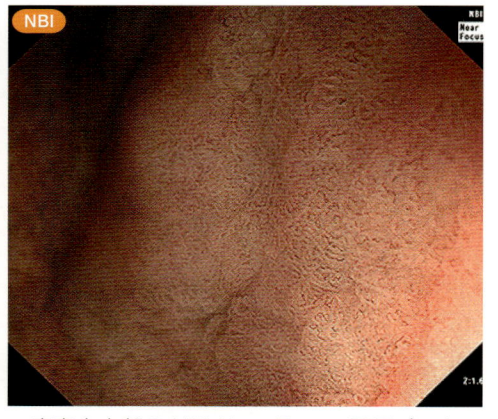

病変中央部の NBI Near Focus 電子ズーム (×1.6 倍) 観察. 形態不均一で不規則に配列する腺窩辺縁上皮が観察される.

スコープ：GIF-HQ290（オリンパス），光源装置：EVIS LUCERA ELITE（オリンパス）
NBI 設定：構造強調 B8，色彩モード1

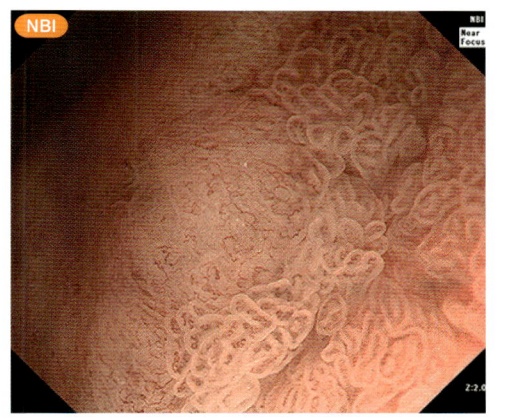

病変辺縁部の NBI Near Focus 電子ズーム（×2.0倍）観察．demarcation line とともに，形状不均一で口径不同のある微小血管を認める．

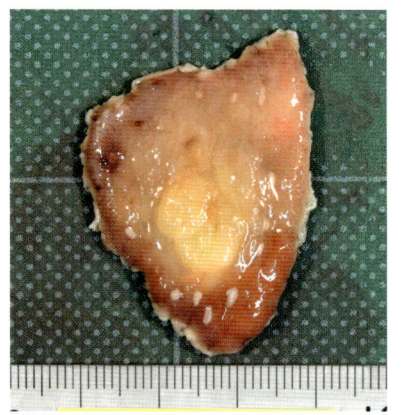

ESD 切除標本（ホルマリン固定後）

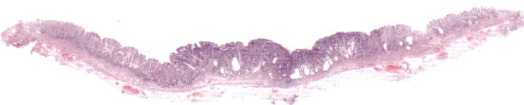

病理ルーペ像．病理診断は Well differentiated adenocarcinoma，0-IIa，16×11 mm，tub1，pT1a，UL（-），ly（-），v（-），HM0，VM0

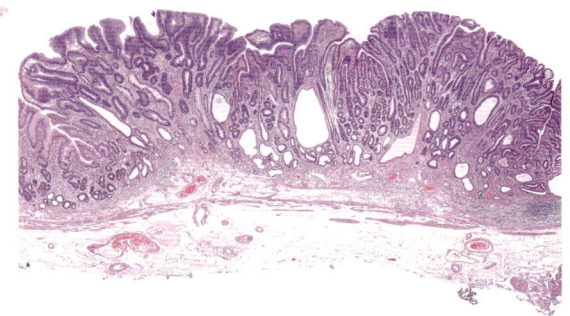

病理弱拡大像．分枝管状構造を示す高分化型腺癌を認める．

コメント

丈の低い褪色調扁平隆起性病変では，白色光観察やインジゴカルミン散布像では胃癌と腺腫との鑑別が難しいことがあるが，NBI 拡大観察による表面構造と血管構造の評価が良・悪性の鑑別に有用である．

▶内視鏡観察のコツ　本症例では Near Focus による NBI 拡大観察を行い，形態不均一で配列も不規則な腺管構造や，微小血管の口径不同，不均一な形状から，分化型の胃癌と診断した．また電子ズームを適宜組み合わせることにより，表面構造や血管構造をより詳細に観察しえた．範囲診断を行うにあたっては，表面構造の観察が可能で可視範囲の広い NBI 電子ズームが有用であった．また Near Focus による NBI 拡大観察も可視範囲が広く，範囲診断に有用と考えられた．

（鈴木安曇，安田健治朗）

Case 31 びらんと早期胃癌の鑑別診断

80歳代，女性　検査目的 胃病変精査　部位 cardia 後壁　肉眼型 0-Ⅱc

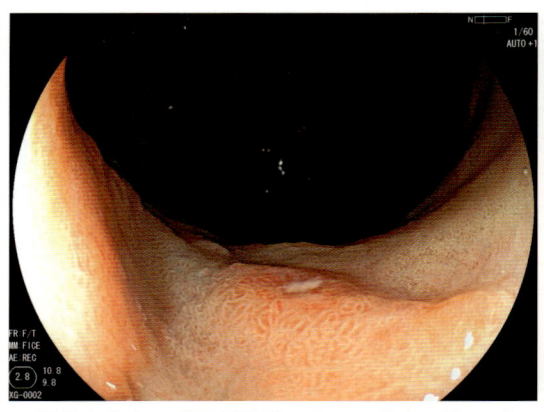

通常白色光．噴門部後壁に5 mm程度の浅いびらんを伴った発赤病変．

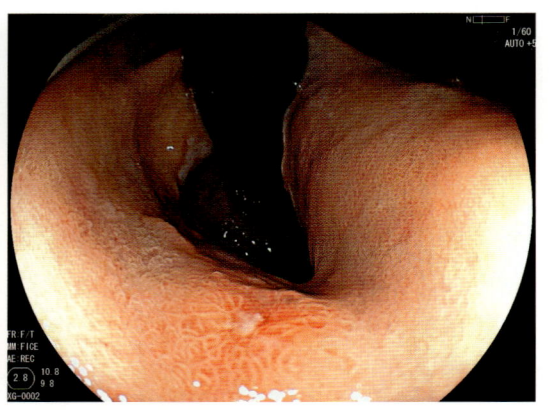

同反転像．中心部びらんの口側前壁に不整形のわずかな陥凹を有する．

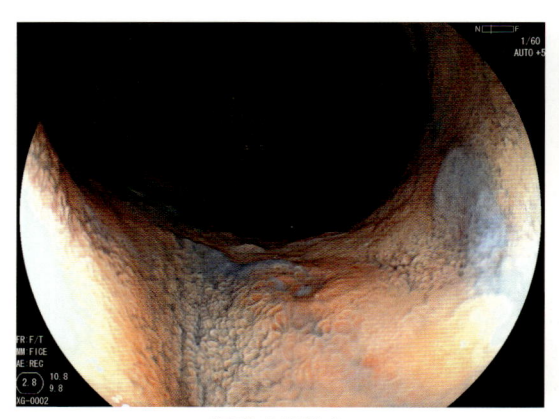

通常色素散布

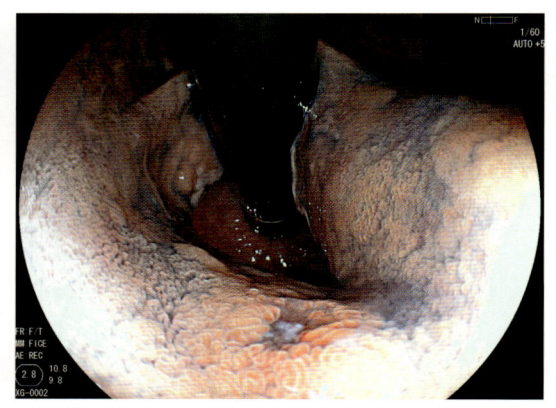

通常色素散布同反転．インジゴカルミン散布像．中心の陥凹と周囲のわずかな隆起が明瞭化する．

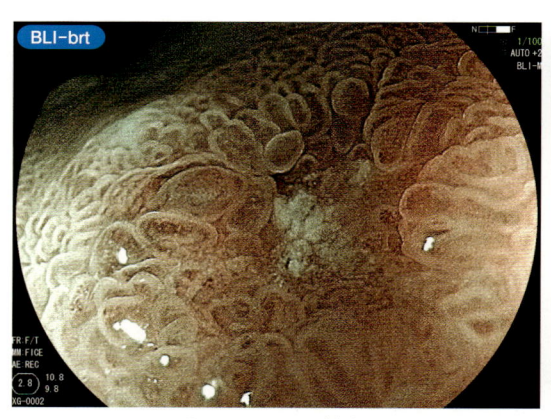

BLI-bright 弱拡大

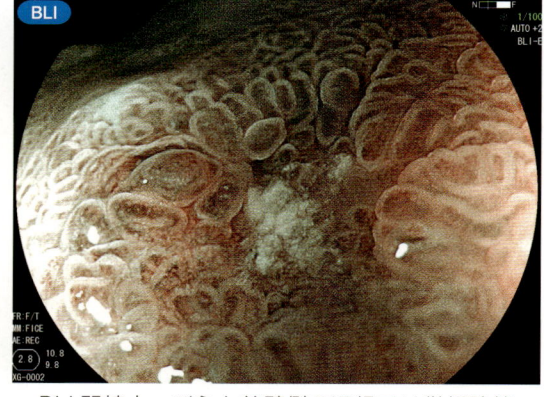

BLI 弱拡大．びらん前壁側の辺縁では微細腺管構造が不規則に腫大あるいは不明瞭化しているが，肛門側から後壁辺縁では不規則性に乏しい．

> スコープ：試作機（EG-L590ZW 相当品）（富士フイルム），光源装置：LASEREO（富士フイルム）
> BLI 設定：構造強調 A6，色彩強調 C1

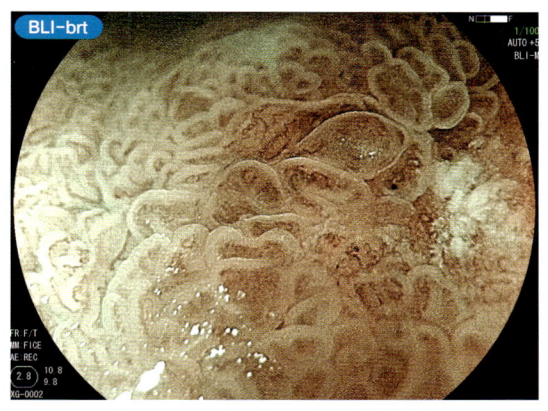

BLI-bright 強拡大（病変前壁側）

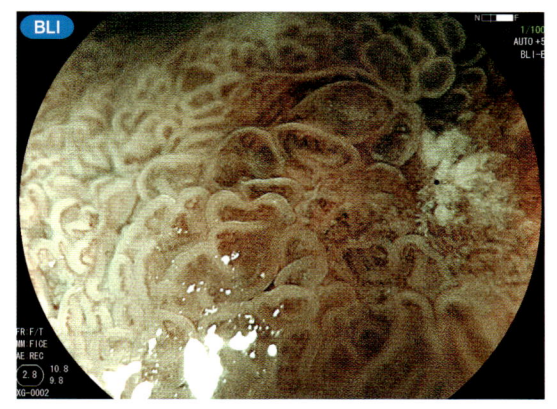

BLI 強拡大（病変前壁側）．大小の不整な腺管構造が不規則に配列し，内部に不規則に拡張した微小血管が散見される．びらんのごく近傍では構造は不明瞭化し，不規則な微細血管のみが観察される．

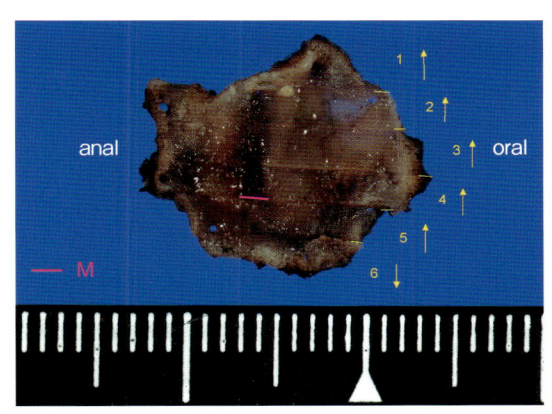

病理マクロ（ESD 切除検体）．15×13 mm の ESD 検体，6×3 mm の IIc 病変．陥凹性病変の前壁側にのみ腫瘍を認めた．

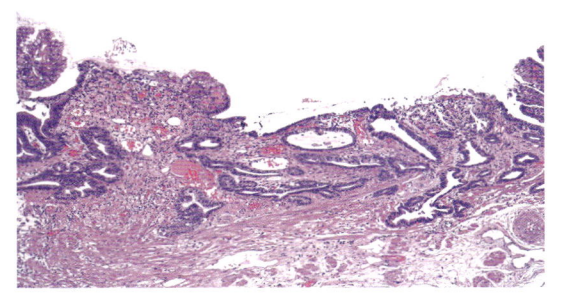

病理ミクロ（HE ×40）．腫瘍細胞が腺管構造を比較的保ちながら増殖している部位と崩れている部位が混在している．tubular adenocarcinoma（tub2＞1），pT1a，UL（−），ly（−），v（−），HM0，VM0．

コメント

　良性の小びらんと鑑別を要する微小癌の症例である．実臨床ではこのような小さなびらんは生検が施行されない場合も多い．本例の癌としての特徴は，BLI 拡大像で呈示した前壁側でのみ観察され，腫瘍の存在部位と一致した．

▶内視鏡観察のコツ　良性のびらん辺縁は，肛門側から後壁側で見られたように，内に凸の不規則性のない腺管で囲まれることが多い．一方，前壁側の腫瘍部では背景と比較して明らかに腫大し，形態は不均一，配列も不規則な腺管が観察された．うっ血が強く，血管像はあまり明瞭に描出されないため，前述した構造異常で診断できる．BLI 観察では，倍率を上げすぎると暗くなる場合があり，中拡大程度が診断に有用である．

（小野尚子）

Case 32 早期胃癌の範囲診断

40歳代，男性　検査目的 スクリーニング　部位 胃前庭部小弯側　肉眼型 0-Ⅱa

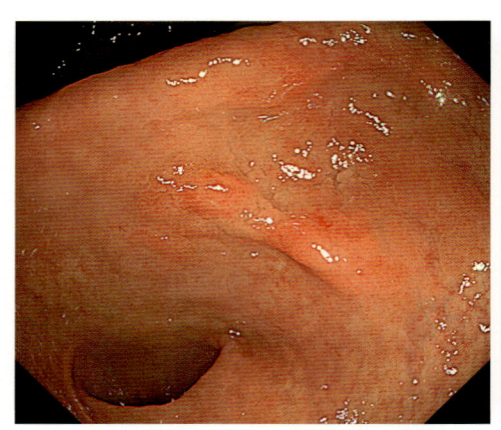

白色光非拡大観察．前庭部小弯側に境界不明瞭な発赤扁平隆起性病変を認める．隆起内は不整な凹凸を伴う．

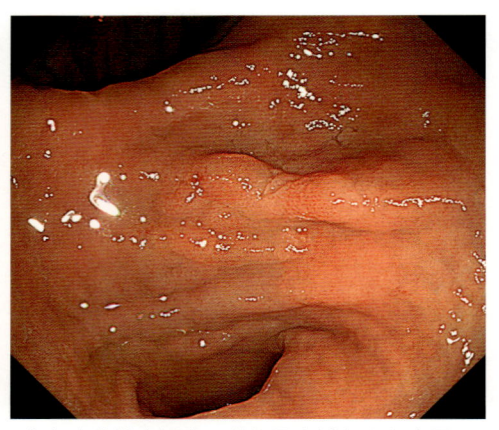

白色光非拡大観察．送気量を減らすと容易に変形する病変であり，深達度は上皮内を考える．

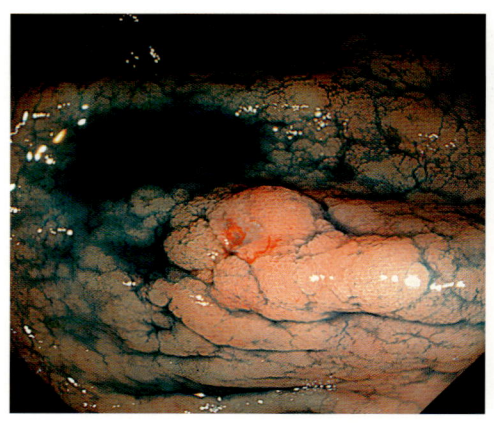

非拡大インジゴカルミン散布観察．インジゴカルミンを散布すると，病変は色素をはじく範囲として認識できる．

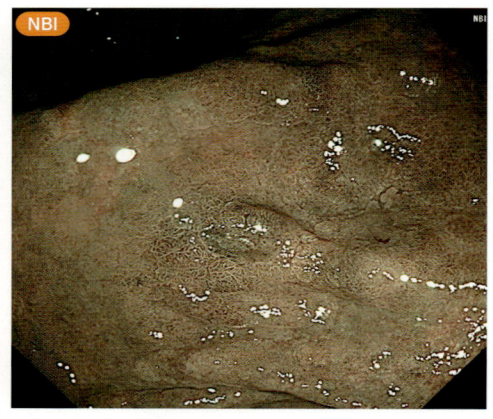

NBI非拡大観察．NBIでは，背景と比較して濃淡が混在した色調を呈する部位があり，不整な凹凸も伴っている．

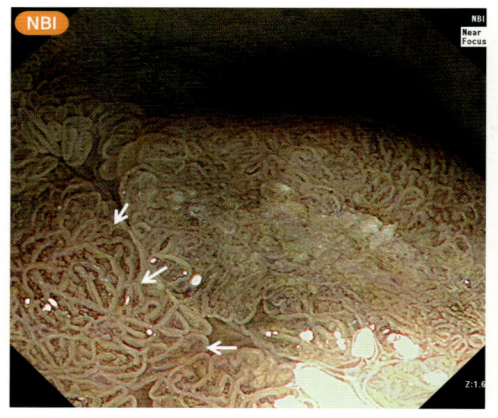

NBI拡大観察（Near Focus＋電子ズーム×1.6）．背景粘膜（白矢印）と比較すると，病変内の表面構造は大小不同・癒合などの不整な構造を有している．

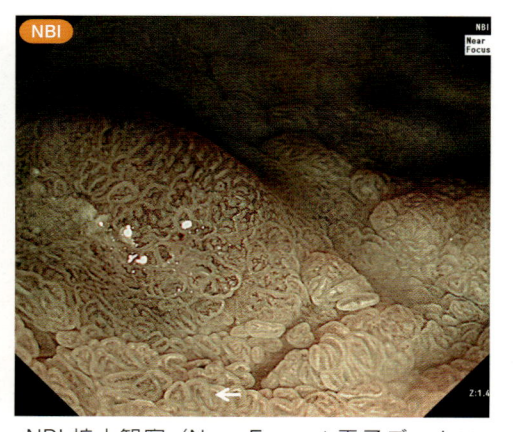

NBI拡大観察（Near Focus＋電子ズーム×1.4）．背景粘膜（白矢印）と比較すると，病変内では屈曲・蛇行・拡張した異型血管が増生している．

スコープ：GIF-HQ290（オリンパス）　光源装置：EVIS LUCERA ELITE（オリンパス）
NBI 設定：構造強調 B8，色彩モード 2

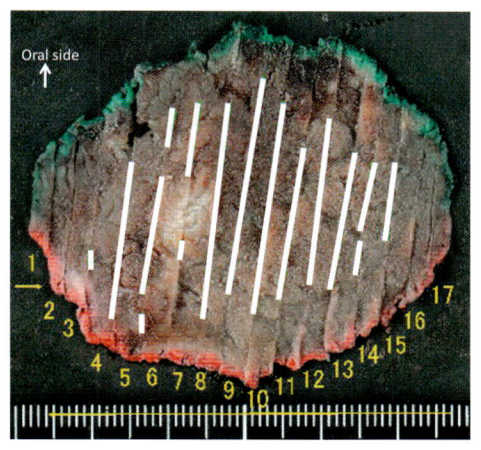

切除標本（内視鏡的粘膜下層剥離術）．
早期胃癌　Tubular adenocarcinoma, well differentiated（tub1）
pT1a/pM，ly（−），v（−），pHM0，pVM0
0 IIa，41×34 mm，Less，M

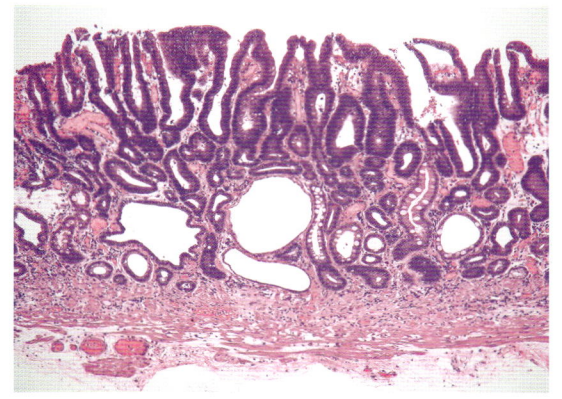

Tubular adenocarcinoma, well differentiated (tub1)

コメント

　前庭部小弯側の早期胃癌・0-IIa 症例である．非拡大白色光観察による背景粘膜の所見は，褪色調で凹凸のないスムーズな粘膜である．これに対して，病変部は発赤と褪色が混在した不整凹凸を伴う領域であり，その境界は不明瞭である．NBI 非拡大観察でも境界は不明瞭だが，NBI 拡大観察では病変の境界が明瞭に描出できる．病変内の表面構造には大小不同や癒合傾向があり，血管は屈曲・蛇行・拡張した異型血管が増生している．異型血管が mesh 状の形態を形成することから tub1 と診断できる．また，インジゴカルミン散布でも，病変は色素をはじく範囲として明瞭に描出できる．送気量を減らすと病変全体が容易に変形することから，病変の深達度は上皮内を考える．

▶内視鏡観察のコツ　胃の上皮性腫瘍の診断は，非拡大 NBI はあまり有効ではないことがあるが，分化型の腫瘍では拡大観察が有効なことが多い．明瞭な境界を有する領域内に，異型血管と表面構造の不整（大小不同や癒合傾向）を認めれば，上皮性腫瘍と診断できる．分化型胃癌の異型血管が mesh pattern であることは，診断に有用である．現時点では，拡大内視鏡所見による胃癌の深達度診断は確立されていない．低い隆起や浅い陥凹で，送気量の変化で容易に変形したり生検鉗子で引っ張ったときに容易に伸びる柔らかい病変では，深達度が上皮内にとどまっていることが多い．

（森田周子，武藤　学）

Case 33 早期胃癌の範囲診断

60歳代，男性　検査目的 胃病変精査　部位 antrum 大弯　肉眼型 0-Ⅱc

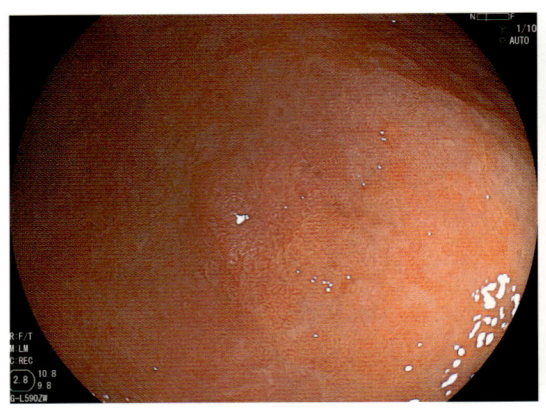

通常白色光．前庭部大弯に 10 mm 弱の発赤調の浅い陥凹性病変．

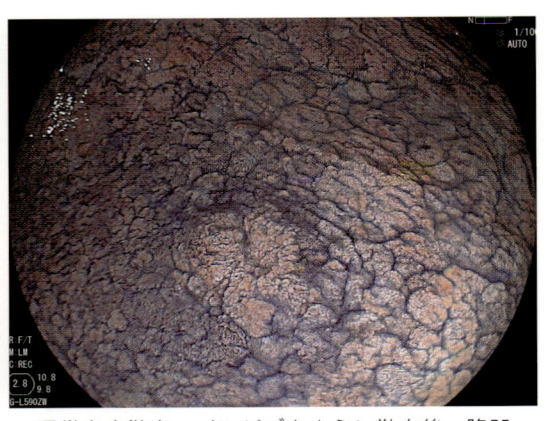

通常色素散布．インジゴカルミン散布後，陥凹の境界が明瞭となり，中心の陥凹と周囲のわずかな隆起が明瞭化する．境界線はやや不整形である．

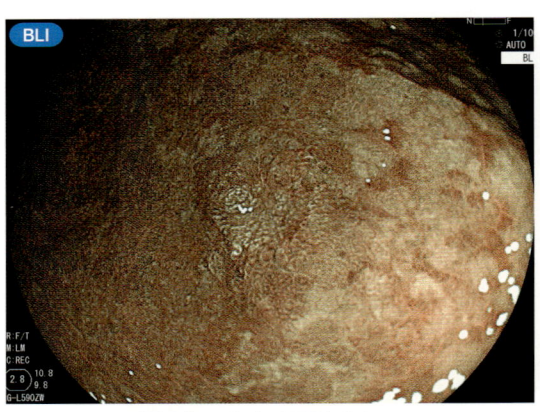

BLI 通常観察．病変は明瞭化している．

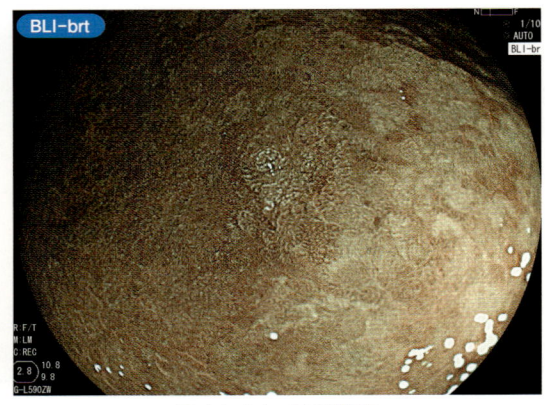

BLI-bright 通常観察

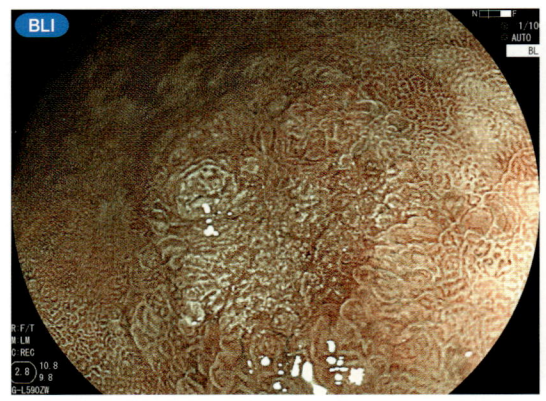

BLI 弱拡大観察．病変陥凹内では不整な表面微細構造が観察され，また前壁側には WOS（white opaque substance）を認めている．

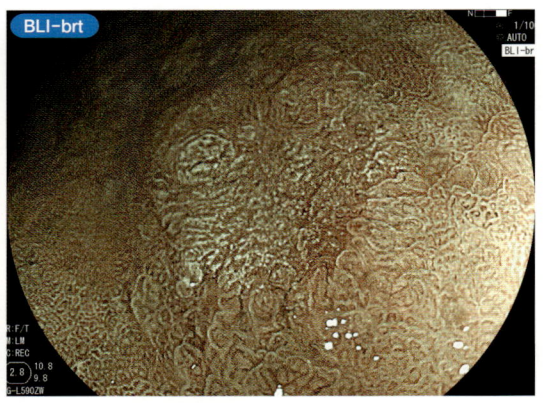

BLI-bright 弱拡大観察

スコープ：EG-L590ZW（富士フイルム），光源装置：LASEREO（富士フイルム）
BLI 設定：BLI：構造強調 B8, 色彩強調 C1, BLI-bright：構造強調 B8, 色彩強調 C1

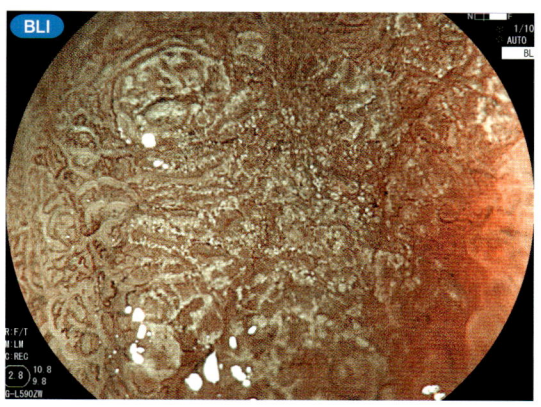

BLI 強拡大観察（前壁側）．WOS が認められ，不整な表面微細構造が認められる．

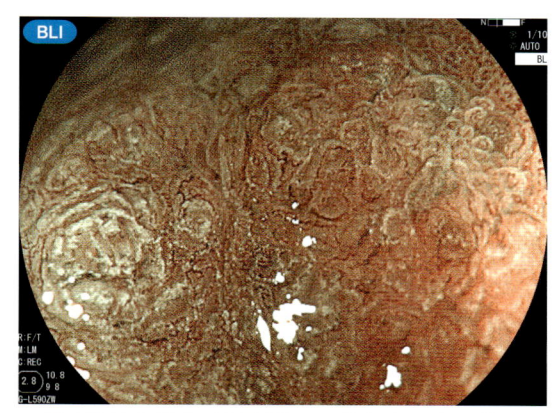

BLI 強拡大観察（後壁側）．不整な表面微細構造と口径不同・走行不整を伴う微小血管構築像が認められる．

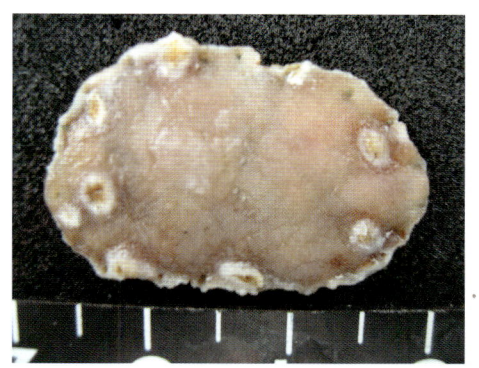

病理マクロ（ESD 摘除標本）．25×18 mm の ESD 摘除標本，10×5 mm の IIc 病変

ルーペ像

弱拡大像．粘膜に限局して中等大ないし大型，類円形ないし不整形腺管の増殖よりなる腫瘍組織で高分化管状腺癌と診断した．Adenocarcinoma of Stomach, tub1, pT1a, UL（−），ly（−），v（−），HM0，VM0

コメント

陥凹型分化型癌は，典型的なものは area 状の周囲隆起および棘状の延び出しを伴う星芒状陥凹としてみられるが，BLI を用いることによりその特徴が明瞭に観察される．100 倍付近の強拡大像では陥凹境界に一致して demarcation line を認め，その内部ではさまざまな形態を有する不整な微小血管構築像が認められる．表面微細構造では，多様性に富む腺窩辺縁上皮（marginal crypt epithelium；MCE）の不規則な配列が認められる．また WOS を認める部位では点状から斑状の多様性に富む WOS のため，血管が透見しづらくなっている．このような場合 WOS を表面微細構造の指標に用いて診断を行う．

▶内視鏡観察のコツ　BLI 拡大観察所見の評価には表面微細構造と微小血管構築像の両方が必要である．本症例のように両方が観察可能な部位ではその両方を，WOS により微小血管構築像が観察しづらい部位では表面微細構造の読影を行う．

（吉田成人）

Case 34 早期胃癌の範囲診断

50 歳代，男性　検査目的　ドックで発見された胃病変精査　部位　胃体中部小弯　肉眼型　0-IIc

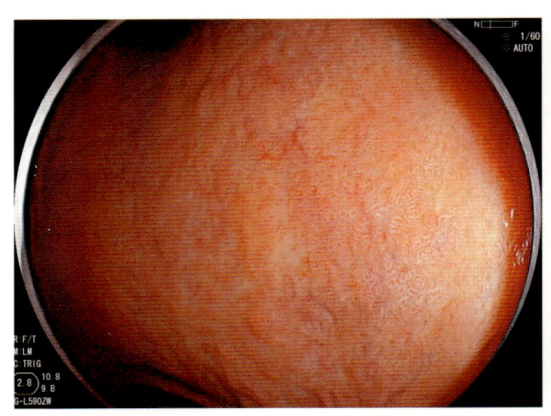

白色光通常観察．胃体中部小弯に境界不明瞭な褪色調の陥凹性病変を認める．褪色調の粘膜の後壁側には不整な粘膜が広がっているように見える．

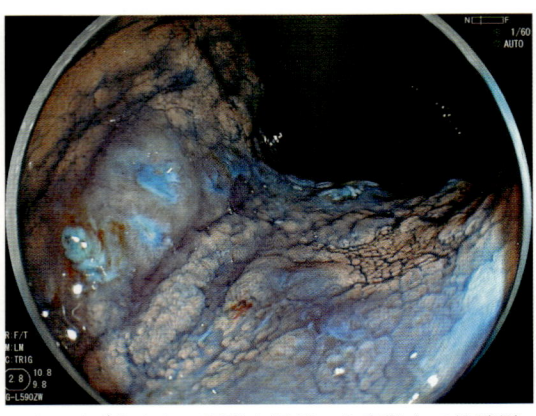

インジゴカルミン通常内視鏡．色素散布で前壁側の褪色調粘膜は不明瞭になり，後壁側の不整な粘膜模様は明瞭化する．全体として病変範囲は診断しにくい．

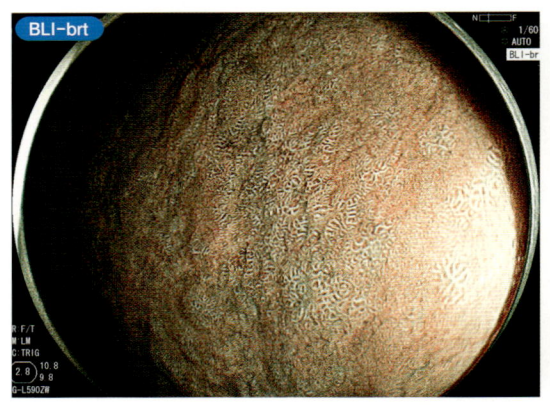

BLI-bright 弱拡大．比較的遠景から病変全体が細かい粘膜模様を呈する陥凹として捉えられる．

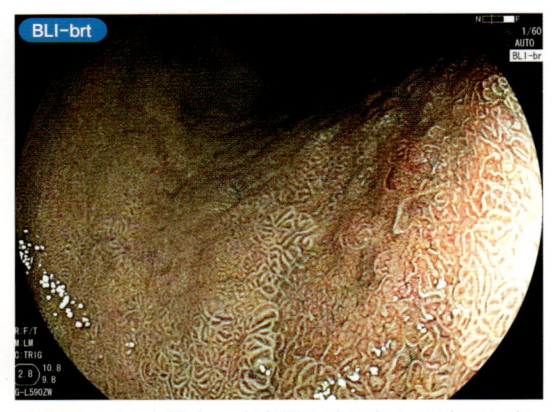

BLI-bright 中拡大．小弯側の陥凹部との境界と病変中央の顆粒状結節が明瞭に認められる．陥凹部の小弯側の粘膜模様は軽度腫大している．

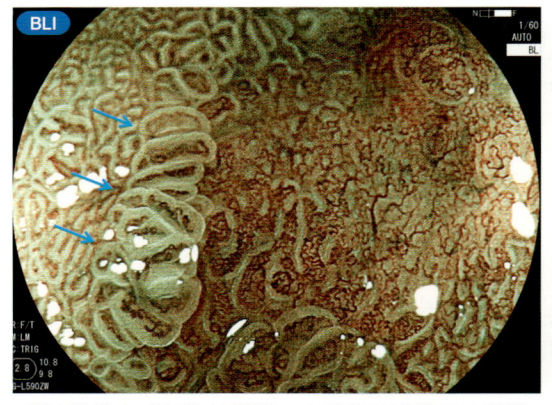

BLI 強拡大（病変小弯側）．小弯側の辺縁では微細腺管構造が不規則に腫大している（青矢印は病理学的浸潤範囲）．

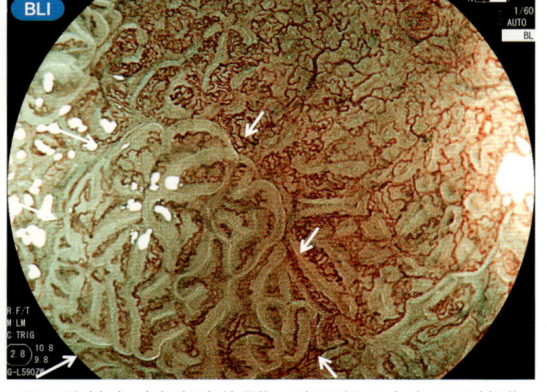

BLI 強拡大（病変遠位側）．陥凹部の中央では粘膜微細模様は消失し，微小血管は corkscrew pattern を呈する．小弯遠位側の顆粒は微細腺管構造が不規則に腫大している（白矢印は粘膜内に癌が浸潤している）．

スコープ：EG-L590ZW（富士フイルム），光源装置：LASEREO（富士フイルム）
BLI設定：BLI：構造強調 A6，色彩強調 C2，BLI-bright：構造強調 A6，色彩強調 C2

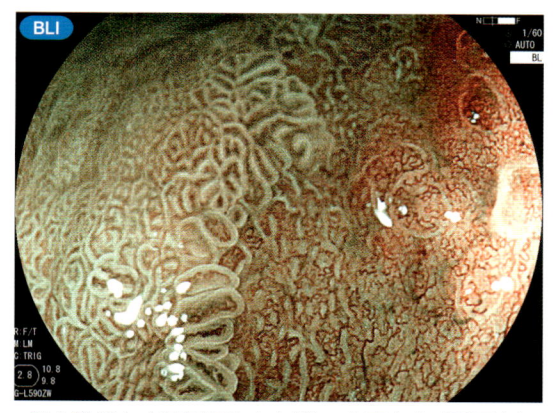

BLI強拡大（病変近位中央側）．病変中央（画面右）の結節は不鮮明になった腺管構造の内部に不規則に拡張した微細血管が観察される．

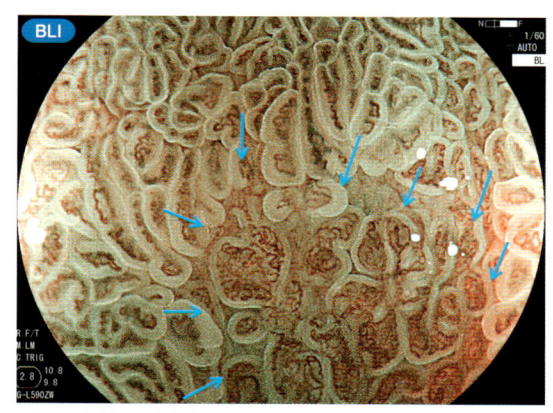

BLI強拡大（病変近位側）．大小の不整な腺管構造が不規則に配列し，内部に不規則に拡張した微細血管が認められる（青矢印は病理学的浸潤範囲）．

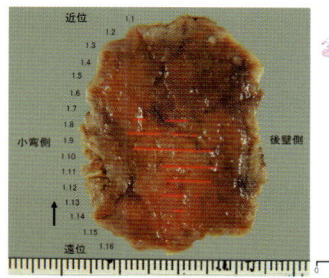

左：ESD切除検体
右：ルーペ像：Adenocarcinoma mucocellulare, sig≫tub2, type 0-IIc, 19×11mm, depth m, ly（−），v（−），pHM0, pVM0（赤四角内）

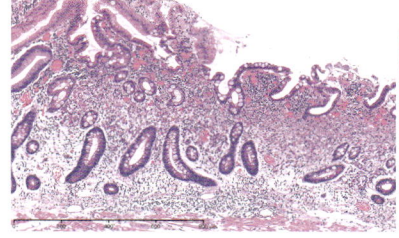

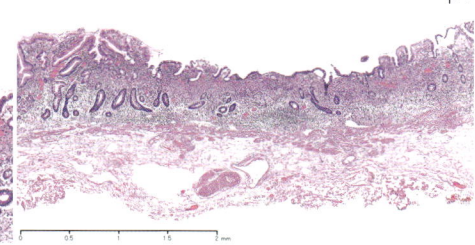

左：強拡大像．腺窩上皮は非癌であるが，直下の粘膜内に印環細胞の増生を認め，ごく一部では手繋ぎ状に癒合した管状構造もみられる．
右：弱拡大像．腫瘍は粘膜内に限局しており，明らかな脈管浸潤は認めない．

> **コメント**
>
> 　病理組織学的には径 19×11 mm の sig≫tub2 の陥凹型早期胃癌で粘膜内に限局していた．通常内視鏡とインジゴカルミン散布では病変範囲の同定は困難であったが，BLI-bright は遠景からの観察が可能で病変の全体を細かい粘膜模様を呈する陥凹として捉えることができた．また BLI 強拡大では不整な corkscrew pattern を呈する微小血管から未分化型早期胃癌と診断でき，さらに微細腺管構造が不規則に腫大し，内部に不規則に拡張した微細血管が認められることから，粘膜上皮下への癌の浸潤を含めて癌の範囲が正確に同定できた．
> ▶**内視鏡観察のコツ**　病変の辺縁や陥凹部の粘膜微細模様が腫大していたり，不明瞭化することは正常な腺窩上皮下への癌細胞（本症例の場合は印環細胞癌）の浸潤を見ていることが多い．BLI は微細血管のみならず微細腺管構造を描出することに優れているため，粘膜直下の情報を得やすいと考えられる．
> （八木信明）

Case 35　0-Ⅱc 分化型早期胃癌　　H260Z/LUCERA と HQ290/ELITE の対比

50 歳代，男性　検査目的　検診目的の上部消化管内視鏡で摘出された，胃体部前壁の陥凹性病変の精査
部位　胃体下部前壁　　肉眼型　0-Ⅱc

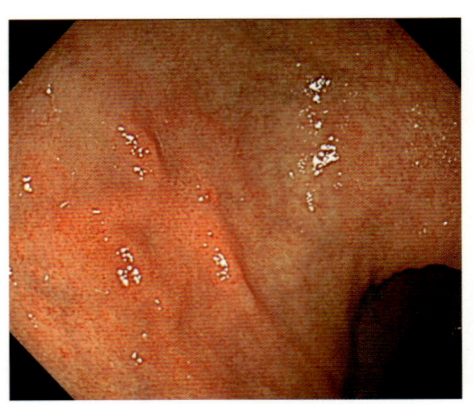

HQ290（構造強調 A5）．通常観察では，胃体下部前壁に 25 mm 大の浅い陥凹性病変を認める．病変の色調は背景粘膜に比べわずかに発赤している．病変部の壁伸展は良好である．

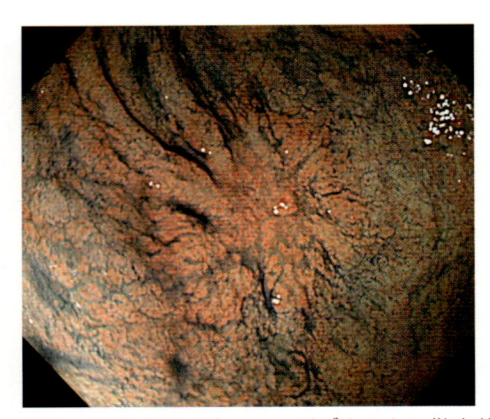

HQ290（構造強調 A5）．インジゴカルミン散布後通常観察では，棘状の病変境界や辺縁隆起がより明瞭に描出されている．また，陥凹面中央の小隆起に向かうひだ集中像が認められ，生検後の変化と考えられる．

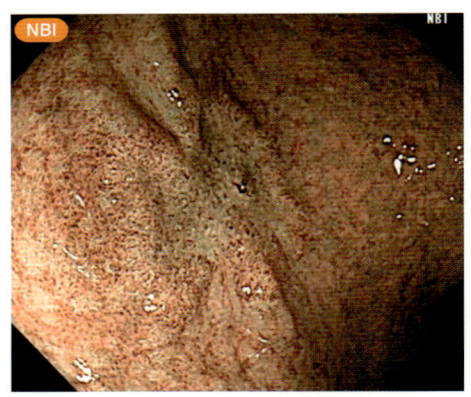

NBI 通常観察．HQ290（構造強調 A7）．NBI 通常観察では，白色光観察に比べ病変境界が明瞭に描出されている．

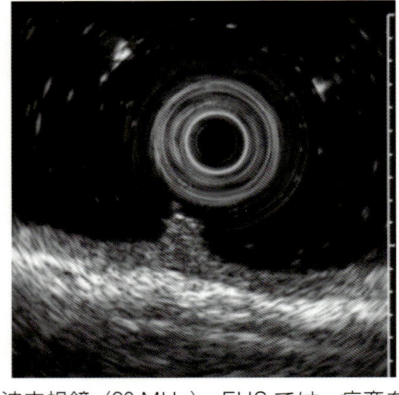

超音波内視鏡（20 MHz）．EUS では，病変を示す低エコー域は第 1・2 層にとどまっており，病変は粘膜内癌と考えられる．

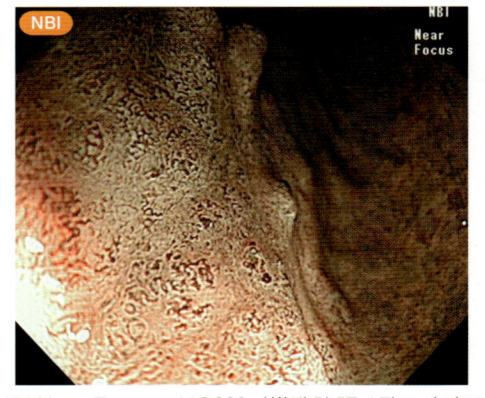

NBI Near Focus．HQ290（構造強調 A7）．病変の口側大弯側では，粘膜模様が不明瞭化し，走行異常や拡張の目立つ微小血管が認められる．

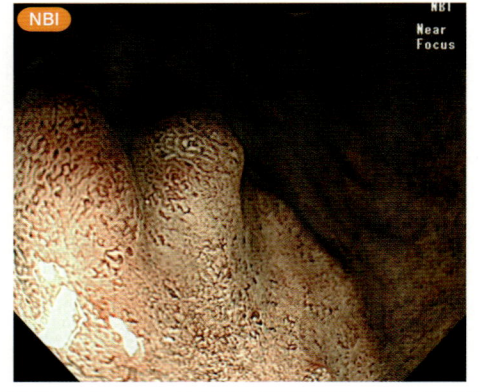

NBI Near Focus．HQ290（構造強調 A7）．病変の小弯側では，微小血管構築像が分化型腺癌に特徴的な網目状構造（fine network pattern）を呈している．病変境界の視認性は，通常 NBI 観察よりも良好になっている．

スコープ／光源装置：GIF-HQ290／EVIS LUCERA ELITE（オリンパス）（通常観察・Near Focus），
GIF-H260Z／EVIS LUCERA SPECTRUM（オリンパス）（拡大内視鏡）
NBI 設定：構造強調 A5／A7／A8，色彩モード 1

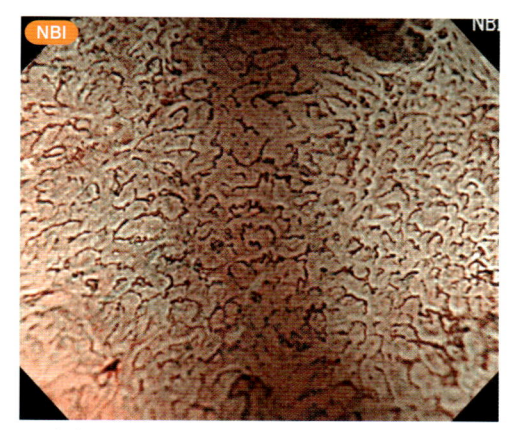

病変口側大弯側 NBI 併用拡大観察．同病変の，LUCERA／GIF-H260Z を用いた NBI 併用拡大観察像を提示する．

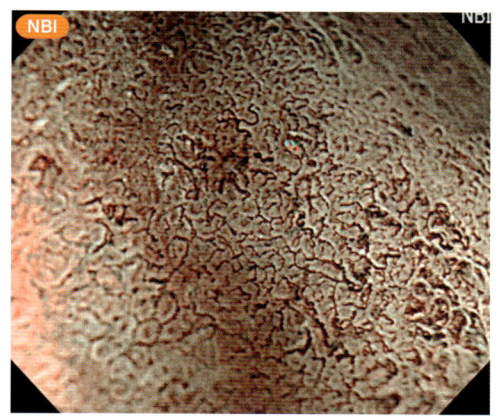

病変小弯側 NBI 併用拡大観察．NBI Near Focus 観察同様，fine network pattern を呈する微小血管構築像が認められる．

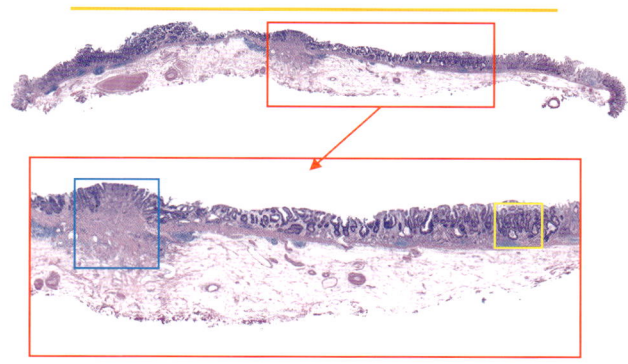

ESD 標本ルーペ像．生検後瘢痕部で粘膜筋板の断裂を認める（青枠）．腫瘍の最深部は粘膜固有層内にとどまっている．

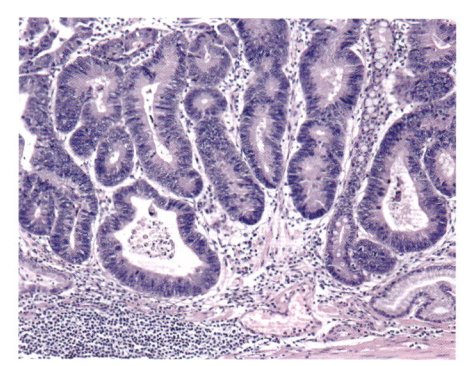

ルーペ像黄枠部組織所見：高〜中分化型腺癌の像を呈している．病理診断：type 0-IIc，24×22 mm，UL-IIs，pT1a（M），ly0，v0，pHM0，pVM0

コメント

　本症例では，術前評価を LUCERA／GIF-H260Z により，ESD 時のマーキングを ELITE／GIF-HQ290 で実施したため，両システムを用いた観察所見を対比することができた．病変は，いずれの観察方法においても分化型癌 0-IIc 病変の典型的所見を呈していた．ELITE システムによる NBI 観察は LUCERA システムよりも画面全体が明るく，広視野の観察に適している．本症例では，H260Z を用いた術前観察において確認された fine network pattern などの異常微小血管構築像が，Near Focus モードを用いることで，より低い拡大倍率で観察できたため，短時間に病変の範囲評価が可能であった．

　▶内視鏡観察のコツ　HQ290 システムでは，従来の H260Z よりも最大拡大倍率が低いので，やや遠間から広い範囲で観察したほうが良質の画像が得やすい．それでも，焦点のあった画像を得るには，従来どおり先端フードの使用が有効である．

（樺　俊介，炭山和毅，田尻久雄）

Case 36 早期胃癌の組織型診断

60歳代，男性　検査目的 胃病変精査　部位 体中部大弯　肉眼型 0-IIc

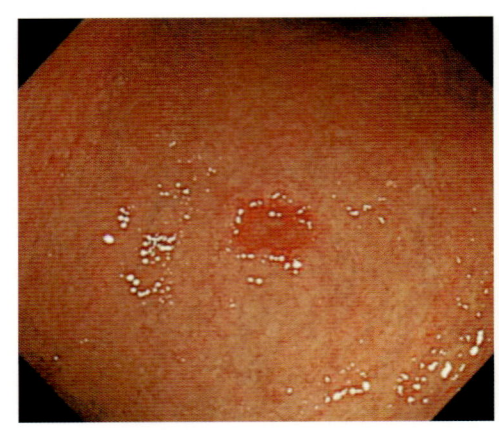

白色光通常観察（遠景）．体中部大弯に径15 mm大の発赤調を呈する陥凹性病変を認める．

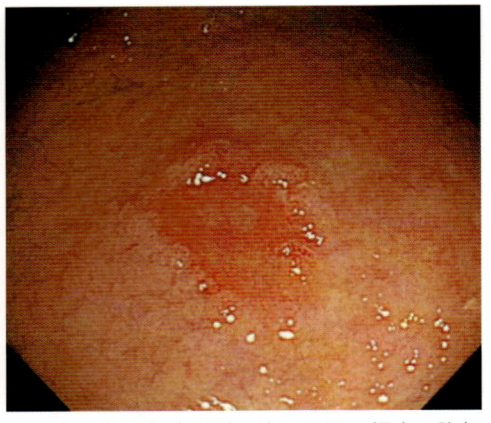

白色光通常観察（近景）．陥凹周囲に軽度の隆起を伴い，発赤域と褪色域が混在する．

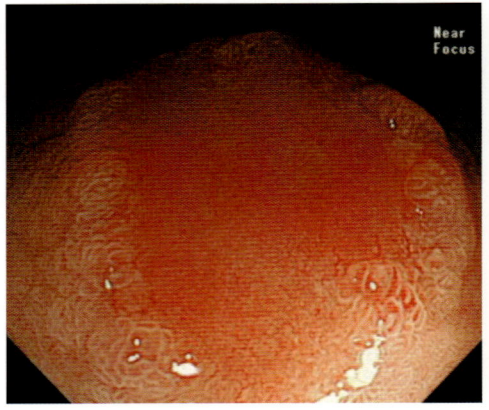

白色光 Near Focus 観察．病変中心部の陥凹面では腺窩辺縁上皮が消失し，不整な微小血管が不明瞭ながら観察される．

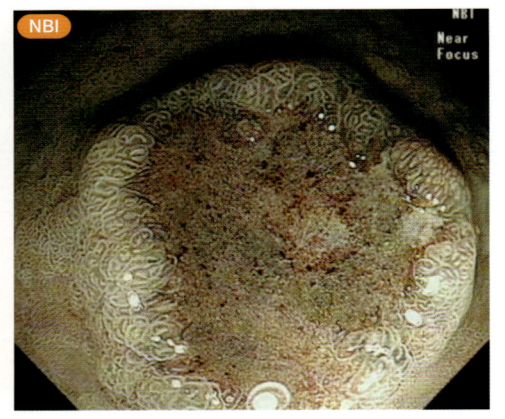

NBI Near Focus 観察．陥凹の境界に一致して密度の高い微細粘膜構造を認め，不整な微小血管が観察される．

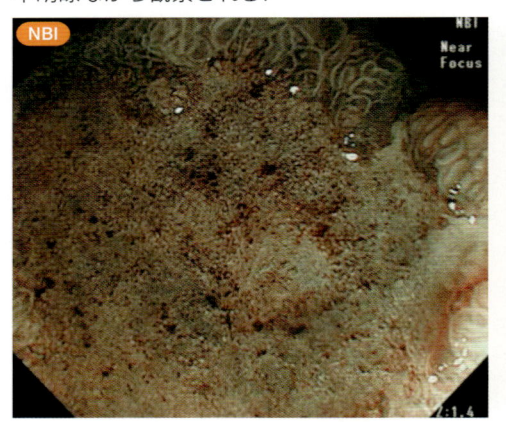

NBI Near Focus＋電子ズーム観察（×1.4倍）．陥凹部では不均一な不規則な微細粘膜構造を認める．微小血管も拡張・蛇行・口径不同・形状不均一であり，網目状（network）パターンは崩れ，一部では縮緬状（corkscrew）パターンを呈する．

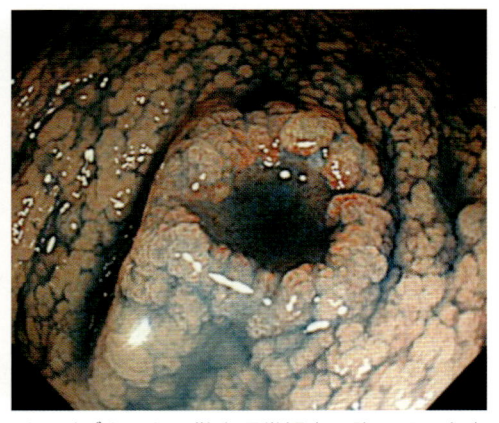

インジゴカルミン散布通常観察．陥凹面に色素が貯留し，陥凹領域が明瞭である．

スコープ：GIF-HQ290（オリンパス），光源装置：EVIS LUCERA ELITE（オリンパス）
NBI 設定：構造強調 B8，色彩モード 1

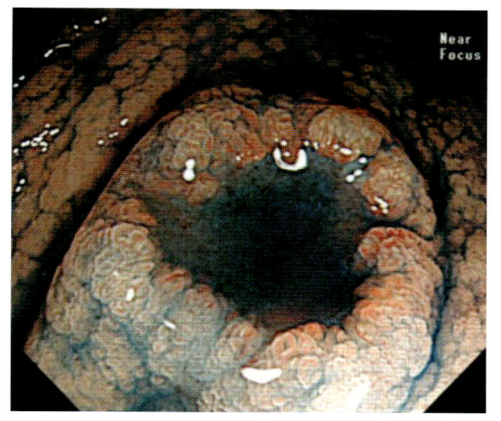

インジゴカルミン散布 Near Focus 観察．陥凹周囲の隆起部には正常な腺窩辺縁上皮が残存し，病変は陥凹面に限局していることが明瞭である．

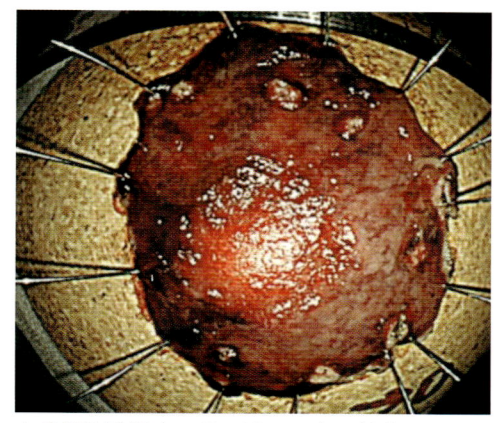

内視鏡摘除標本．40×30 mm 大の検体．15×14 mm 大の 0-Ⅱc 型腫瘍が認められる．

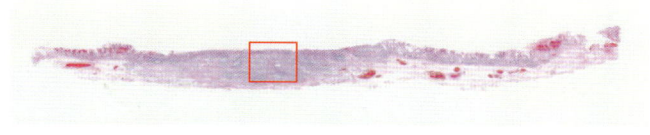

病理ルーペ像

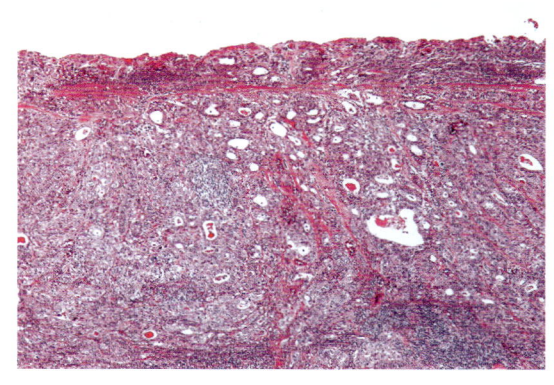

病理ミクロ像（HE 40×）．小型管状から癒合腺管状構造を呈して増殖し，浸潤部では腺腔形成の不明瞭な小塊状の浸潤もみられる．腫瘍は粘膜下層に広く浸潤しており，最深部は粘膜下層約 1 mm に達し，脈管浸潤もみられた．Adenocarcinoma（tub2＞tub1, por2），pT1b2（SM2），ly1，v2

コメント

中分化型癌は腺管開口部が狭いため，拡大内視鏡観察では密度の高い細かい微細粘膜構造を呈し，また，微細粘膜構造が不明瞭化することも多い．微小血管構造は網目状パターンが崩れ，高度の口径不同や走行不整を呈する．未分化型癌では，8 割に微小血管構築が縮緬状パターンを呈する．

▶内視鏡観察のコツ　本症例は体中部大彎に位置し，拡大観察時に呼吸性変動による影響が強く，息止めにより呼吸性変動を最小限に抑えた．また，心拍動による影響で，NBI Near Focus 電子ズーム観察では，電子ズーム 2.0 倍では手振れしやすく，電子ズームを 1.4 倍に下げることでより明瞭な画像が得られた．微細粘膜構造および微小血管構築を観察することで，組織型が推測できる 1 例である．

（望月　暁，藤城光弘，小池和彦）

Case 37　早期胃癌の組織型診断

70歳代，男性　検査目的 早期胃癌内視鏡治療前精査　部位 胃体中部後壁　肉眼型 0-Ⅱc

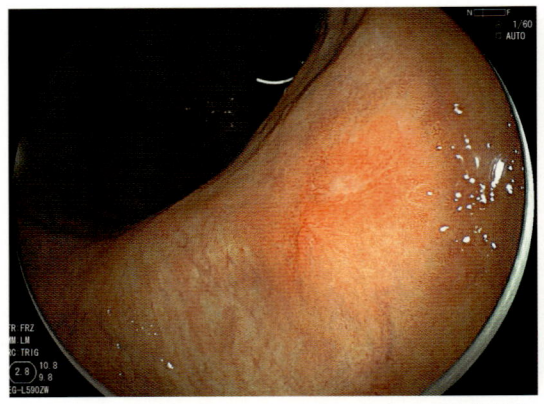

通常白色光観察．胃体中部後壁に存在する萎縮粘膜内の発赤陥凹性病変．発赤全体は20 mm弱で，内部に発赤のより強い領域が存在し，さらにその中に白苔の付着した陥凹を認める．この時点では分化型癌を疑う．

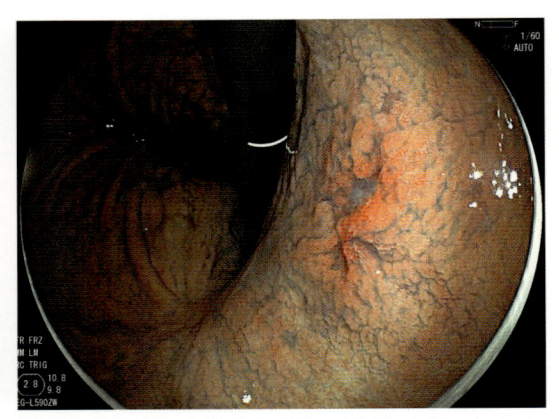

通常色素観察．より発赤の強い領域にほぼ一致した陥凹面が強調される．

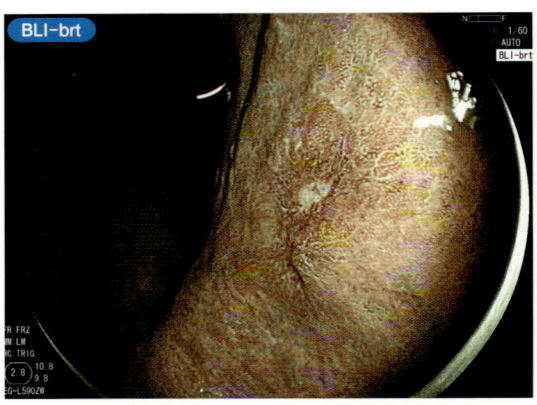

通常BLI-bright観察．病変は茶色の領域として描出され，遠景でもその表面模様の違いが認識できる．

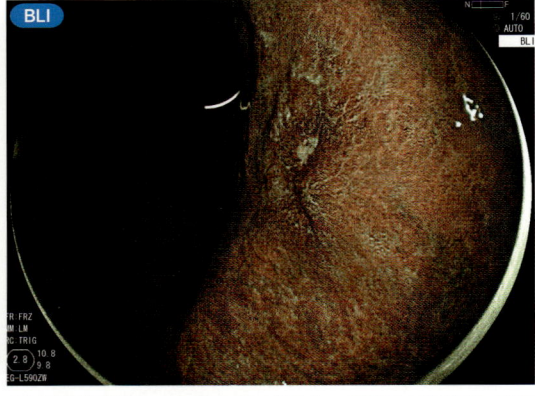

BLI通常観察．画面全体が暗く，病変は濃茶色の領域として認識はできるものの詳細は不明瞭である．

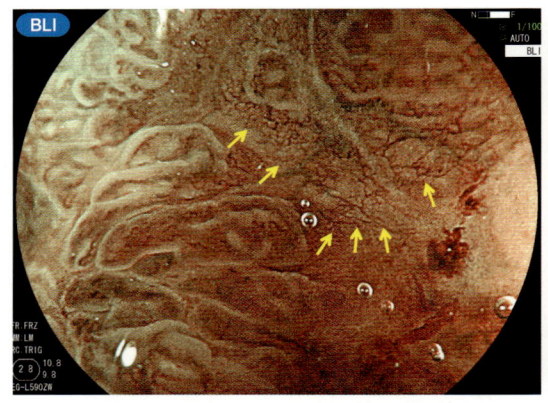

拡大BLI観察．陥凹面の前壁側．陥凹面にはネットワークを形成しない，口径が不同で，走行が不整な血管を認める（矢印）．陥凹面では微細表面構造は認識できない．

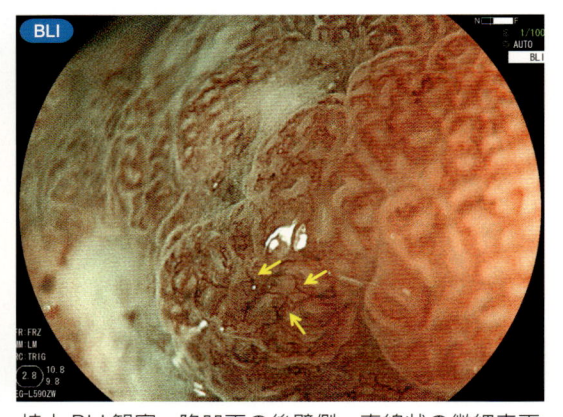

拡大BLI観察．陥凹面の後壁側．直線状の微細表面構造を呈する非腫瘍性胃底腺の窩間部上皮下に，腺窩開口部を取り囲むように口径不同で走行不整な血管を認める（矢印）．

スコープ：EG-L590ZW（富士フイルム），光源装置：LASEREO（富士フイルム）
BLI 設定：BLI：構造強調 A6，色彩強調 C1，BLI-brigt：構造強調 A5，色彩強調 C1

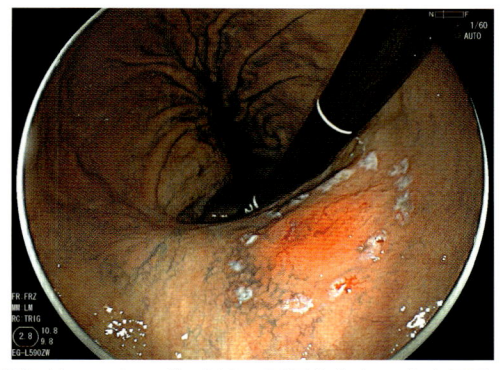

ESD 前マーキング．BLI の所見をもとに病変周囲にマーキングを行った．治療時にみられた陥凹面の白苔は拡大観察の後に脱落して粘膜欠損ではないと判断でき，UL（−）の病変として治療を行った．

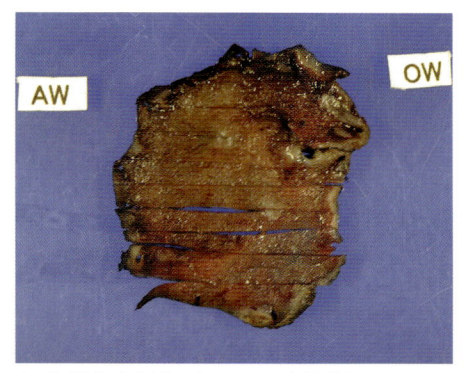

切除標本肉眼像（ESD 切除検体）．40×30 mm の ESD 検体，8×8 mm の 0-Ⅱc 病変．陥凹面にほぼ一致して病変を認めた．

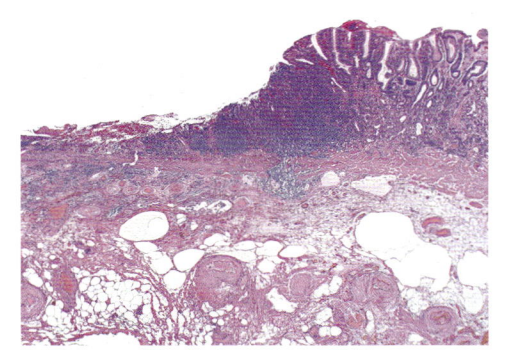

病理標本（弱拡大）．陥凹面にほぼ一致して粘膜内に留まる低分化型腺癌を認める．病巣は著明なリンパ球間質があり，粘膜下層の線維化など UL を疑う所見は認めなかった．Adenocarcinoma (por), pT1a (M), UL（−）, ly（−）, v（−）, pHM0, pVM0

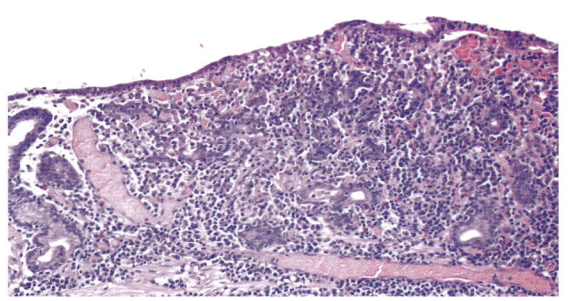

病理標本（強拡大）．病変内には，非腫瘍性の上皮に覆われて，低分化型癌が粘膜の中層に主座をおく部分もみられる．

コメント

　胃体中部後壁に存在した未分化型粘膜内癌の症例である．通常観察では萎縮粘膜内の発赤病変として，分化型癌を疑う病変である．BLI 拡大観察で認めた陥凹内の不整な血管は，未分化型胃癌に典型的ないわゆる corkscrew 様の血管ではないものの，腺管構造を示唆するようなネットワークを形成する血管ではなく，未分化型胃癌に矛盾しない無秩序に走行する血管である．周囲の整な微細表面構造を呈する粘膜の上皮下にも不整な血管を認めたため非腫瘍上皮下に存在する癌の進展を疑った．

　▶内視鏡観察のコツ　本症例のように発赤の強い病変の場合，うっ血が強く拡大観察時の接触によって出血を惹起しやすい．一度出血すると観察条件が悪くなるため，慎重かつ愛護的な観察をする必要がある．とくに病変内が出血しやすいので，病変の肛門側の正常粘膜から徐々に拡大倍率を上げながら病変に近づき，後壁側，口側，前壁側と左回りに観察する．時間をかけて観察をすると出血で観察不良となるため，できるだけ手早くかつ慎重に評価することが大切である．

（竹内洋司，上堂文也，冨田裕彦）

Case 38 早期胃癌の組織型診断

70歳代，男性　検査目的 胃病変精査　部位 前庭部後壁　肉眼型 0-Ⅱa

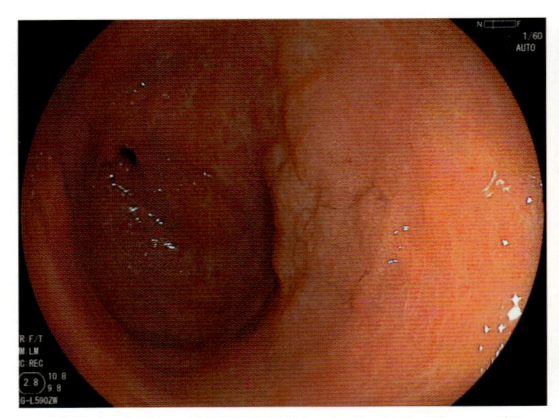

通常白色光．前庭部後壁に存在する20 mm程度の正色調のわずかに凹凸不整粘膜を伴う病変．境界は不明瞭である．

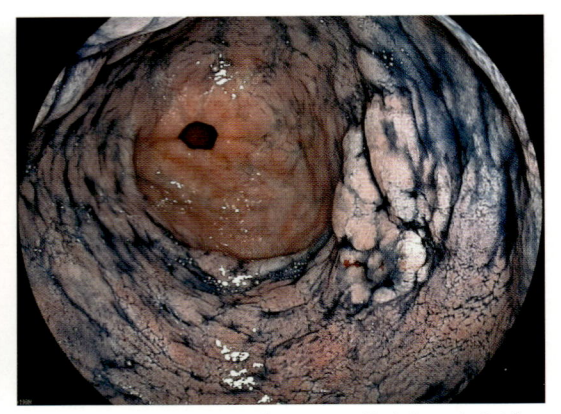

通常白色光．インジゴカルミン散布像．病変が周囲に比較して隆起していることが明瞭化する．また腫瘍内部には溝状にインジゴカルミンの溜りがあり，腫瘍表面の凹凸もより明瞭化する．

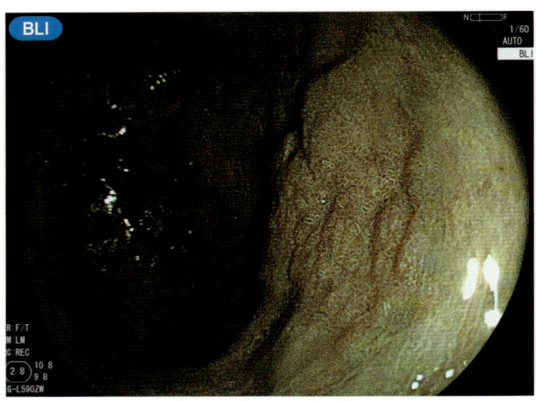

BLIモード（構造強調B7，色彩強調C3）．非拡大観察．病変部が周囲と比較してbrownish areaとして認識でき，腫瘍と非腫瘍の境界が明瞭に観察される．

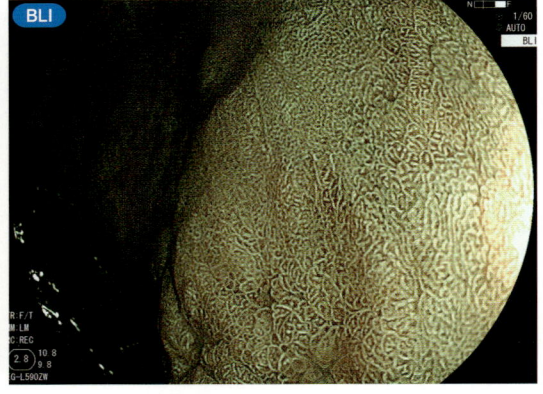

BLIモード（構造強調B7，色彩強調C3）．弱拡大観察．腫瘍後壁側の境界診断．周囲の腺管構造と比較しても，腫瘍部の表面構造からは構造異型の弱い腫瘍であることがわかるが，わずかな方向性不同，微細化，大小不同を認識できる．

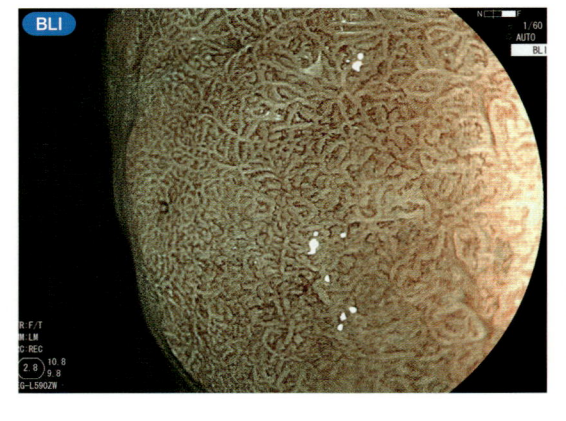

BLIモード（構造強調B7，色彩強調C2）．腫瘍大弯側辺縁の中拡大観察．微細腺管構造は大小不同，方向性不同で，周囲の正常部と比較して密である．腺窩辺縁上皮（marginal crypt epithelium）を反映する白い縁取り構造は保たれるが，全体的に構造はirregularである．不整な微細血管も確認できる．

スコープ：EG-L590ZW（富士フイルム），光源装置：LASEREO（富士フイルム）
BLI設定：構造強調B7，色彩強調C3/C2

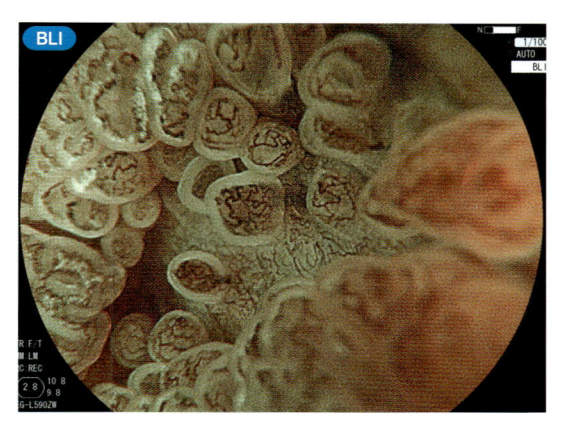

BLIモード（構造強調B7，色彩強調C2）．強拡大（フルズーム）観察，腫瘍中心部．浸水観察．腺管の融合はなく，微細表面構造は保たれるが大小不同が目立ち，窩間部の口径不同な蛇行する異型血管が明瞭に観察される．陥凹部にも微細な irregular な網目状の血管も観察できる．

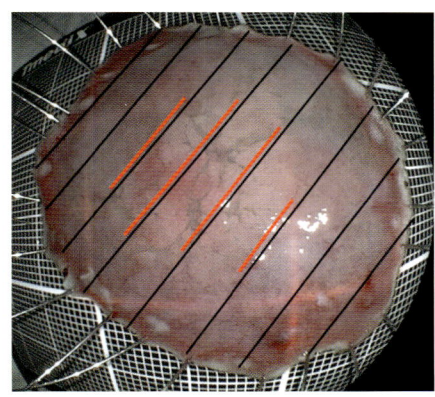

切除標本

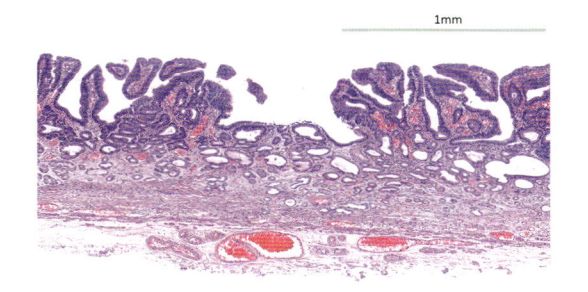

病理 HE 染色（中心部）．腫瘍は表層部を置換するように管状発育しているが腺管構造は疎であり，とくに中心部の溝状部では表層を横方向に腺管走行がある．核異型も強く tub1 の癌と診断された．中心部の溝状部は内視鏡では血管が網目状に見えた部位に一致すると考えられる．

病理 HE 染色（辺縁部）．腫瘍細胞が腺管構造を保ちながら密に表層置換し進展している．腺腫との鑑別が難しい部位もあるが低異型度癌の範疇で高分化腺癌と診断された．腺管は比較的密に増生し辺縁の内視鏡像と一致する．最終診断 Early gastric carcinoma, tub1, pT1a (M), ly0, v0, pHM0, pVM0, UL（-）

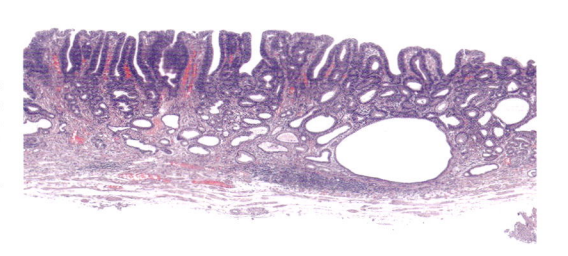

コメント

　同一腫瘍内で拡大内視鏡観察での表面構造の見え方の異なる症例を提示した．内視鏡で観察される表面微細構造から病理像を推測することは組織型の推測に有用である．
　▶内視鏡観察のコツ　BLI は腫瘍の背景粘膜に腸上皮化生がみられるときには light blue crest の有無で，早期胃癌の範囲診断が本症例のように通常観察でもよくわかる症例がある．辺縁では腺管が密であり，crypt の開口が狭小化していることが推測され，表面構造が不明瞭化する懸念があるが，BLI では白色光成分を有するため，このような症例でも表面構造がよく観察される．また陥凹部の微細な血管もよく観察され，質的診断に有用である．

（三浦義正，山本博徳）

Case 39 早期胃癌の経鼻内視鏡観察

80歳代，男性　検査目的 スクリーニング（経過観察）　部位 胃角部大弯　肉眼型 Ca in adenoma（0-Ⅱa）

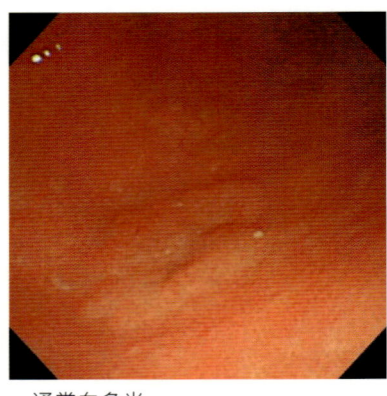

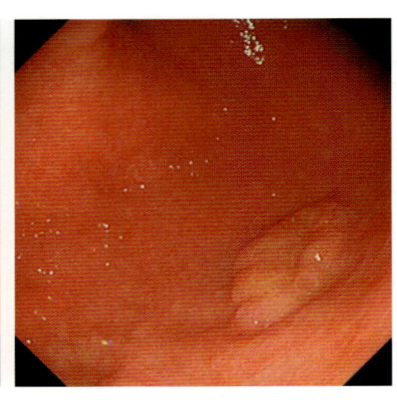

通常白色光
左：XP260NS．胃角対側大弯に30mm大の扁平な隆起性病変を認める．中心部はやや陥凹し，凸凹も認められる．
右：XP290N．同様に扁平な隆起性病変を認めるが，全体にXP260NSに比べ表面の凸凹変化や周囲との境界が明らかにクリアに見える．

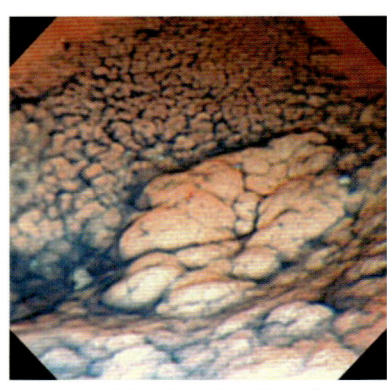

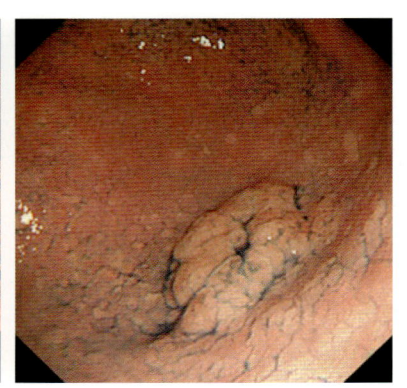

インジゴカルミン色素散布像
左：XP260NS．白色光に比べクリアに描出され，さらに粗大顆粒状の凸凹変化が目立つ．
右：XP290N．全体にXP260NSに比べ表面の凸凹がややクリアに見えるが，明らかな差は認められない．

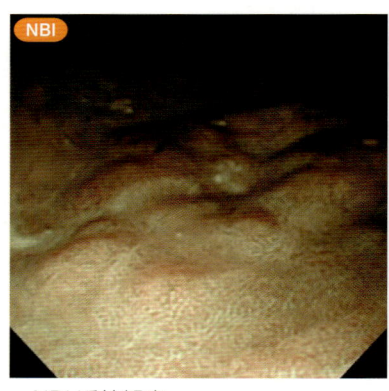

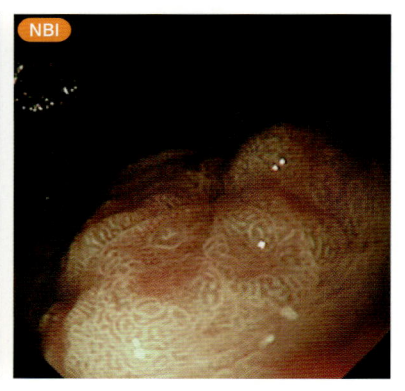

NBI近接観察
左：XP260NS．近接観察にて凸凹変化はより強調されているが，粘膜構造は一部のみ観察可能である．
右：XP290N．近接観察にて，凸凹変化ばかりでなく，粘膜構造も描出され，一部にびらん面を形成し無構造となっていることが認識可能である．

スコープ：GIF-XP260NS & GIF-XP290N（オリンパス）
光源装置：EVIS LUCERA SPECTRUM（XP260NS），EVIS LUCERA ELITE（XP290N）（オリンパス）
NBI 設定：構造強調 A6，色彩モード 1〔EVIS LUCERA SPECTRUM（XP260NS）〕，
　　　　　構造強調 A6，色彩モード 1〔EVIS LUCERA ELITE（XP290N）〕

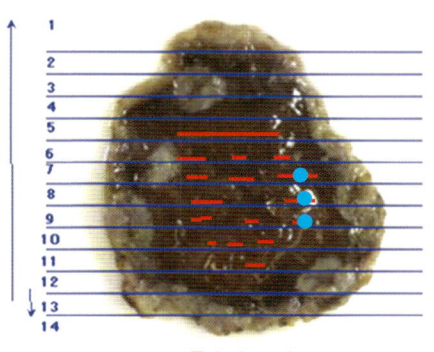

― Tubular adenoma
● Adenocarcinoma

28×34×2 mm 大

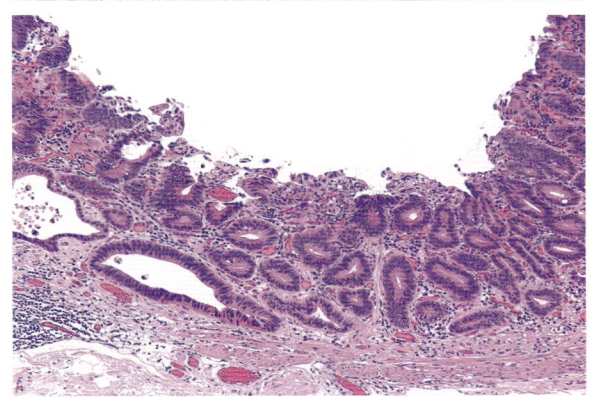

病理
左：マクロ．28×34 mm の扁平隆起性病変．腺腫成分がほとんどであるが，陥凹部中心に一部の腺癌成分が混在していた．
右：ミクロ．上段：粘膜下部には非腫瘍腺管が残存する腺腫部分，下段：びらんを形成し粘膜全層が癌部，Well differentiated tubular adenocarcinoma in adenoma (tub1, pM, ly0, v0, pHM0, pVM0)

コメント

　経鼻内視鏡のポイントとして，これまでも胃を十分に伸展して，病変をよく洗浄し，さらに近接観察して，最後にインジゴカルミン色素内視鏡を行うことが薦められている．これまでの細径経鼻スコープ（XP260NS）で観察を行った場合，インジゴカルミンによる色素さらに近接観察にて病変を視認することが容易であった．ただし NBI 観察を行うと，暗くさらに近接しても粘膜面は十分に観察することは困難であった．新しい XP290N では，インジゴカルミン色素観察では，XP260NS とほぼ同様なイメージであるが，NBI 近接観察を行うと明るく，さらに粘膜構造の異常を視認可能であった．

▶内視鏡観察のコツ　新しい細径経鼻内視鏡である XP290N は，光源光量が明るくなった分，近接時にコントラストが低下しない対物光学系を採用．これにより，近接時（3 mm）は GIF-H260 並みの解像力を実現することが可能である（Kawai T, et al：Evolution of ultra thin endoscope. Dig Endosc 2013）．NBI 近接観察により，粘膜構造の観察が可能になっており，病変の内視鏡診断（とくに質的診断）に有用である．

（河合　隆）

Case 40 残胃の早期癌

80歳代，男性　検査目的 残胃癌疑い　部位 吻合部後壁（幽門側胃切除後）

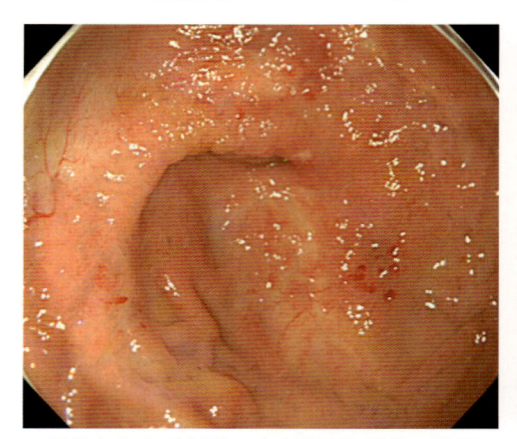

通常白色光（遠景）．幽門側胃切除後．残胃炎が目立つ．

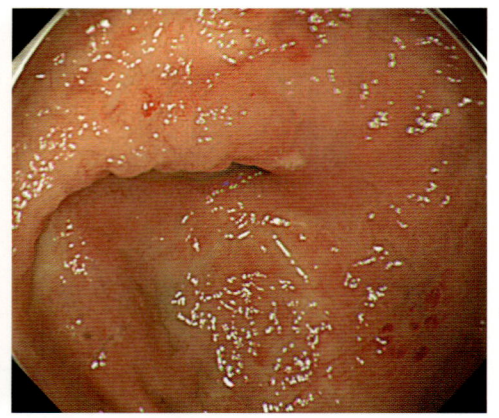

通常白色光（近接）．吻合部の周囲に明らかな病変の認識は困難．

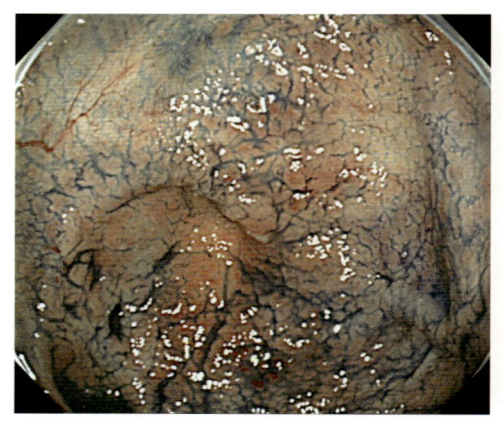

通常色素散布（近接）．インジゴカルミン散布後もやはり病変の認識は困難．

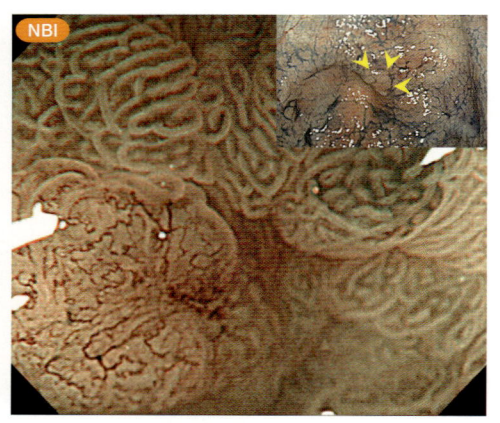

NBI観察（矢印部の拡大）．腺管構造が不明瞭化した5mm大の粘膜域を認める．

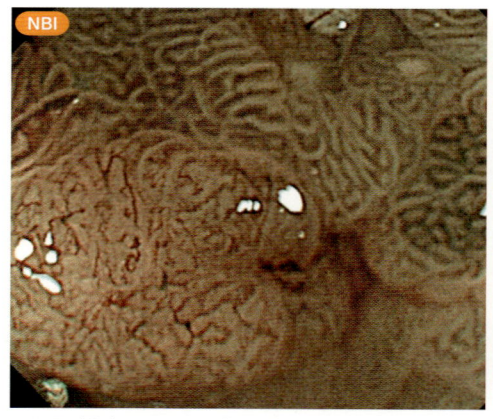

NBI観察．周囲の非腫瘍粘膜とのdemarcation lineは明瞭．

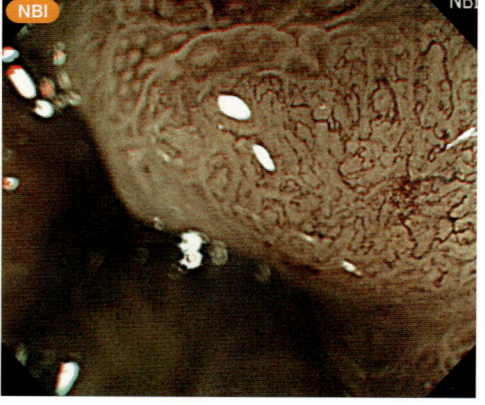

NBI観察．拡張・蛇行が著しい異常血管も観察され，癌と診断．

スコープ：GIF-H260Z（オリンパス），光源装置：EVIS LUCERA SPECTRUM（オリンパス）
NBI 設定：構造強調 B8，色彩モード 1（通常観察時：構造強調 A1，色素観察時：構造強調 A3）

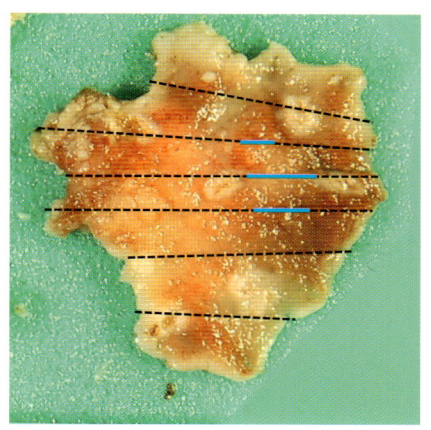

マッピング（検体サイズ：36×25 mm，病変サイズ：5×4 mm）

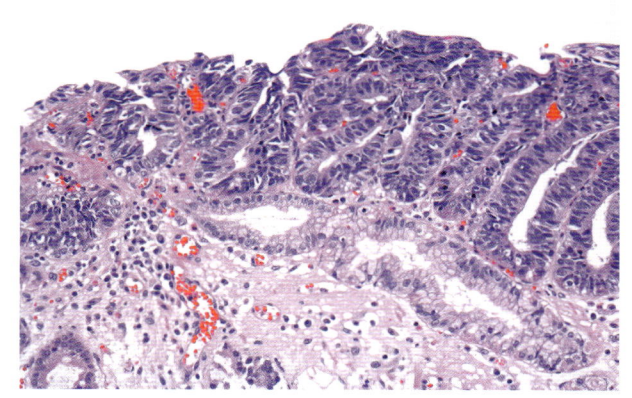

病理学的所見：腫大した核をもつ異型円柱上皮が不規則な腺管構造を形成しながら増殖している．早期胃癌：0-IIa，tub1，T1a（M），5×4 mm，UL（−），ly0，v0，HM（−），VM（−）．

コメント

　通常白色光観察や色素散布後の観察では認識できず，NBI 拡大観察で初めて認識できた早期胃癌の 1 例を経験した．病変認識が困難であった要因としては，背景に高度な残胃炎を有すること，わずか 5 mm 大の微小な病変であったことなどが考えられる．

▶**内視鏡観察のコツ**　このような微小癌の診断に，NBI 拡大観察は有用であり，本症例では，① 不明瞭化した腺管構造，② 拡張・蛇行が目立つ異常血管，③ 非腫瘍粘膜との明瞭な demarcation line の 3 徴が確認され，癌の診断が可能であった．しかしながら，病変が小さいことから 3 徴が揃わないことも少なくないため，炎症などとの鑑別には十分注意が必要である．

（澤井寛明，小野裕之）

Case 41　MALT リンパ腫

50 歳代，男性　検査目的 健診異常　部位 胃体部・前庭部　肉眼型 表層型（胃炎類似型）[1]

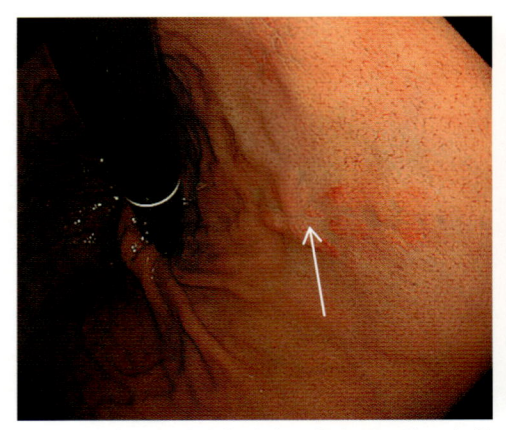

通常白色光．胃体上部小弯に褪色調の陥凹を伴う，発赤した病変が視認される．

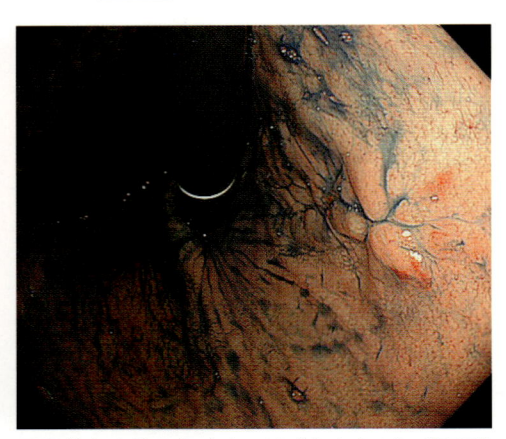

同通常色素散布像（インジゴカルミン）．陥凹変化が明瞭化し，周囲の発赤隆起部は表面平滑であることがわかる．

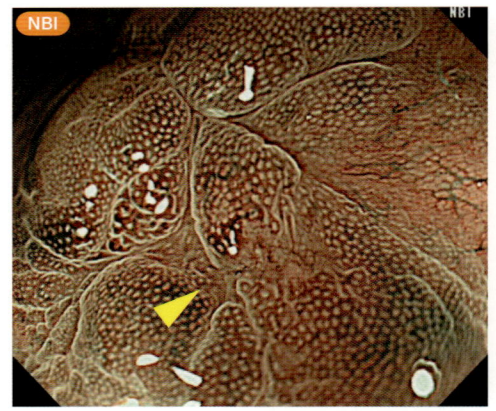

NBI 弱拡大（白矢印部）．光沢のある粘膜表層．陥凹内（病変部）は pit 様構造を欠き，不規則に走行する微小血管がみられる．周囲の隆起部（非病変部）には pit 様構造がほぼ規則的に並んでいる．

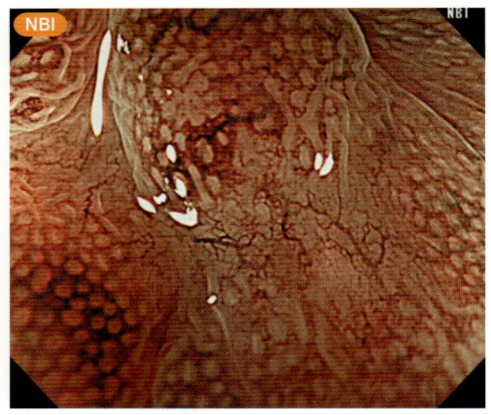

NBI 強拡大（黄矢頭部）．陥凹内に不規則に長く走行する微小血管が観察される．蛇行はみられるが，口径不同はさほど目立たない．

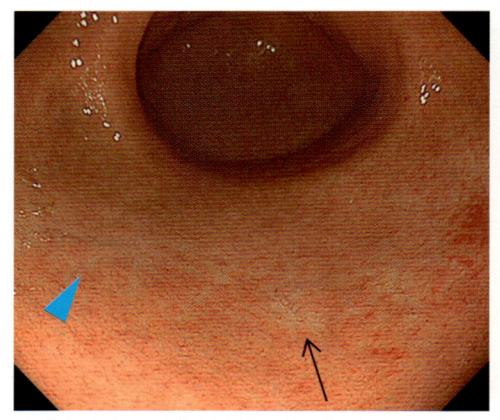

通常白色光．前庭部大弯にわずかな凹凸がみられ，発赤と褪色調の部位がみられる．

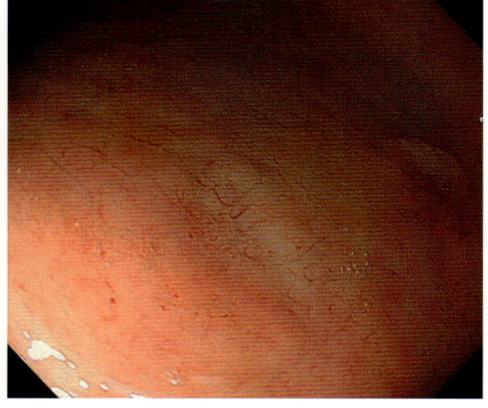

通常白色光近接像（黒矢印部）．近接すると褪色調の陥凹部に太めの血管が視認されてくる．

スコープ：GIF-H260Z（オリンパス），光源装置：EVIS LUCERA ELITE（オリンパス）
NBI設置：構造強調 A8，色彩モード 1

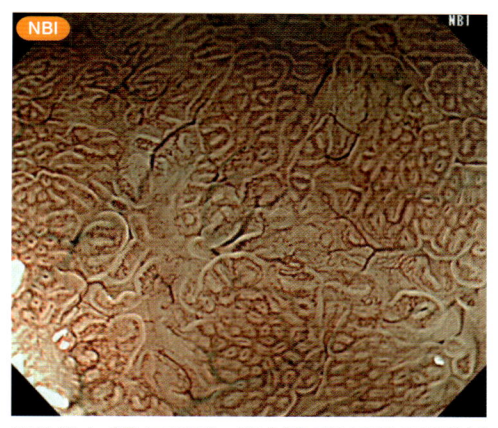

NBI拡大（青矢頭部）．褪色調で地図状の陥凹部（病変部）は，pit様構造を欠く部分があり，微細血管構造では血管の枝分かれが認められるが，口径不同や増生は目立たない．周囲には，比較的規則的な pit 様構造（非病変部）がみられる．

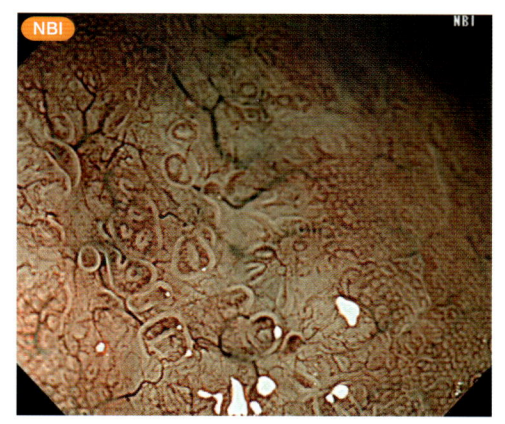

NBI拡大（黒矢印部）．陥凹内の別の部位では，大小不同の pit 様構造が散見される．腺管の一部は膨化や，（構造が破壊され）不明瞭化がみられる．開大した窩間部を走行する微小血管は，陥凹領域内を走行するやや太い血管から連続的に枝分かれしている．

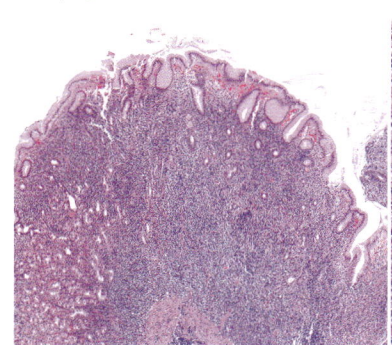

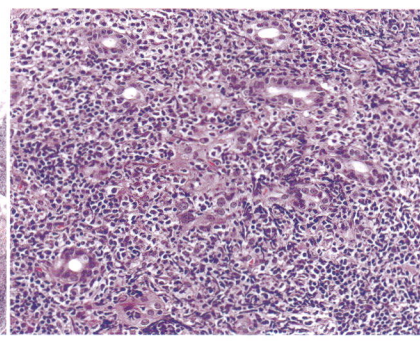

左：組織学的所見（青矢頭近傍より採取）．粘膜固有層に小型リンパ球がびまん性に浸潤して密生している．
右：組織学的所見（左図の粘膜固有層拡大）．粘膜固有層内に小型リンパ球の上皮内浸潤による腺管破壊像（lymphoepithelial lesion；LEL）が観察される．

コメント

　胃 MALT リンパ腫は通常内視鏡では，胃炎様変化，びらん・潰瘍，粘膜下腫瘍など多彩な像を呈する．境界が不明瞭で，表面の光沢，病変の多発性（多中心性），敷石状粘膜，リンパ濾胞様構造の存在が胃癌との鑑別ポイントとなる[2]．

▶内視鏡観察のコツ　MALT 病変の局在が粘膜筋板の上下であることから，粘膜表層ではわずかな変化にとどまり，非病変部に埋もれるように存在する場合があるため詳細な観察が必要である．色素散布は小さな陥凹やびらんの存在を評価するのに有効である．NBI 拡大観察では，特徴的な微小血管が観察され，木の幹から分岐するように存在するため，tree like appearance と評される[3]．癌と比較すると蛇行するも口径不同はさほど目立たず，途絶が少なく[4]，時折，病変周囲から連続して観察される．粘膜微細構造変化は窩間部の開大，腺管の膨化，破壊・消失，時に白色調のリンパ濾胞様構造が観察される．このような微細な変化を狙撃生検するのに NBI 拡大観察が有効である．

文献　1）中村昌太郎，他：日消誌　2001；98：624-635
　　　2）Isomoto H, et al：Endoscopy　2008；40：225-228
　　　3）Nonaka K, et al：J Gastroenterol Hepatol　2009；24：1697
　　　4）Ono S, et al：Gastrointest Endosc　2008；68：624-631

〈松島加代子，磯本　一，大仁田賢，宿輪三郎〉

Case 42　MALT リンパ腫

60 歳代，女性　検査目的 胃病変精査　部位 体下部大弯　肉眼型 表層型（褪色）

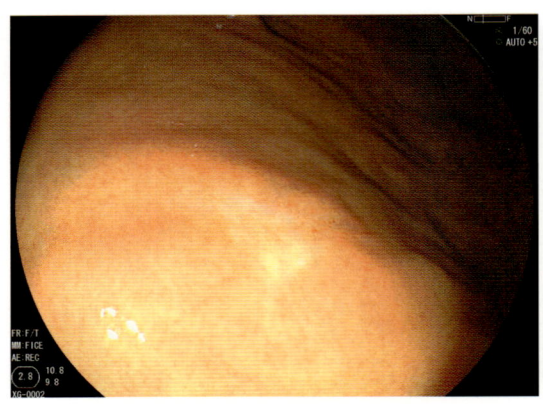

通常白色光．非萎縮粘膜を背景に，体下部大弯に 10 mm 程度の褪色調の領域を認める．

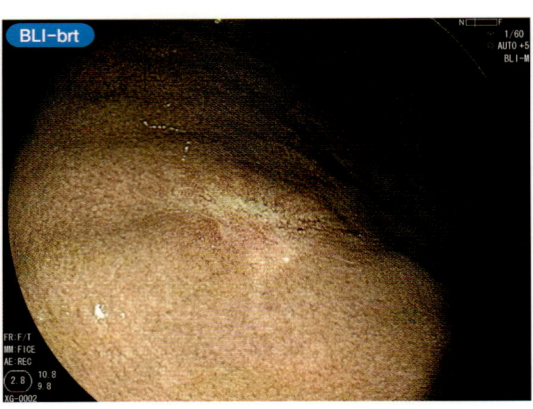

BLI-bright．非萎縮粘膜は均一なブラウン調を呈し，病変部は白色調を呈する．

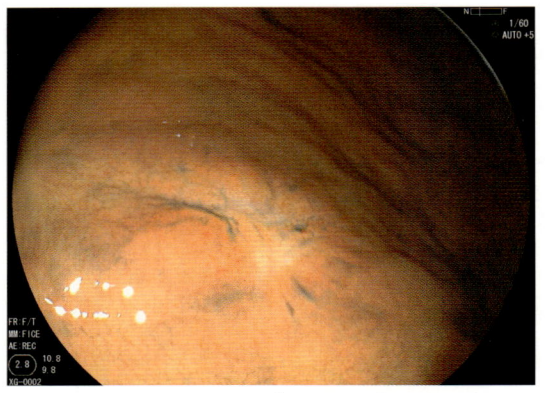

通常色素散布．インジゴカルミン散布像．周囲との段差は明らかでなく，境界も不明瞭である．

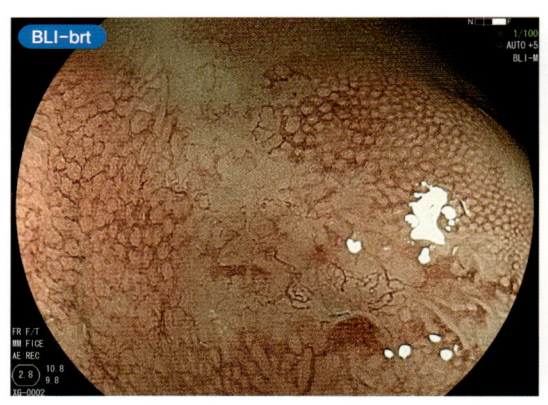

BLI-bright 弱拡大

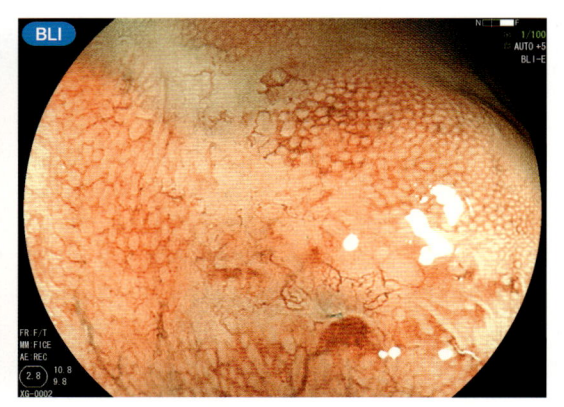

BLI 弱拡大．周囲では規則的な微細腺管構造が観察されるのに対し，病変部は白色調で腺管構造はほぼ消失し，不規則に走行する微小血管が疎に観察される．demarcation line は不明瞭である．

スコープ：試作機（EG-L590ZW 相当品）（富士フイルム），光源装置：LASEREO（富士フイルム）
BLI 設定：構造強調 A6，色彩強調 C1

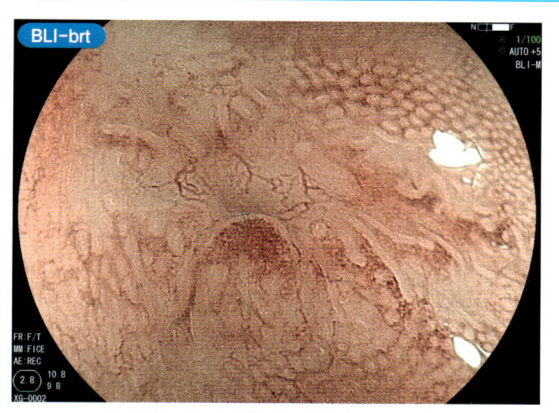

BLI-bright 強拡大（病変後壁側）

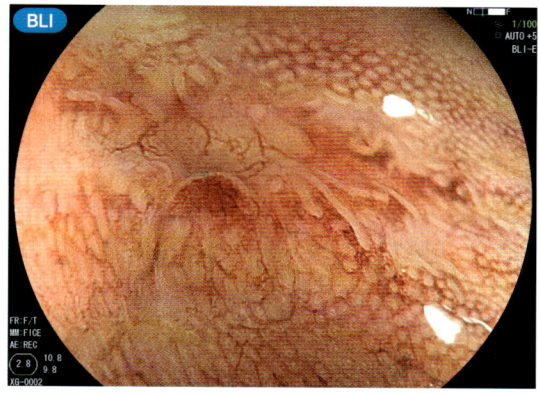

BLI 強拡大（病変後壁側）．辺縁部の観察では，窩間部が開大し，引きのばされながら，腺管構造が破壊されているのがわかる．それに伴い subepithelial capillary network（SECN）も引きのばされ，うっ血している．

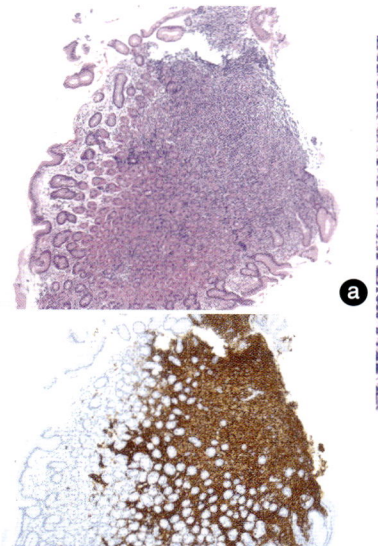

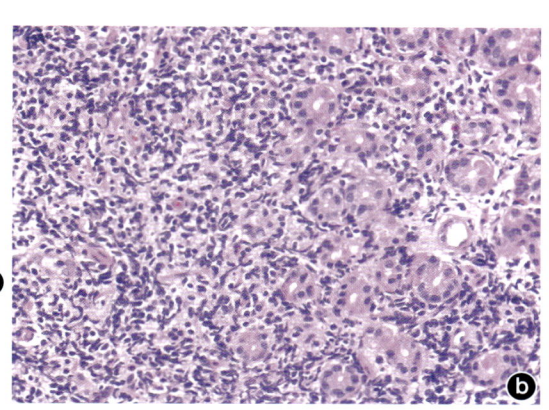

a：生検病理（HE ×10）
b：同（HE ×40）．表層近くの間質には小〜中型のリンパ球が著明に増生し，一部は上皮に入り込み lymphoepitherial lesion を形成している．Wotherspoon grade 5 の MALT リンパ腫．
c：同（CD20 10×）．腫瘍細胞は CD3 陰性で，CD20 強陽性であった．

コメント

　H. pylori 陰性粘膜に発症した API2-MALT-1 遺伝子陽性の胃 MALT（mucosa-associated lymphoid tissue）リンパ腫症例である．MALT リンパ腫は非上皮性腫瘍であるが，腫瘍細胞浸潤による粘膜表層の変化が間接的に拡大内視鏡所見で捉えられる．

▶内視鏡観察のコツ　MALT リンパ腫の拡大内視鏡所見として，腺管構造の破壊，膨化，異常血管の存在を報告してきた．リンパ球浸潤により既存の腺管構造が圧排，破壊されていく病理所見を反映している[1),2)]．これらの所見は治療によりリンパ腫が消退すると，疎で規則的な腺管構造と subepithelial capillary network（SECN）が回復してくる．われわれは，おもに狙撃生検と治療後の評価に拡大内視鏡を使用している．

文献　1）Ono S, et al：Gastrointest Endosc　2008；68：624-631
　　　2）Ono S, et al：J Gastroenterol Hepatol　2011；26：1133-1138

（小野尚子）

Case 43 十二指腸腺腫

72歳，女性　検査目的 十二指腸病変術前精査　部位 十二指腸球部下壁　肉眼型 0-Ⅱa

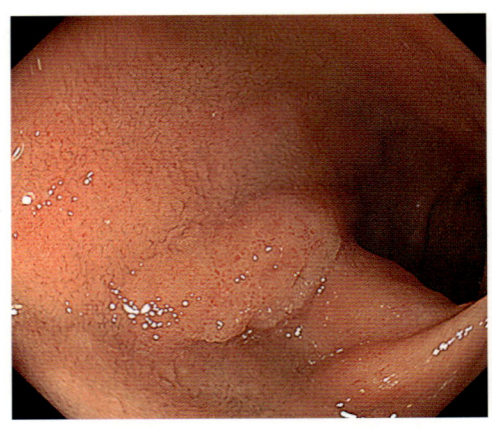

通常白色光観察．10 mm 大で丈の低い隆起性病変．病変内に点状の発赤を認める．病変左側の境界は不明瞭である．

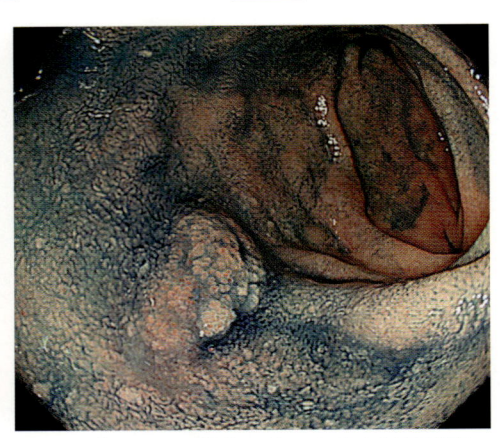

インジゴカルミン撒布による色素内視鏡観察では，病変の境界は比較的明瞭となった．

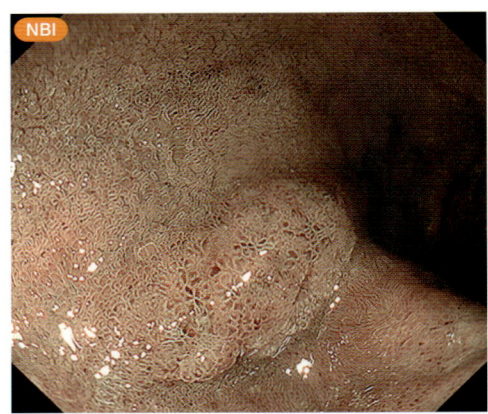

NBI 非拡大観察像．色素内視鏡と同等に，NBI 観察においても，病変の境界は比較的明瞭に描出された．

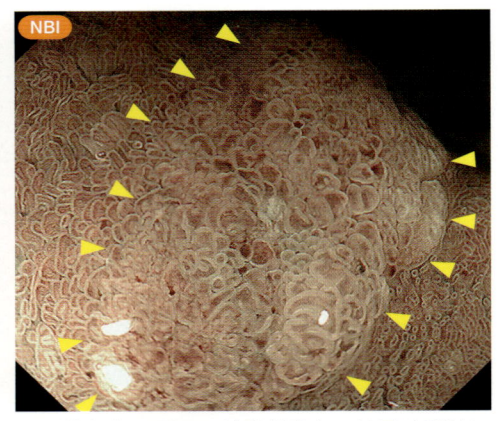

NBI 拡大像．周囲の健常粘膜との境界は明瞭に描出された（矢頭）．病変部にはおもに大型の絨毛状構造を認め，大きさ・形状ともに不均一である．

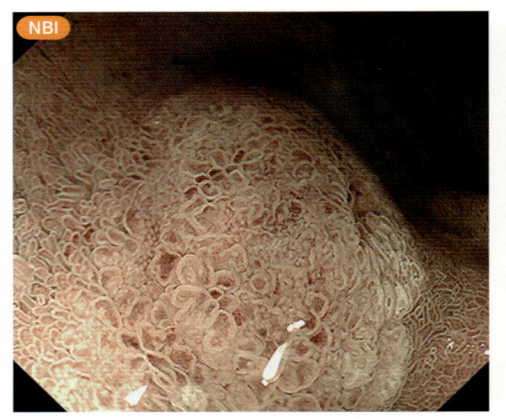

病変中央部の NBI 拡大像．粘膜模様の不明瞭化や異常血管の増生は認めない．

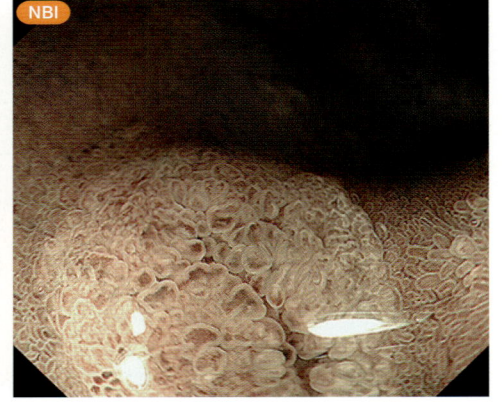

病変肛門側の NBI 拡大像．新システムは NBI の光量が増したため，拡大観察下においても，病変全体が明るく描出される．

スコープ：GIF-H260Z（オリンパス），光源装置：EVIS LUCERA ELITE（オリンパス）
NBI設定：構造強調 B7，色彩モード 1

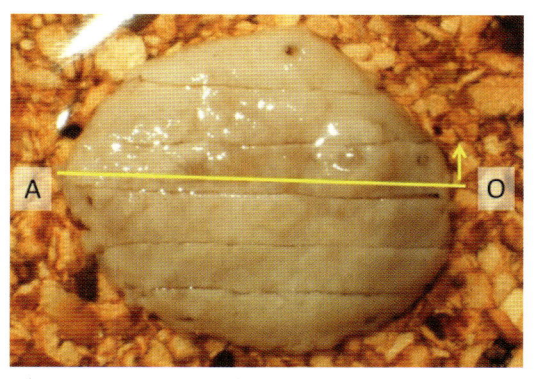

病理マクロ．スネア法を用いた EMR にて，病変を一割切除し，図のごとく切り出しを行った．

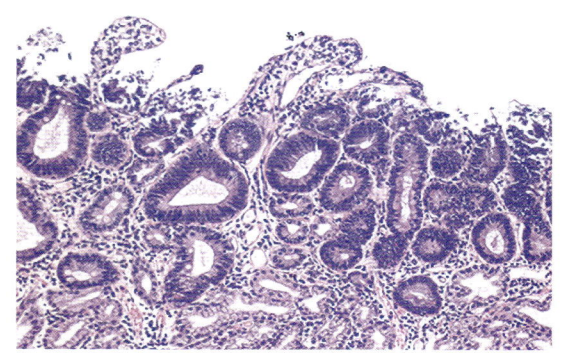

病理ミクロ．組織学的には，腫大した楕円形核を有する腫瘍細胞が腺管を形成し増殖していた．腫瘍腺管の大きさは比較的均一で，核は基底側に配列しており，tubular adenoma with high grade atypia と診断された．

> **コメント**
>
> 　十二指腸に認めた 10 mm 大の隆起性病変．インジゴカルミン撒布像においても境界は一部不明瞭であったが，拡大 NBI 観察では，境界を全周性かつ明瞭に視認しえた．球部にあることから，異所性胃粘膜などの非腫瘍性病変やカルチノイドなどの非上皮性腫瘍との鑑別も要する．NBI を併用した拡大観察により，境界明瞭な限局性病変であること，大きさ・形状ともに不均一な絨毛状構造を有することなど，上皮性腫瘍性病変としての特徴像をとらえることが可能であった．
>
> ▶**内視鏡観察のコツ**　色調変化に乏しく境界がやや不明瞭な病変においても，NBI を併用した中拡大観察で周囲の健常絨毛と病変の絨毛構造の差異を把握し，引き続き拡大率を上げて粘膜模様と微小血管構造について詳細に観察することで，的確な質的診断と範囲診断が可能となる．
>
> 　　　　　　　　　　　　　　　　　　　　　　　　　（土橋　昭，郷田憲一，田尻久雄）

Case 44 　十二指腸腺腫

40歳代，男性　検査目的 十二指腸病変精査　部位 十二指腸下行脚　肉眼型 0-Ⅱc

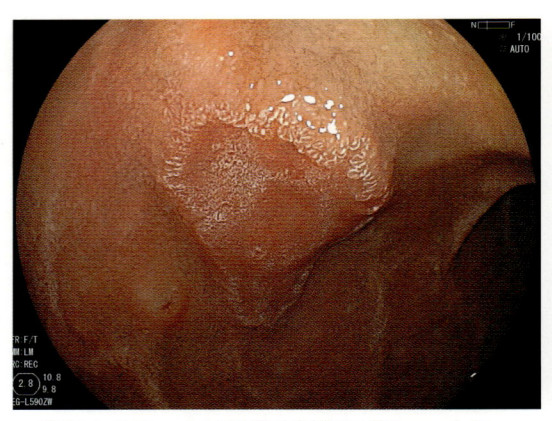

通常白色光．十二指腸下行脚に25mm大の一部白色を伴った発赤調の陥凹性病変．

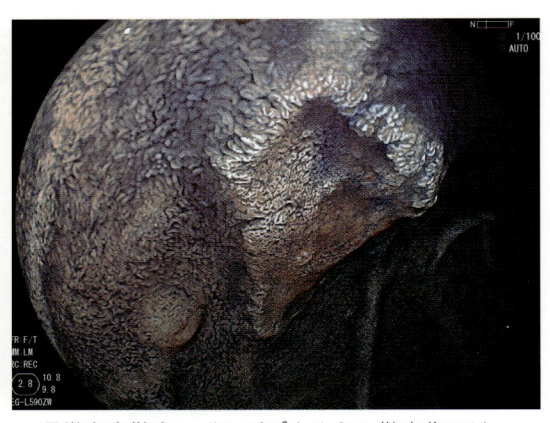

通常色素散布．インジゴカルミン散布像では，病変と周囲の境界が明瞭化する．

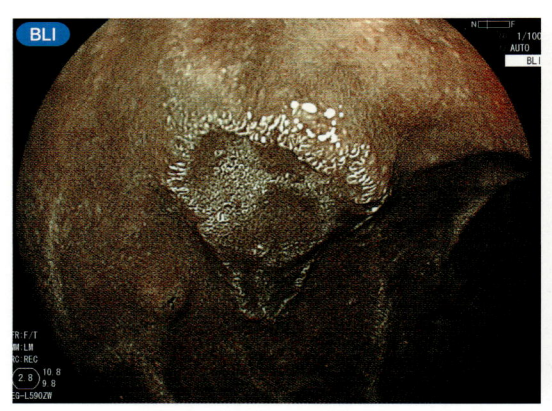

BLI通常観察．病変は明瞭化している．

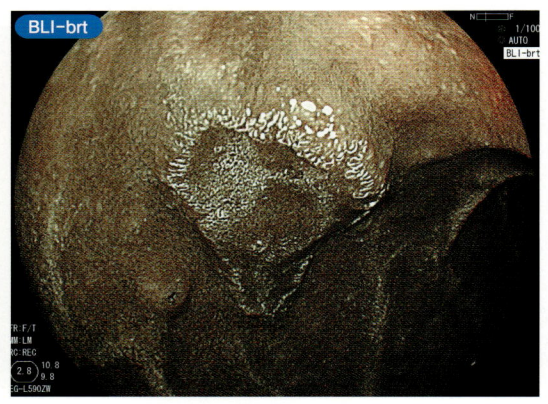

BLI-bright通常観察

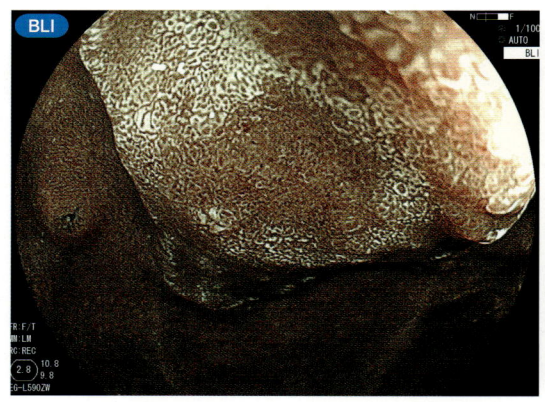

BLI弱拡大観察．病変陥凹内では表面微細構造が観察されWOS（white opaque substance）を認める部位と認めない部位がある．ただし，この倍率では微小血管構築像と表面微細構造の評価は不可能である．

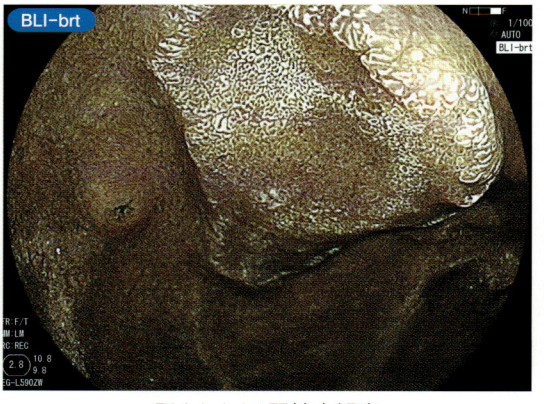

BLI-bright弱拡大観察

スコープ：EG-L590ZW（富士フイルム），光源装置：LASEREO（富士フイルム）
BLI 設定：BLI：構造強調 B8，色彩強調 C1，BLI-bright：構造強調 B8，色彩強調 C1

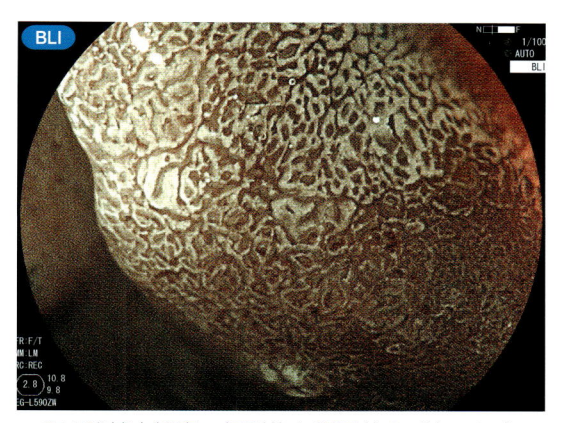

BLI 強拡大観察．規則的な網目状のパターンを呈した WOS が認められ，同部位では微小血管は視覚化されていない．

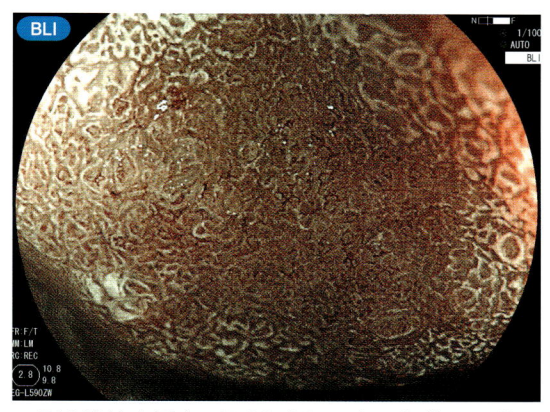

BLI 強拡大観察．WOS を認めない部位では微細表面構造と微小血管構築像が認められる．表面微細構造および微小血管構築像は比較的整である．

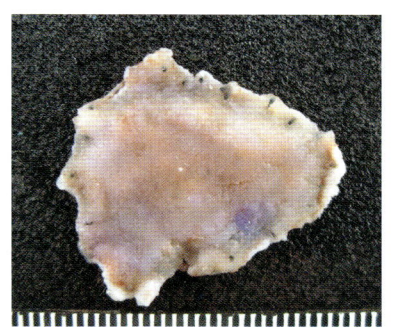

病理マクロ（ESD 摘除標本）．30×20 mm の ESD 摘除標本，25×18 mm の IIc 病変

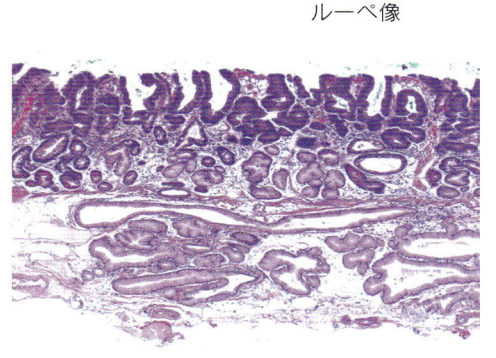

ルーペ像

弱拡大像．表層上皮には大小の類円形ないし不整形腺管が密に増生する腫瘍組織を認める．高度異型を伴う管状腺腫と診断した．Tubular Adenoma of The Duodenum, HM0, VM0

コメント

　十二指腸の腺腫は病変全体や一部に WOS を認め，その分布状態によって白色〜淡赤色として観察されることが多い．WOS は BLI 観察することでより明瞭となり，表面微細構造の視認は容易となるが，その一方，微小血管構築像は観察しづらくなる．本症例では WOS を指標とする表面微細構造は整な網目状であることが観察される．WOS を認めない部位でも表面微細構造は分布・配列は規則的であり，微小血管構築像の形状も比較的均一であることより腺腫と考えられる．なお観察モードには BLI と BLI-bright モードがあるが拡大観察では BLI のほうが高コントラストの画像が得られることより詳細な観察を行いやすい．

　▶内視鏡観察のコツ　BLI 拡大観察所見の評価には表面微細構造と微小血管構築像の両方を行うが，本症例のように両方が観察可能な部位はその両方を，WOS により微小血管構築像が読影しづらい場合は表面微細構造の読影を行うことにより腺腫の診断が行える．

（吉田成人）

Case 45 十二指腸癌

60歳代，男性　検査目的 十二指腸病変術前精査　部位 十二指腸下行部　肉眼型 0-Ⅱa

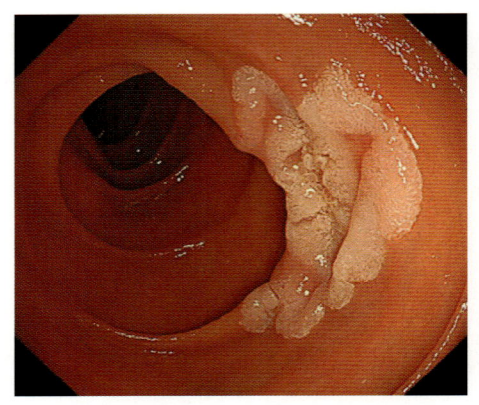

通常白色光観察遠景．30 mm 大の白色調隆起性病変．辺縁は偽足様に不整で，表面凹凸を伴っている．伸展不良所見は認めない．

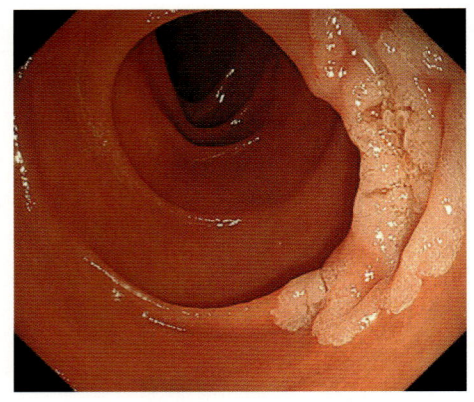

通常白色光観察近景．病変全体が乳白色調を呈しており，われわれは milk-white mucosa（MWM），entire type と呼称している．発赤陥凹部が数カ所みられる．

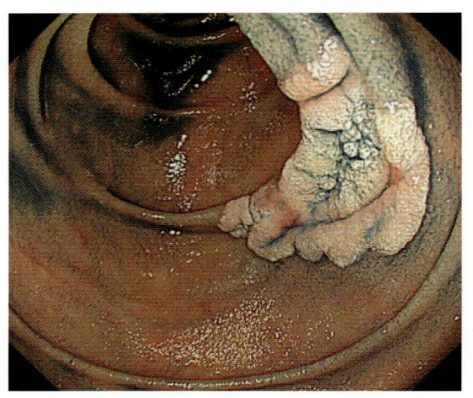

インジゴカルミン色素撒布像．病変の境界と凹凸不整が，より明瞭に観察できる．

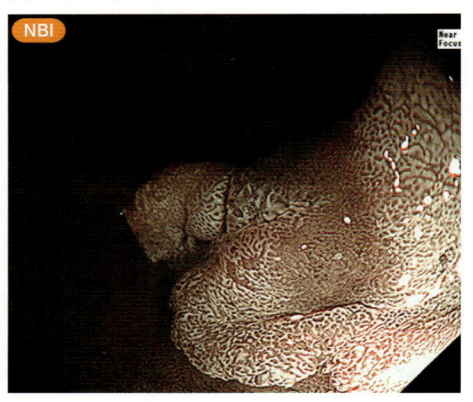

NBI 拡大観察（Near Focus）．病変左側辺縁の発赤陥凹部（MWM 陰性部）は，微小化～不明瞭化していた．

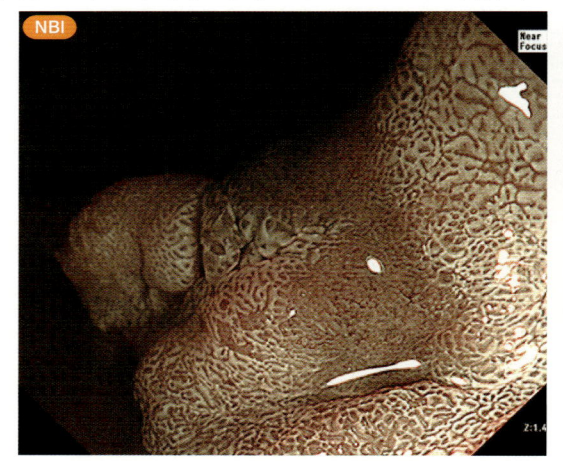

Near Focus＋1.4 倍電子ズーム併用 NBI 観察．粘膜模様が微小化～不明瞭化した領域において，network pattern を示す微小血管が観察され high grade adenoma～adenocarcinoma の存在が示唆された．

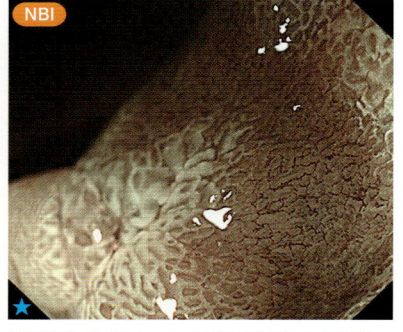

H260Z を用いた NBI 強拡大観察．network pattern がより明瞭に描出可能であった．しかし，HQ290 を用いた新システムでも，従来の拡大内視鏡と遜色なく，粘膜模様および血管構造の異常を捉えることが可能である．

スコープ：GIF-HQ290(★のみ GIF-H260Z)(オリンパス)，光源装置：EVIS LUCERA ELITE(オリンパス)
NBI 設定：構造強調 A7，色彩モード 1

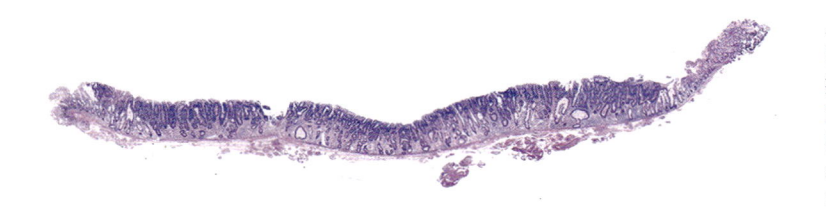

ルーペ像（HE）．ESD にて病変を一括切除した．NBI 画像に示した発赤陥凹部に割を入れ，組織学的検索を行った．

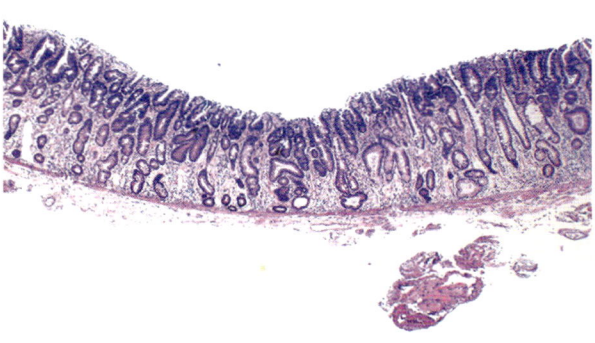

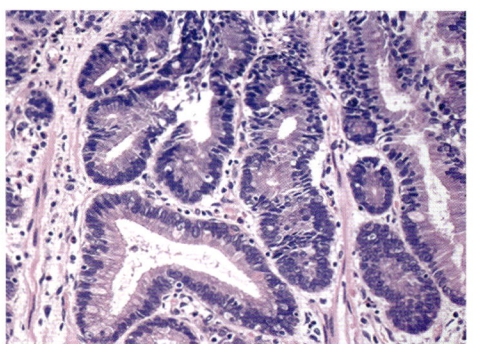

左：病理（HE，弱拡大），右：病理（HE，強拡大）
病変部の多くは，組織学的に腺腫であったが，発赤した陥凹部に一致して，腺管の分岐・走行の異常に加え核小体の出現，核の腫大や極性の乱れを認め，高分化型腺癌と診断した．最終診断は，Well differentiated adenocarcinoma in adenoma. Type 0 - IIa, pM, ly0, v0, pHMX, pVM0.

コメント

比較的大きい十二指腸隆起性病変．通常白色光観察のみで腺腫性病変であることは推測可能であった．発赤陥凹部の NBI 併用拡大観察により，口側の粘膜模様の微小化および network pattern を認め，高分化型腺癌の存在が強く示唆された．

▶内視鏡観察のコツ　白色調を基調とし，数カ所の発赤陥凹を伴う病変であった．Dual Focus 搭載の HQ290 内視鏡は，拡大観察がボタン式であり，また焦点深度が大きく拡大操作が容易である．素早く数カ所の発赤部を観察し，粘膜模様の微小化〜不明瞭化した領域を Near Focus で検出し，さらに電子ズームを併用することにより network pattern を示す異常血管まで描出し，腺腫内の腺癌の同定に有用であった．

（土橋　昭，郷田憲一，田尻久雄）

Case 46 十二指腸癌

50歳代，女性　検査目的 十二指腸病変精査　部位 十二指腸球部下壁　肉眼型 0-Ⅱa+Ⅱc

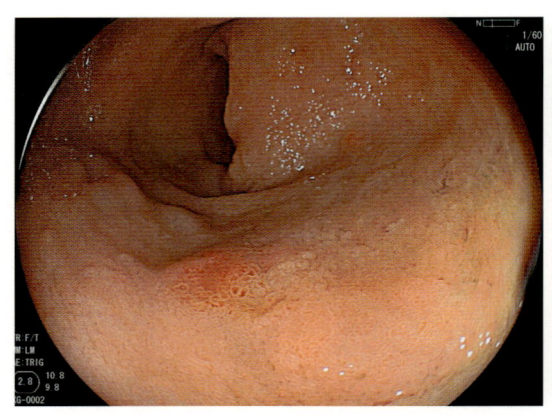

白色光通常観察．十二指腸球部下壁に発赤を伴い不規則な陥凹を伴った6 mmの隆起性病変を認める．

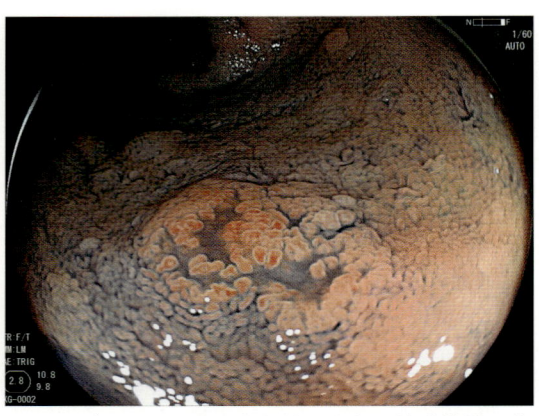

インジゴカルミン通常内視鏡．隆起の粘膜模様は背景の十二指腸粘膜の絨毛構造より腫大し，一部発赤調を呈する．

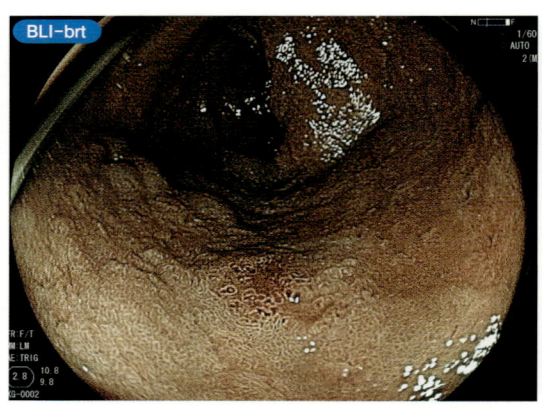

BLI-bright 弱拡大．比較的遠景から病変全体が捉えられ，腫大した粘膜模様と不整な陥凹面が認められる．

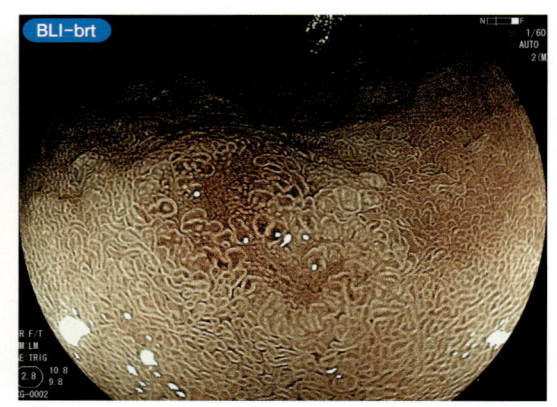

BLI-bright 中拡大．インジゴカルミンの散布がなくても周辺の十二指腸粘膜の絨毛構造が明瞭となり，病変の腫大した顆粒状粘膜模様と微細な粘膜模様の陥凹部が描出されている．

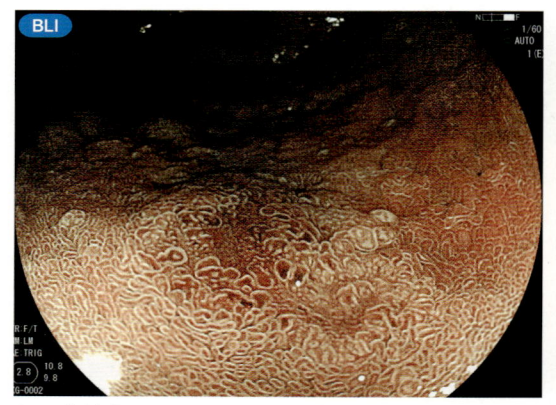

BLI 中拡大．BLI-bright より全体に赤みを帯び，粘膜模様の凹凸感が増している．

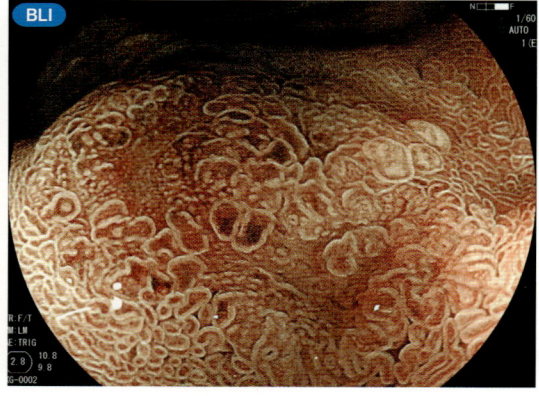

BLI 強拡大．遠位側の陥凹部は比較的均一な微細粘膜模様を呈している．

スコープ：試作機（EG-L590ZW 相当品）（富士フイルム），光源装置：LASEREO（富士フイルム）
BLI 設定：BLI：構造強調 B6，色彩強調 C1，BLI-bright：構造強調 B8，色彩強調 C1

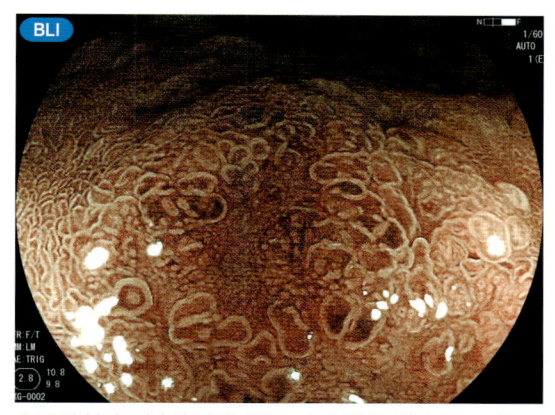

BLI 強拡大（病変遠位側）．病変遠位側は loop 状の血管を内包した不均一な粘膜模様の中に微細なピット模様を呈した陥凹部が認められる．

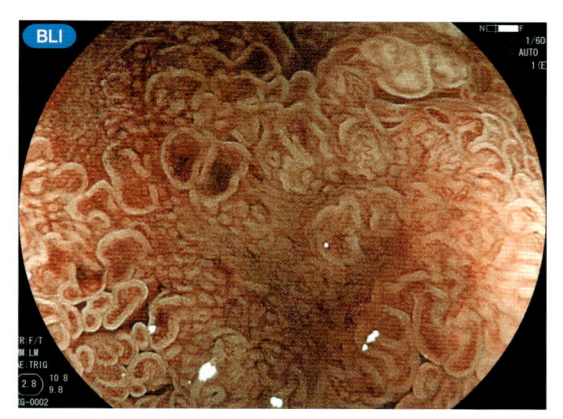

BLI 強拡大（病変近位側）．病変近位側では陥凹部の一部は粘膜模様が不明瞭になり，不整血管模様が認められる．

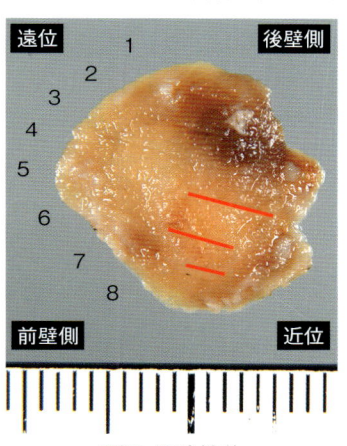

ESD 切除検体

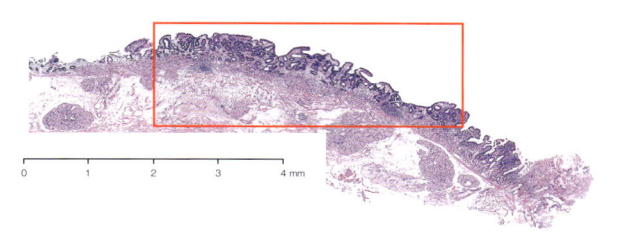

ルーペ像：Adenocarcinoma tubulare, very well differentiated, tub1, Type 0-Ⅱa+Ⅱc, 6×5 mm, depth m, ly（−），v（−），pHM0, pVM0

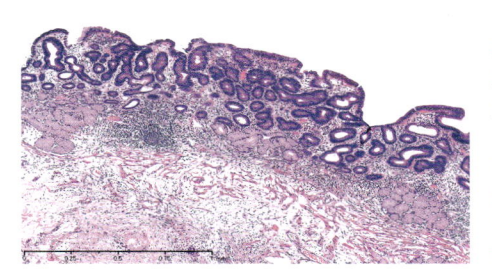

弱拡大像．密に増生する腫瘍腺管を認める．腫瘍腺管の異型は強くないが，やや不規則な分岐を示す腺管や表層まで腫瘍細胞のみられる部分もあり，非常に高分化な癌と診断した．

コメント

　BLI-bright や BLI を用いた拡大観察ではインジゴカルミンの散布なく腺管構造が鮮明に描出される．隆起部分の腺管の模様は周囲の正常十二指腸粘膜よりも大きく，大小不同で形状は不整である．また BLI 強拡大観察ではこの不整な粘膜模様が内部の loop 状血管とともに強調される．さらに陥凹部の粘膜は比較的均一な微細粘膜模様を示す部分と粘膜模様が不明瞭化し，不整血管模様が認められる部分が混在している．以上の BLI 所見から非常に高分化な十二指腸癌（粘膜内癌）と診断できた．

▶内視鏡観察のコツ　BLI 拡大観察では表面の粘膜模様の腫大化と loop 状血管の増生，陥凹部の粘膜模様の不明瞭化と不整な微細血管の出現などが悪性を疑うポイントである．比較的観察する管腔が狭い十二指腸では表層の情報が得られやすく，凹凸感のある BLI 観察が適している．

（八木信明）

Case 47 十二指腸癌

40歳代，男性　検査目的 十二指腸病変精査　部位 十二指腸下行脚　肉眼型 表面隆起型（0-Ⅱa型）

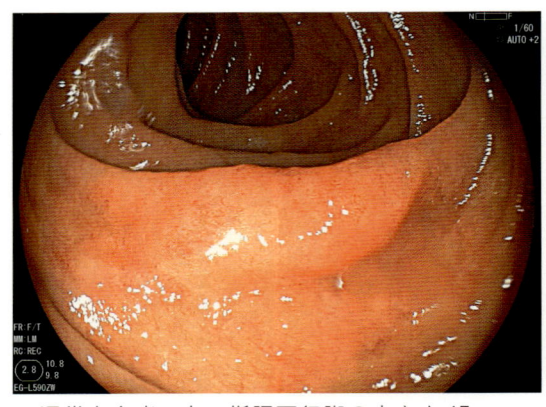

通常白色光．十二指腸下行脚の大きさ15mm程度の扁平隆起性病変．背景の十二指腸粘膜とほぼ同色調である．

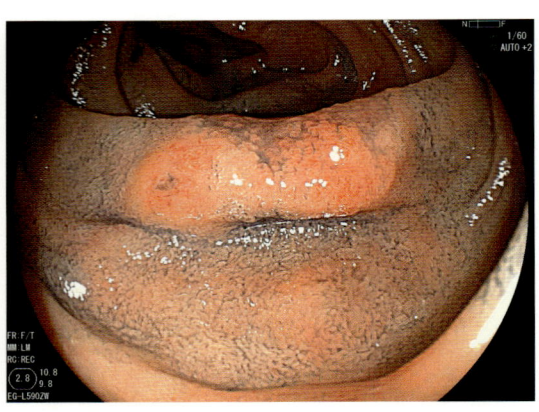

通常色素散布．インジゴカルミン散布像．表面にわずかに浅い陥凹を有する．

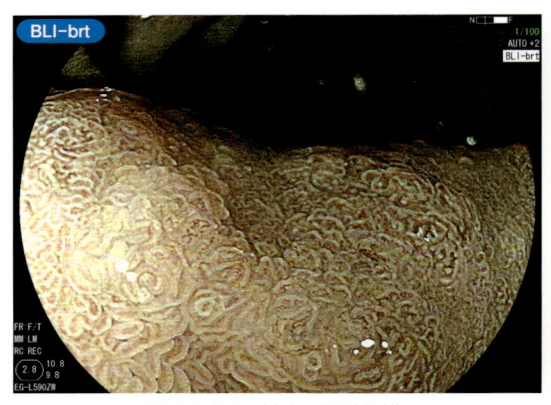

BLI-bright 拡大（弱拡大）

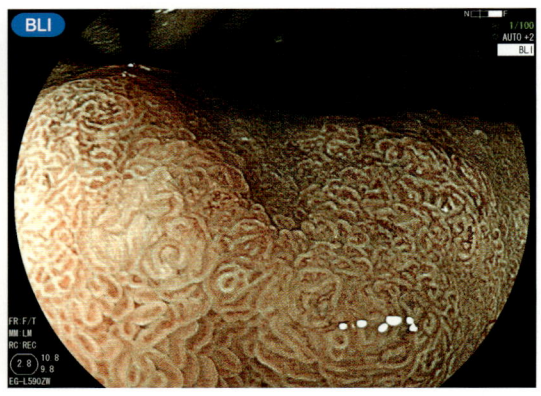

BLI 拡大（弱拡大）．均一な指状の絨毛構造とは異なり，管状あるいは畝状の不均一な微細表面構造が観察される．腫瘍と背景の境界は不明瞭である．

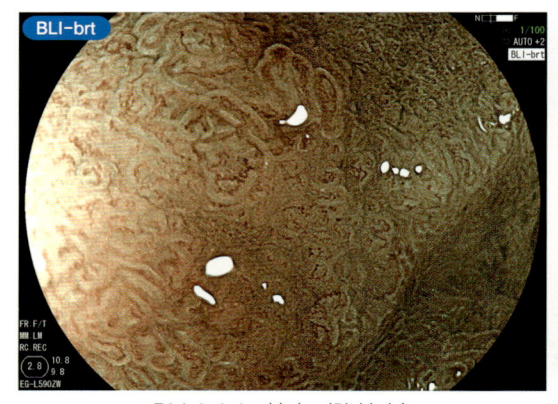

BLI-bright 拡大（強拡大）

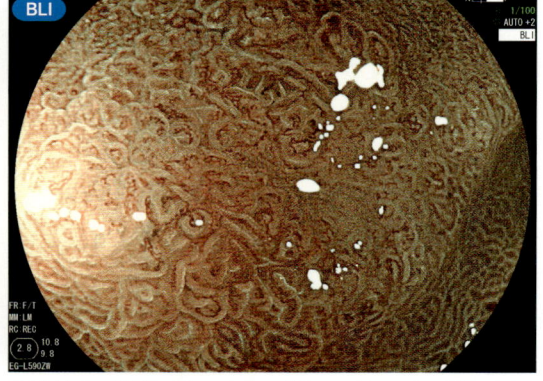

BLI 拡大（強拡大）．病変口側の一部では，微細表面構造の不整が強く，白色に縁取る絨毛辺縁上皮が観察されず，構造が消失しているかのように見える．また，同部位で微細血管の口径不同と走行の不規則性が目立つ．白色透明物質（white opaque substance；WOS）は観察されない．

スコープ：EG-L590ZW（富士フイルム），光源装置：LASEREO（富士フイルム）
BLI設定：構造強調 A6，色彩強調 C1

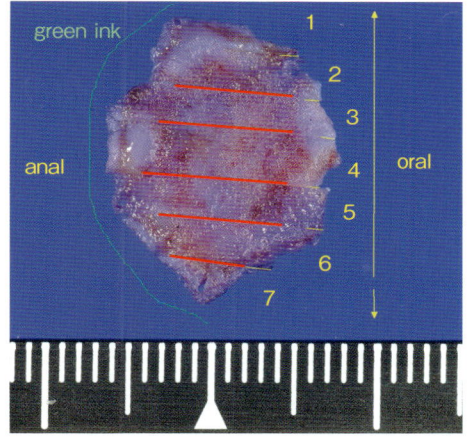

病理組織像（マクロ）．大きさ 17 mm×15 mm 大，0-IIa 病変．Tubular adenocarcinoma(tub1), pM, ly(−), v(−), pHM(−), pVM(−).

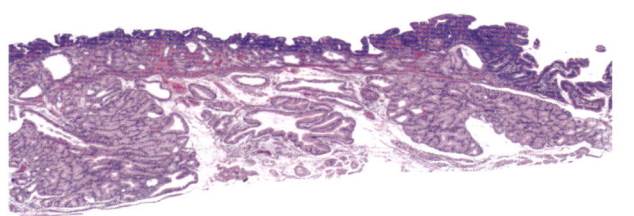

病理組織像（ミクロ HE）．切片3の組織像を示す．延長した核を有する腫瘍細胞が不整腺管を形成している．肛門側では極性が比較的保たれているが，横走する異型腺管も認められる．

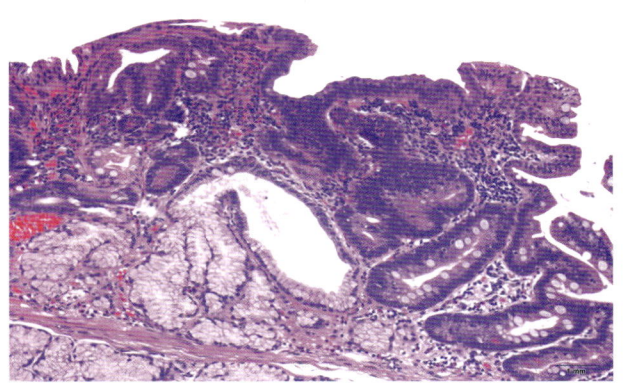

病理組織像（ミクロ HE）．切片3の口側の組織像を強拡大で示す．強拡大像（左頁下2点）で示した部位と一致する．腫瘍の他の部分に比べ，構造異型が強い腺管が混在し，核挙上・核腫大もみられた．

コメント

　十二指腸腫瘍は比較的まれな疾患であり内視鏡診断はまだ確立しているとはいえない．本症例は，十二指腸腺腫と十二指腸癌の鑑別が病理学的にも難しい症例である．通常観察ではおとなしい印象であるが，拡大観察では微細表面構造の不整が比較的強く観察された．最終的にはその構造異型の強さから癌の診断に至った．

▶**内視鏡観察のコツ**　高度異型腺腫から粘膜内癌では，拡大内視鏡像での粘膜模様の不明瞭化，不整な網目模様の微小血管像が高頻度にみられることが報告されている[1]．また，十二指腸腺腫では粘膜の白色化（WOS に相当）がみられるが，腺腫の異型度が増すと乳白色粘膜が消失し，辺縁に残存してくる[2]．本例では WOS は観察されず，表面構造の一部消失も伴っており，拡大内視鏡像からも高度異型腺腫から粘膜内癌を疑う病変である．

文献　1) Yoshimura N, et al：Hepatogastroenterology　2010；57：462-467
　　　2) 吉村　昇，他：Gastroenterol Endosc　2007；49（Suppl. 1）：840

（小野尚子）

コラム

拡大像の病理対比的アプローチ

　従来，病理診断は「最終診断」であった．多くの消化器病の診断学を支えてきたのが病理学であることに疑いはない．

　一方で，内視鏡はついに「ミクロの世界」に達した．拡大内視鏡の分解能はマイクロメートルレベル．もはや，内視鏡医・病理医ともに，用いるルーラーの目盛りは変わらない．「病理でしか見えない時代」ではない．「内視鏡でも病理でも見える時代」の到来である．

　それにもかかわらず，内視鏡画像・病理対比（以下，対比）というと，二言目には「内視鏡で診たものが正しかったかどうかを調べよう」とくる．20年以上前ならともかく，内視鏡からの情報量がこれだけ増えた今，対比が単なる「答え合わせ」では，つまらない．

　病理医は頑張る．多数の取扱い規約やガイドライン，分類法に目を通す．しかし，全臓器に真摯であろうと思えば，規約に書いていない内容までフォローするのは難しい．消化管だけに肩入れしている「管に優しい」病理医ならばまだしも，一般的に病理医は規約以上のことをなかなか書けない．しかし，対比とは，まさにその「規約以上のこと」を突き詰めていく姿勢で臨まなければならない．

　病理報告書に書かれている「tub1，深達度 pT1a（M）」という文字だけを見て対比を終えてはいけない．その tub1 というのは，低異型度で粘膜の表層を置換しながら増殖する tub1 なのか？　高異型度成分を含み，粘膜固有層内に浸潤して粘膜の中層を這い，最表層に露出しない部位がある tub1 なのか？　拡大像はまったく違う．

　図は，病理診断が tub1 であった症例（恵佑会札幌病院・小平純一先生のご厚意による：e の黄色点線内が腫瘍腺管）である．内視鏡医が demarcation line（DL）がやや不明瞭なことを気にかけ，細かいマーキングを打ち，自ら ESD 標本を割入れして，「確かにここが関心領域である」ことを私に示してくださった．鏡見すると，DL の不明瞭な部位では，腫瘍は確かに tub1 であったものの，表層が非腫瘍性の上皮で覆われており，腫瘍は粘膜固有層内を横に進展していた（粘膜固有層内浸潤）．これならば，DL が不明瞭なのもうなずける．病理報告書の規約事項だけを読んでいてはたどり着けない情報であろう．

　詳細な分化度，腫瘍胞巣の形態，浸潤・進展様式，粘膜筋板の状態，血管の走行・分布・口径，リンパ濾胞や異所性腺管の分布，背景粘膜の状態，など…．対比の面白さは，病理報告書に書かれていないこと，すなわち，答え合わせの先にある．

（市原　真）

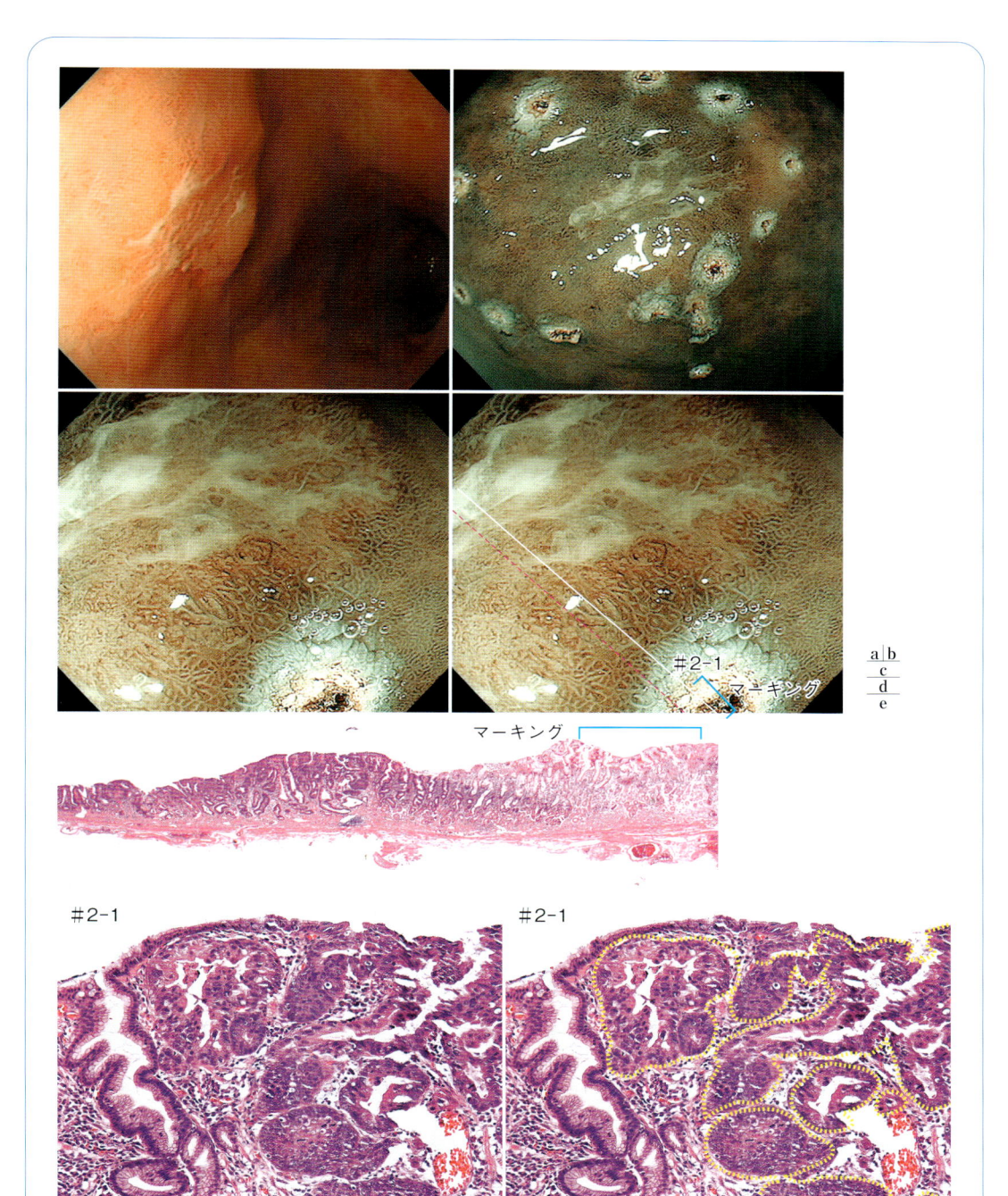

図　早期胃癌症例（恵佑会札幌病院・小平純一先生のご厚意による）
a：内視鏡像　b：マーキング
c：demarcation line が不明瞭である．内視鏡医による病理医への関心領域の提示．右は割線の位置．
d：ルーペ像（内視鏡にあわせて左右反転）
e：表層が非腫瘍性の上皮で覆われており，腫瘍は粘膜固有層内を進展していた（粘膜固有層内浸潤）．黄色点線内が腫瘍腺管

大　腸

大腸

総論：NBI・BLIでこの領域をどのように観察するか

NBIによる観察のコツと基本事項

I．NBIによる病変の質的診断の原理

　　正常粘膜や過形成病変では表層部の微小血管は非常に細く疎なため，現在の波長設定のNBI観察では微小血管を認識することは困難であるが，腫瘍性病変ではその表層部に茶褐色に強調された微小血管を認識できるようになる．さらに癌になると，癌細胞の浸潤増殖，炎症細胞浸潤や間質反応に伴う血管径の不均一性や血管走行の不整，分布の乱れなどが出現してくる．また，NBIは画像強調機能を有しており，色素を用いなくてもpit様構造（surface pattern：図1）の認識が可能である[1]．
　　これらの特性より，NBI観察を用いた微小血管の視認性の有無，血管の太さ/分布の不均一性，surface patternの不整度などを解析することで，大腸病変における腫瘍/非腫瘍，腺腫・癌の鑑別や早期癌の深達度診断が可能になる[1]．

II．大腸腫瘍に対するNBI拡大内視鏡観察の基本所見

1．vascular pattern[1]

　　大腸上皮性腫瘍では，その組織学的異型度が高くなるにつれて血管新生が亢進し，微小血管の太さや血管密度が上昇していくことが知られている．前述のごとく，正常粘膜や過形成病変では表層部の微小血管は非常に細く疎なため，現在の波長設定のNBI観察では微小血管を認識することは通常困難であるが，腫瘍性病変では血管径が太くなり密度も増すので，その表層部に茶褐色に強調された微小血管を認識できるようになる．
　　腺腫性病変のNBI拡大観察では，pit間の介在粘膜は表層部の微小血管が茶褐色に強調され網目状の血管模様（capillary network）が認識される．癌では，癌細胞の浸潤増殖，炎症細胞浸潤や間質反応に伴う血管径の不均一性や血管走行の不整，分布の乱れなどが出現してくる．このNBI拡大観察を用いた微小血管の視認性の有無や，血管の太さ/分布の不均一性/不整度を解析することで，大腸病変における腫瘍/非腫瘍，腺腫/癌の鑑別が可能になる．しかし，実際には，NBI拡大観察で視認されるvascular patternのみで腫瘍の質的診断を行うことが難しい症例も数多く存在し（図2～4），後述のsurface patternを含めた総合評価が重要になる．

2．surface pattern[1]

　　腺腫性病変のNBI拡大観察では，pit間の介在粘膜は表層部の微小血管が茶褐色に強

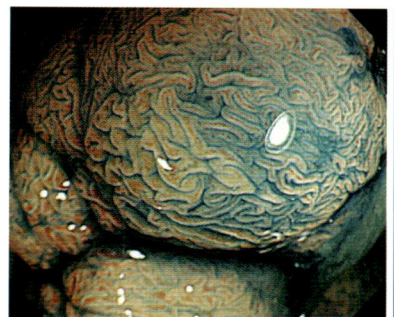

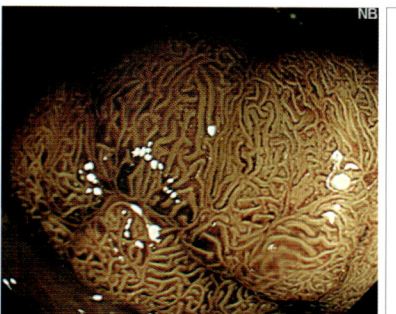

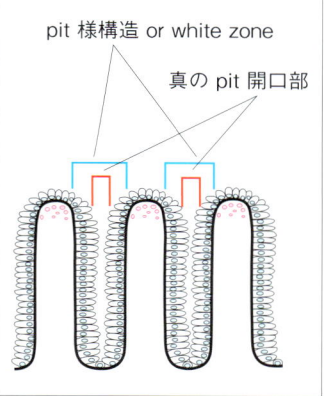

図1　surface pattern（pit様構造あるいはwhite zone）の実体（CF-H260AZI）

　pit様構造あるいはwhite zoneと表現される構造は，上図の真のpit開口部（crypt opening；CO）と腺窩周辺上皮（marginal crypt epithelium；MCE）を併せた構造である（八尾建史ら）．大腸腫瘍は隆起が多く，腺管も蛇行錯綜しているためにNBI観察光が垂直にpitに入ることが少なく，真のpitが暗く抜けて観察されにくいため，COとMCEを併せた構造が白く抜けてpit様に観察されることが多い．したがって，インジゴカルミンが貯留する真のpit様構造よりもNBIによるpit様構造は太く観察される．光が垂直にpitに入った場所では，真のpit内で光が散乱しないため，pit内腔が黒っぽく観察される．

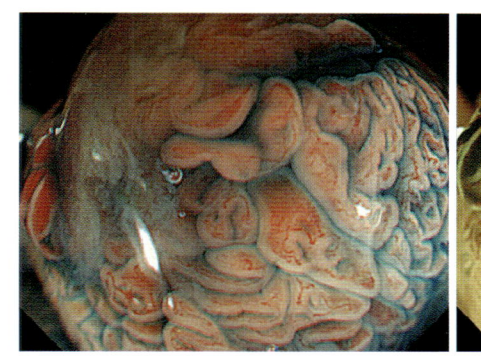

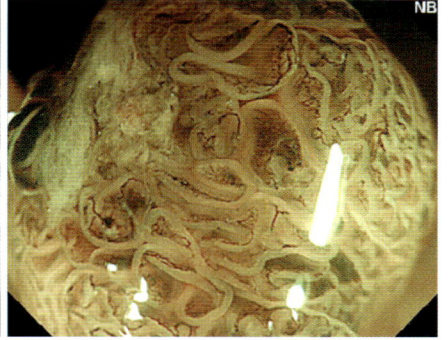

図2　絨毛管状腺腫とNBI拡大観察所見（CF-H260AZI）
　この症例はvascular patternは走行の乱れ・分布の不均一性など明らかに不整であるが，整な絨毛管状構造を呈するsurface patternを視認することが可能で，正しく組織診断を推定することが可能である．

調され網目状の血管模様（capillary network）が認識されるが，血管のない「pit様構造」は白く抜けて観察される．これにNBIの構造強調観察能が加わることより，間接的なpit様構造の診断も可能となる（図1）．癌では，癌細胞の浸潤増殖，炎症細胞浸潤や間質反応に伴う血管径の不均一性や血管走行の不整，分布の乱れ，前述の「pit様構造」や窩間粘膜の破壊などが出現してくる．

　腺管構造をもたない咽喉頭・食道の扁平上皮領域では，純粋に微小血管構築のみの評価による診断学が確立しているが，Barrett食道，胃などの円柱上皮領域の腫瘍では，拡大観察による微小血管構築の評価に加えて表面微細模様の評価が重要である．

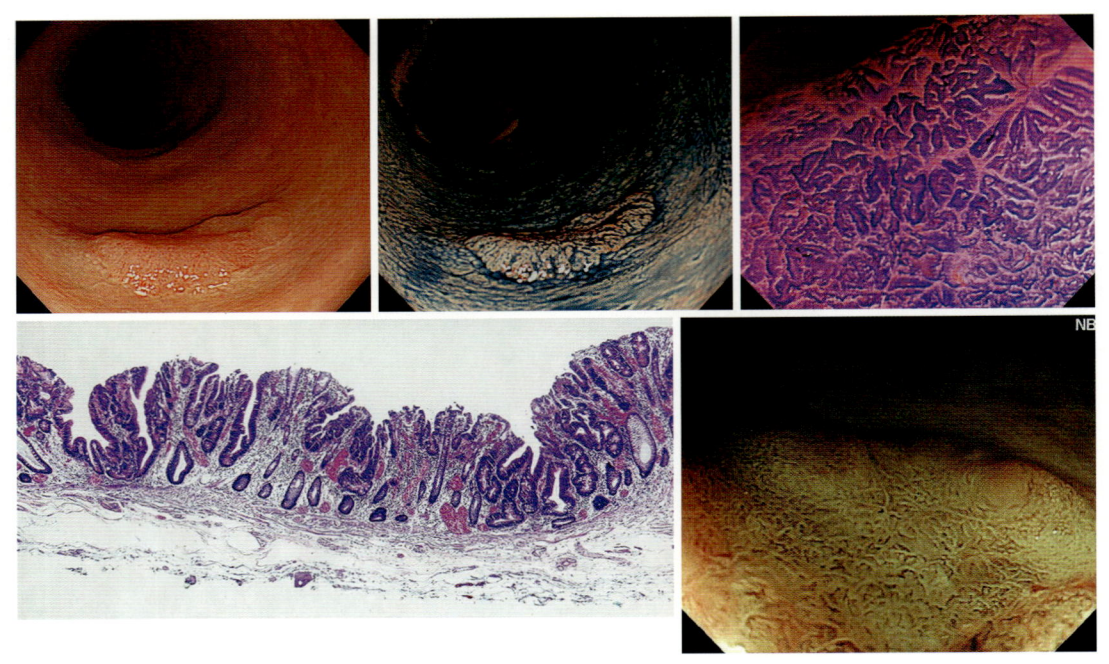

図3　表面型低異型度癌とNBI拡大観察所見（CF-H260AZI）
　この症例は，vascular patternは走行の乱れ・分布の不均一性，avascularな部分の存在など，高度な不整と診断せざるをえないが，surface patternは軽度不整でおとなしく，正しく組織診断を推定することが可能である．avascularな部分にもきちんとsurface patternが存在し，この症例のavascularな部分が深部浸潤を示唆する所見でないことが確認できる．

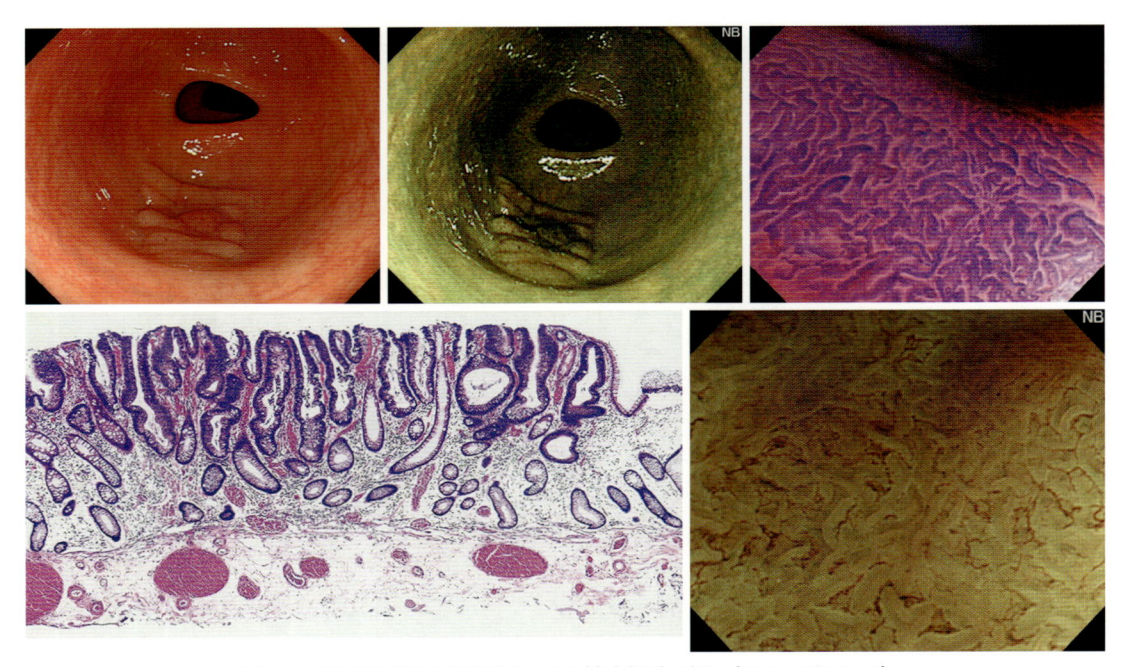

図4　表面型高異型度腺腫とNBI拡大観察所見（CF-H260AZI）
　この症例は，vascular patternは走行の乱れ・辺縁不整・分布の不均一性の存在など，明らかな不整と診断せざるをえないが，surface patternは比較的整でおとなしく，正しく組織診断を推定することが可能である．avascularな部分にもきちんとsurface patternが存在し，この症例のavascularな部分が深部浸潤を示唆する所見でないことが確認できる．

■ Ⅲ. NBI 拡大内視鏡観察のコツとピットフォール

1. 肉眼型・発育様式別の NBI 拡大観察所見[2],[3]

図5に腺腫の肉眼型別の vascular pattern の違いを示す。隆起型大腸腺腫の NBI 拡大観察像では，整な surface pattern が観察できる。隆起型腺腫のほとんどは，この surface pattern で質的診断が可能である。一方，平坦陥凹型大腸腺腫の同病変の NBI 拡大観察像では，surface pattern は不明瞭なこともあるが，整な vascular pattern が観察できる。しかし，一般に平坦な腫瘍（平坦陥凹型腫瘍や LST-NG）では，vascular pattern や surface pattern が多彩で NBI 拡大観察のみでの質的診断が難しいことも少なくない。平坦な腫瘍（平坦陥凹型腫瘍や LST-NG）の NBI 拡大観察所見が評価困難なときは，従来の色素を用いた拡大観察による pit pattern 診断が正確な診断に必須である。NBI 拡大観察の弱点をよく理解し，pit pattern 診断との住み分けを行う。

2. NBI 拡大観察時のシステムの条件設定

surface pattern の評価のためには，構造強調 A8，色彩モード3に設定することが重要である。この条件で，焦点の合った拡大観察で初めて surface pattern が診断できる。

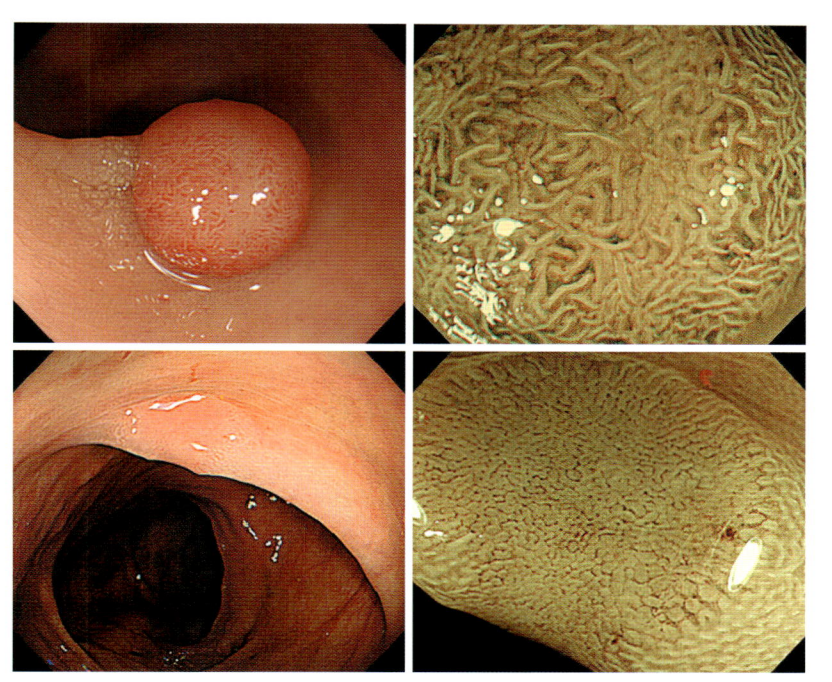

図5 腫瘍の肉眼型・発育様式（組織構築）と NBI 拡大観察所見（CF-H260AZI）

上段は隆起型腺腫であるが，腺管が複雑に錯綜して隆起を形成しているために vascular pattern よりも surface pattern のほうが質的診断に有用である。下段は平坦型腺腫であるが，surface pattern は不明瞭である。しかし，vascular pattern は整で質的診断が可能である。このように，vascular pattern と surface pattern は，病変の性質や状況によってどちらかが有効でないことも多く，臨機応変に両者をうまく組み合わせて診断することが重要である。

焦点の合った拡大観察が重要であることは pit pattern 診断と同じであるが，食道や胃の早期癌と比べて大腸病変は隆起や凹凸の多いものが多く拡大観察で全体の焦点を同時に合わせることは難しい．病変全体の焦点の合った画像を part 別に撮影する．一方，正確に焦点が合っていなくても，色調の濃い vascular pattern はおおざっぱに観察できる．NBI 拡大観察の際には，常に surface pattern を意識して焦点の合った状況で観察を心がける．

IV．各施設の NBI 拡大所見分類

現在本邦には，いくつかの NBI 拡大観察所見分類が存在するので，代表的なものに絞って解説する．

1．佐野分類（図6）[4],[5]

微小血管構築の分類である．腺管腔を取り巻く茶色の網目状血管を capillary pattern（CP）とし，それらの視認性と口径不同，蛇行，途絶所見によりⅠ/Ⅱ/ⅢA/ⅢB に分類している．CP typeⅠ：微小血管が視認できない正常，過形成性ポリープのパターン，CP typeⅡ：血管が腺管周囲を取り巻くように観察でき，血管径が均一であり腺腫のパターン，CPⅢは癌のパターン，ⅢB は SM 深部浸潤癌のパターンとしている．

2．広島分類（図7）[6]

pit 様構造（surface pattern）と微小血管構築を総合的に評価したもので，surface pattern を優先的に診断に応用する．正色～褪色調を呈し微小血管が不可視なものを type A，間接的に明瞭で整な pit 様構造が観察されるもの，または，整な vascular pattern を認めるものを type B，そして，不整な surface pattern または無構造を呈するものを type C としている．さらに，type C は三つに細分類しているが，surface pattern が不明瞭で，avascular area（AVA）が出現し，不整な血管や断片化した微小血管が散在するものを C3 としている．C1～C2 は不整 surface pattern がみられるものであるが，C1 と C2 の違いは，血管の太さと分布が均一か否かの違いである．

3．昭和分類（図8）[7]

pit 様構造と微小血管構築を評価しその所見を形態学的に表現したものであり，佐野分類や広島分類のような category 分類とはやや異なる．腺管を取り囲む血管を観察し，過形成ポリープでみられる視認が困難で淡い色調を呈するものを faint pattern，管状腺腫では太さがそろった血管がネットワーク状に楕円形に pit を取り囲んでいるものを network pattern，絨毛腺腫および管状絨毛腺腫に観察される，血管が太くかつ密集し被覆上皮が濃く充血しているように見えるものを dense pattern に分類している．さらに，SM 深部浸潤癌では口径不同で，蛇行が強く，途絶したように連続性の追いにくい血管を irregular pattern とし，陥凹部に多く認める血管が粗になる sparse pattern に分類している．

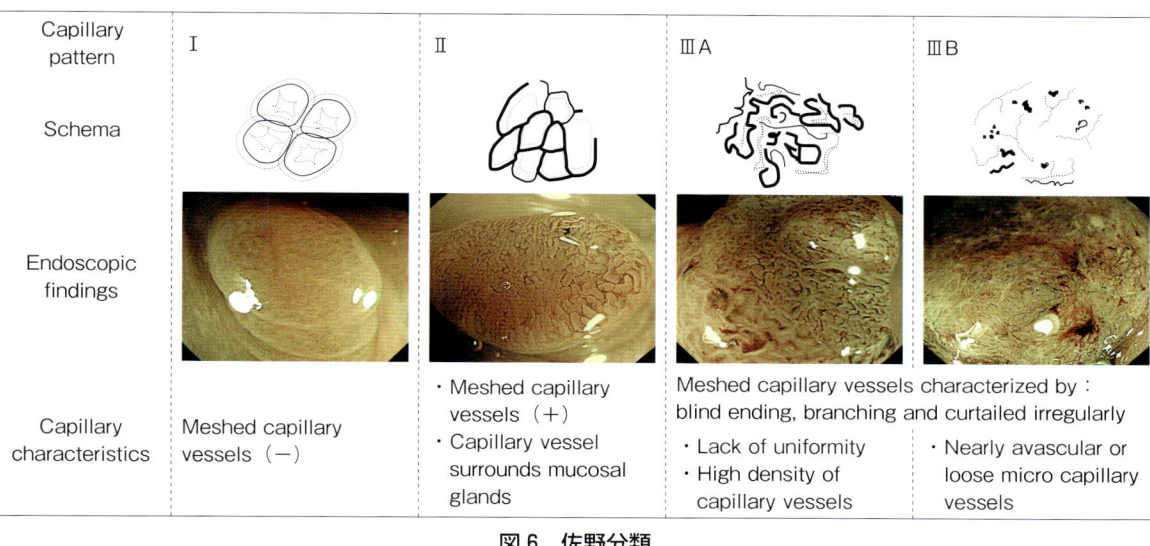

Capillary pattern	I	II	IIIA	IIIB
Schema				
Endoscopic findings				
Capillary characteristics	Meshed capillary vessels（−）	・Meshed capillary vessels（+） ・Capillary vessel surrounds mucosal glands	Meshed capillary vessels characterized by : blind ending, branching and curtailed irregularly ・Lack of uniformity ・High density of capillary vessels	・Nearly avascular or loose micro capillary vessels

図6　佐野分類

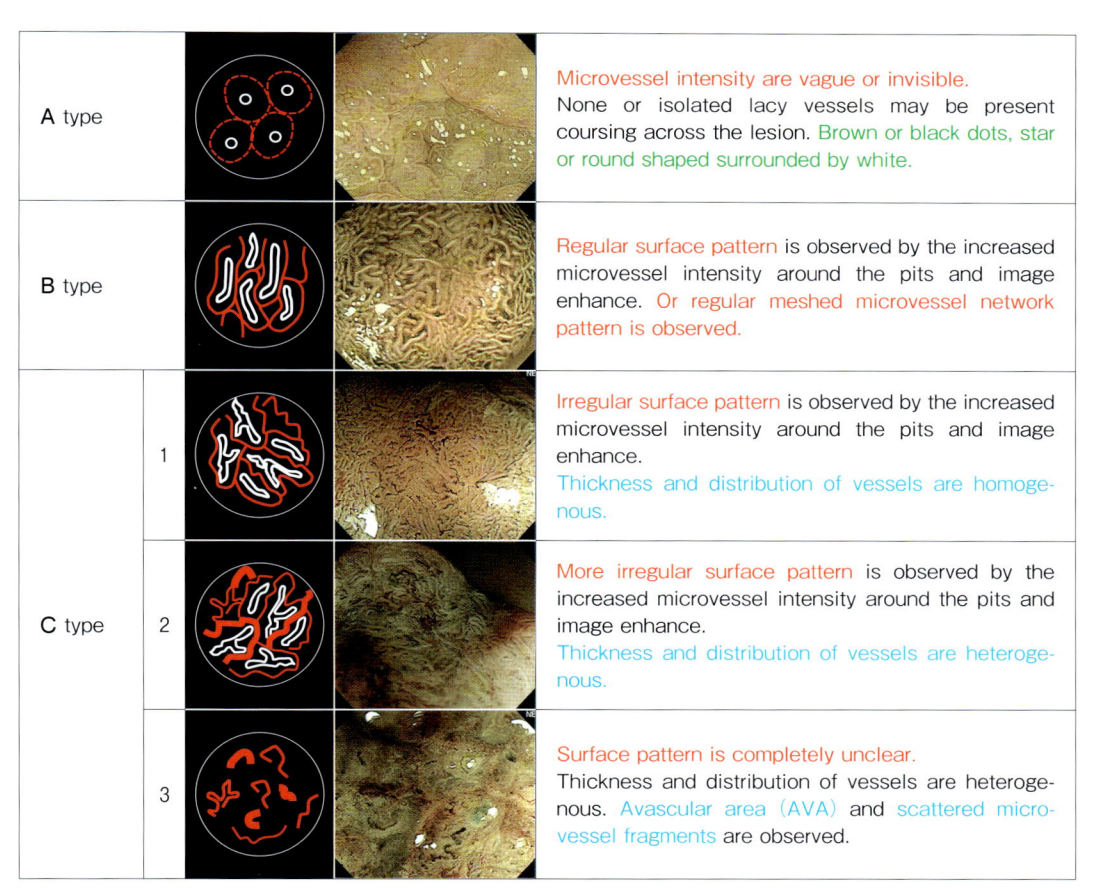

A type				Microvessel intensity are vague or invisible. None or isolated lacy vessels may be present coursing across the lesion. Brown or black dots, star or round shaped surrounded by white.
B type				Regular surface pattern is observed by the increased microvessel intensity around the pits and image enhance. Or regular meshed microvessel network pattern is observed.
C type	1			Irregular surface pattern is observed by the increased microvessel intensity around the pits and image enhance. Thickness and distribution of vessels are homogenous.
	2			More irregular surface pattern is observed by the increased microvessel intensity around the pits and image enhance. Thickness and distribution of vessels are heterogenous.
	3			Surface pattern is completely unclear. Thickness and distribution of vessels are heterogenous. Avascular area (AVA) and scattered microvessel fragments are observed.

図7　広島分類

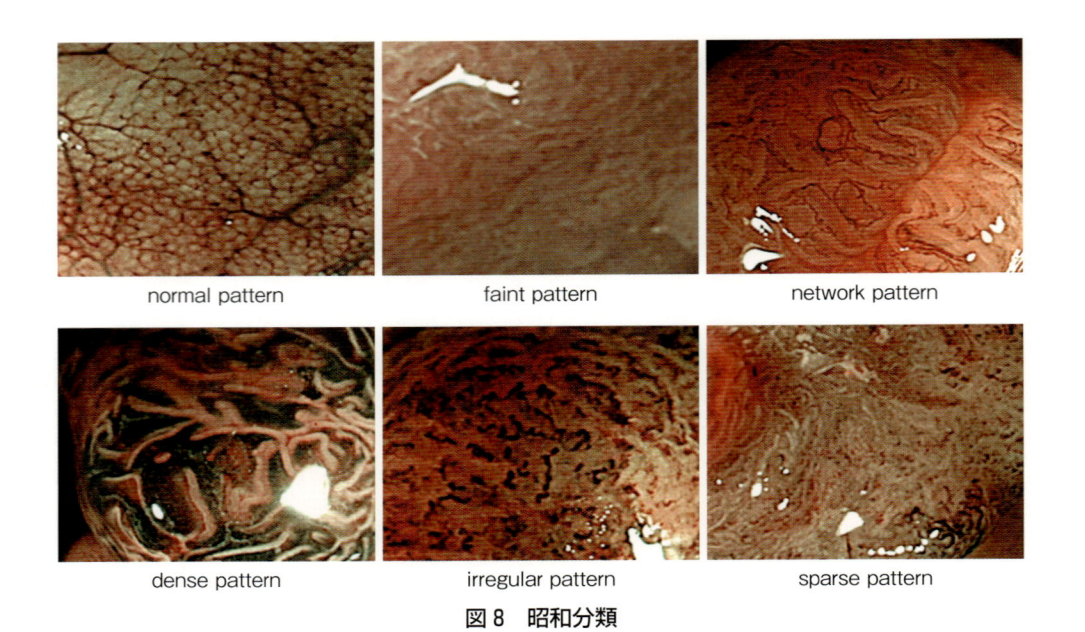

normal pattern　　faint pattern　　network pattern

dense pattern　　irregular pattern　　sparse pattern

図8　昭和分類

■ V．NICE 分類[1),8)〜10)]

　NBI 国際分類として，高画素電子内視鏡近接観察でも分類できるところにボーダーラインを設定したシンプルな分類（NICE 分類：NBI International Colorectal Endoscopic classification，**表1**）がある．Type 1〜3 の三つの Category 分類である．分類の基本となる所見は，① 病変の色調（Color），② 微小血管構築（Vessels），③ 表面模様（Surface pattern）の 3 項目である．Type 1 は過形成病変，Type 2 は adenoma〜M 癌，Type 3 は SM 深部浸潤癌の指標である．世界中の一般的内視鏡医が治療の不要な過形成病変と外科手術の必要な SM 深部浸潤癌を診断できるメリットは大きい．とくに，欧米では「Resect and Discard Trial」の取り組みが盛んであり，小〜微小病変の腫瘍・非腫瘍の鑑別診断学が非常に重要視され，NICE 分類がこの領域で広く使用されている．

　NICE 分類と佐野・広島・昭和分類の相関関係を**表2**に示す．正確には，多少異なる部分はあるものの概略はこのようになると考えられ，NICE 分類の Type 1 と Type 3 の部分はほぼ一致している．NICE 分類 Type 2 のような大きなくくりでは，腺腫と癌の鑑別や細かい質的診断ができず，本邦の拡大内視鏡専門医が物足りなく感じるのは当然である．この意味で，NICE 分類 Type 2 の細分類を詳細な拡大観察所見で行うことが NBI 拡大観察所見分類統一の最短距離と考える．現在，本邦の厚生労働省班会議で多施設共同研究が進行中で，NBI 拡大観察所見個々の意義などに関しても詳細に解析されており，その結果が期待されている．細かいことを話し出すときがないが，最近注目されている SSA/P（sessile serrated adenoma/polyp）などの鋸歯状病変に特徴的な所見も NICE 分類 Type 1 の亜型として付記することも議論しなくてはならない．

表1　NICE分類*

	Type 1	Type 2	Type 3
Color	Same or lighter than background	Browner relative to background（verify color arises from vessels）	Brown to dark brown relative to background；sometimes patchy whiter areas
Vessels	None, or isolated lacy vessels present coursing across the lesion	Brown vessels surrounding white structures**	Has area(s) of disrupted or missing vessels
Surface pattern	Dark or white spots of uniform size, or homogeneous absence of pattern	Oval, tubular or branched white structures** surrounded by brown vessels	Amorphous or absent surface pattern
Most likely pathology	Hyperplastic	Adenoma***	Deep submucosal invasive cancer

*Can be applied using colonoscopes with or without optical（zoom）magnification
**These structures（regular or irregular）may represent the pits and the epithelium of the crypt opening.
***Type 2 consists of Vienna classification types 3, 4 and superficial 5（all adenomas with either low or high grade dysplasia, or with superficial submucosal carcinoma）. The presence of high grade dysplasia or superficial submucosal carcinoma may be suggested by an irregular vessel or surface pattern, and is often associated with atypical morphology（e. g., depressed area）.

表2　NICE分類と佐野・広島・昭和分類との関連

	Type 1	Type 2	Type 3
Color	Same or lighter than background	Browner relative to background（verify color arises from vessels）	Brown to dark brown relative to background；sometimes patchy whiter areas
Vascular pattern	None, or isolated lacy vessels present coursing across the lesion	Brown vessels surrounding white structures**	Has area(s) of disrupted or missing vessels
Surface pattern	Dark or white spots of uniform size, or homogeneous absence of pattern	Oval, tubular or branched white structures** surrounded by brown vessels	Amorphous or absent surface pattern
Sano classification	Type Ⅰ	Type Ⅱ～ⅢA	Type ⅢB
Hiroshima classification	Type A	Type B～C2	Type C3
Showa classification	Faint pattern	Network pattern / Dense pattern　　Irregular pattern	Sparse pattern

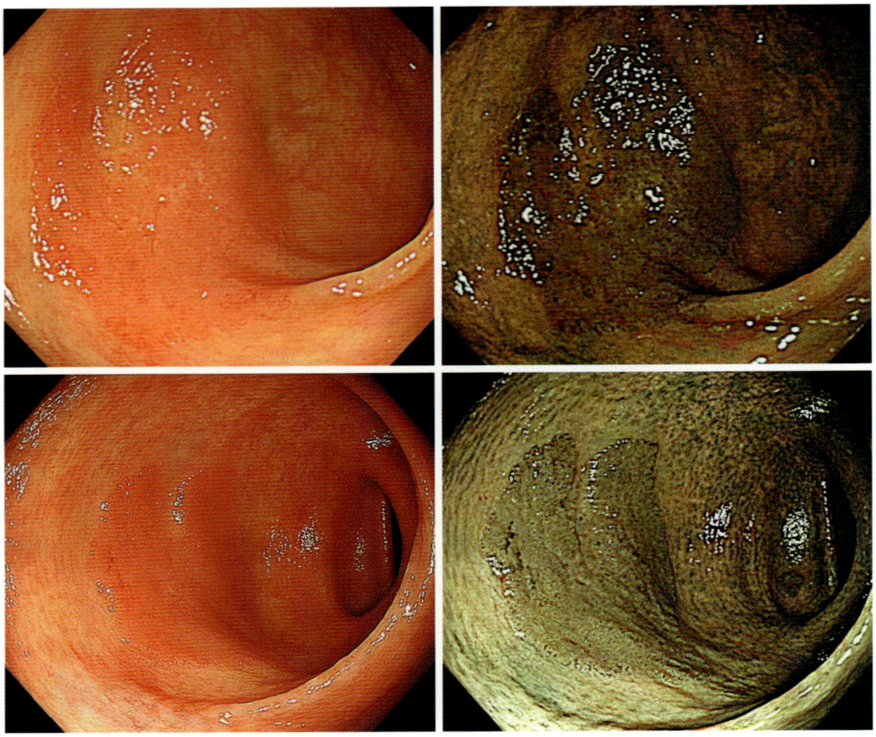

CF-H260AZI
(LUCERA)

CF-HQ290L/I
(LUCERA
ELITE)

図9　LUCERA ELITE System
　同一病変を，上段は LUCERA CF-H260AZI で，下段は LUCERA ELITE CF-HQ290L/I で観察した通常内視鏡観察画像である．CF-HQ290L/I は CF-H260AZI と比較して明らかに明るく高画素で鮮明であると同時に，CF-HQ290L/I は視野角が CF-H260AZI よりも 30 度大きい（170 度）ため，画面に対する病変の位置取りがやや異なっているが，視野角が大きいためにとくに魚眼的になることはない．

VI. LUCERA ELITE による新しい NBI 内視鏡診断

　NBI 観察と既存の分類の基本を概説したが，このアトラスでは新しい LUCERA ELITE system の画像が数多く呈示されている．**図9**に通常画像を示すが，新しい光源による NBI 診断画像をしっかりと堪能していただきたい．

文　献

1) Tanaka S, Sano Y：Aim to unify the narrow band imaging (NBI) magnifying classification for colon tumors：current status in Japan from a summary of the consensus symposium in the 79th annual meeting of the Japan Gastroenterological Endoscopy Society. Dig Endosc 2011；23：S131-S139
2) Oba S, Tanaka S, Oka S, et al：Characterization of colorectal tumors using narrow-band imaging magnification：combined diagnosis with both pit pattern and microvessel features. Scand J Gastroenterol　2010；45：1084-1092
3) Takata S, Tanaka S, Hayashi N, et al：Characteristic magnifying narrow-band imaging features of colorectal tumors in each growth type. Int J Colorectal Dis　2012；28：459-468

4) Machida H, Sano Y, Hamamoto Y, et al：Narrow-band imaging in the diagnosis of colorectal mucosal lesions：a pilot study. Endoscopy　2004；36：1094-1098
5) Ikematsu H, Matsuda T, Emura F, et al：Efficacy of capillary pattern type ⅢA/ⅢB by magnifying narrow band imaging for estimating depth of invasion of early colorectal neoplasms. BMC Gastroenterol　2010；10：33
6) Kanao H, Tanaka S, Oka S, et al：Narrow-band imaging magnification predicts the histology and invasion depth of colorectal tumors. Gastrointest Endosc　2009；69：631-636
7) Wada Y, Kudo SE, Kashida H, et al：Diagnosis of colorectal lesions with the magnifying narrow-band imaging system. Gastrointest Endosc　2009；70：522-531
8) Oba S, Tanaka S, Sano Y, et al：Current status of narrow-band imaging magnifying colonoscopy for colorectal neoplasia in Japan. Digestion　2011；83：167-172
9) Hewett DG, Kaltenbach T, Sano Y, et al：Validation of a simple classification system for endoscopic diagnosis of small colorectal polyps using narrow-band imaging. Gastroenterology　2012；143：599-607
10) Hayashi N, Tanaka S, Hewett DG, et al：Validation of the Narrow Band Imaging（NBI）International Colorectal Endoscopic（NICE）Classification for prediction of colorectal lesions with deep submucosal invasive carcinoma. Gastrointest Endosc　2013（in press）

〔田中信治〕

大腸

総論：NBI・BLIでこの領域をどのように観察するか

BLIによる観察のコツ

I．大腸腫瘍におけるBLIのモードの使い分け

　レーザー光源を用いた内視鏡であるLASEREO（富士フイルム）によるBlue Laser Imaging（BLI）を用いた大腸腫瘍の観察においてはBLIモードおよびBLI-brightモードの使い分けが重要である[1)~3)]．最遠景の観察においては明るい狭帯域観察であるBLI-brightモードが有用である（図1）．BLI-brightはBLIモードに比べてややコントラストは劣るものの，その明るさにより良好な病変および周囲粘膜の血管走行などの視認が可能である．すこし近接した腫瘍全景の観察においてはBLIモードが，BLI-brightモードよりやや暗いが腫瘍辺縁の視認性には優れている（図2）．さらにレーザー内視鏡では従来より富士フイルムのシステムで可能であったFlexible spectral Imaging Color Enhancement（FICE）も可能であり，より画像の鮮明度が強化されており今後の検討に期待がもたれる．

　また拡大観察においては，BLIモードとBLI-brightモードで大きく違いはないがBLIモードのほうが微細血管のコントラストが強調されているため，表面血管や表面構造を観察するのに適している（図3）．しかしながらBLIモードによる拡大観察で視野が暗い際はBLI-brightモードに切り替えることで良好な観察が得られることもあるため適宜使い分けをすることが望ましい．またいずれのモードにおいても構造強調をかけることでさらにコントラストが強調されるが，画像がやや粗くなるため状況に応じて使用を考慮したい．

II．BLI拡大観察におけるNBI分類

　大腸病変に対するBLI拡大観察においては，福岡大学筑紫病院と京都府立医科大学消化器内科で多施設共同研究にて既存のNarrow Band Imaging（NBI）分類である広島分類にて診断をすることが可能であることを報告している[4)]．さらに佐野分類でも診断可能であることについても検討を行っている．その内容の一部を提示する．

　対象は腫瘍性104病変であり，その内訳は腺腫62病変，粘膜内癌・粘膜下層軽度浸潤癌34病変，粘膜下層深部浸潤癌8病変である．方法は同一病変に対してBLIおよびNBI拡大観察を行い佐野分類および広島分類を用いて診断し，その病理組織診断との正診率およびNBI・BLIの分類一致率を検討している．結果は拡大観察の正診率は佐野分類ではBLI：73.1％（76/104）およびNBI：76.0％（79/104），一方，広島分類ではBLI：

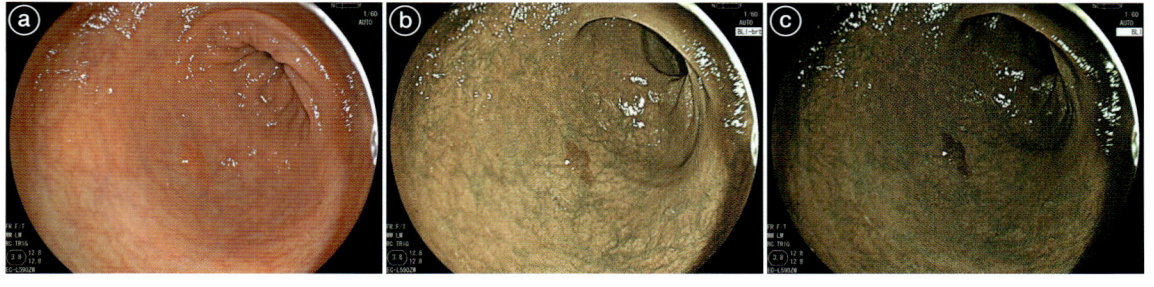

図1 直腸 Ra の粘膜内癌
a：通常遠景像
b：BLI-bright 遠景像．腫瘍の視認性も高く視野も全体に明るい．
c：BLI 遠景像．腫瘍の視認性は高いがやや暗い．

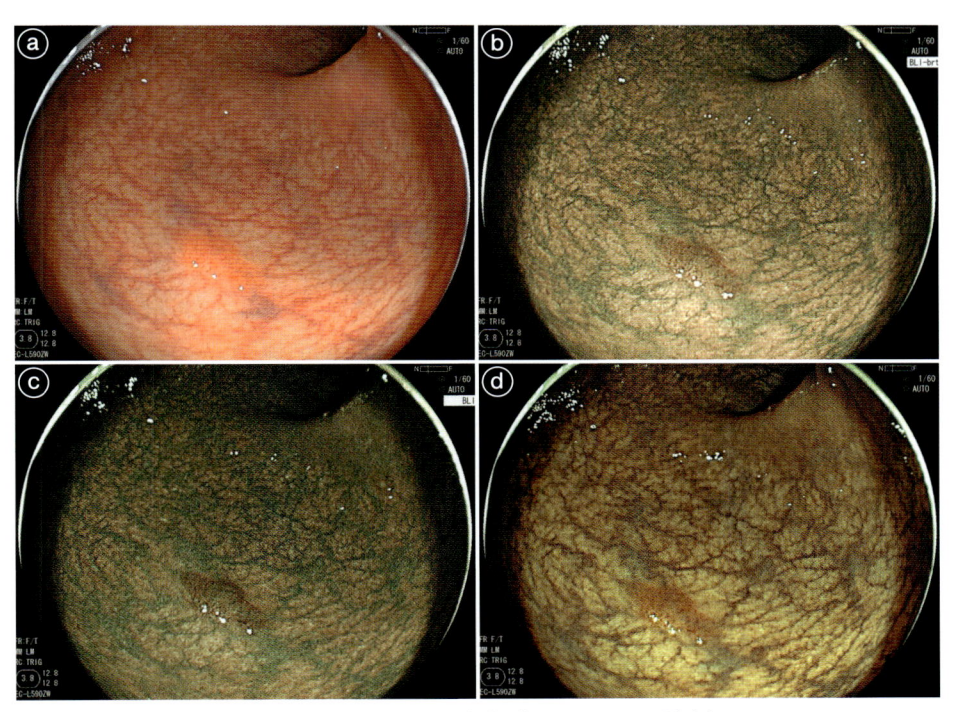

図2 直腸 Ra の粘膜内癌（図1と同一の腫瘍）
a：通常内視鏡像
b：BLI-bright 像．腫瘍の視野は明るいがやや腫瘍辺縁のコントラストが低い．
c：BLI 像．腫瘍辺縁のコントラストは良好である．
d：FICE 像．腫瘍の視認性は良好である．

74.0％（77/104）および NBI：77.9％（81/104）であり有意な差異を認めなかった．さらに同一腫瘍における BLI および NBI の診断の一致率は佐野分類で 81.7％，広島分類で 74.0％であった．また診断の再現性について2名の内視鏡医（N. Y., T. H.）において検討を行ったが，広島分類における BLI の intra-observer variability は $\kappa=0.893$（N. Y.），0.851（T. H.）であり，佐野分類では $\kappa=0.834$（N. Y.），0.926（T. H.）であり，一

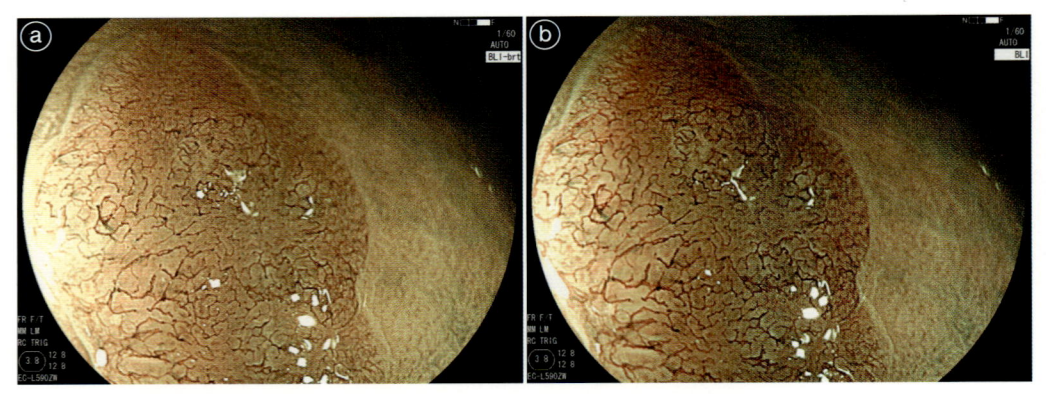

図3　拡大観察におけるBLIモードおよびBLI-brightモードの違い（図1と同一の腫瘍）
a：BLI-bright像
b：BLI像．BLI-brightに比して微細血管のコントラストが強調されている．surface pattern はVI型pit様でありvascular patternも蛇行を認め広島分類のType C1と診断される．

表　大腸腫瘍におけるBLI拡大診断能（N＝314）

	Number	HP	Ad	M	sSM	dSM
Type A	39	39	0			
Type B	159	2	142	14	0	1
Type C1	92		26	56	8	2
Type C2	13			9	2	2
Type C3	11		0	1	1	9

HP：hyperplastic polyp, Ad：adenoma, M：intramucosal cancer, sSM：shallowly invaded submucosal cancer, dSM：deeply invaded submucosal cancer

Accuracy rate
(39＋142＋64＋11＋9)/314＝265/314＝84.4％

方でinter-observer variabilityは，広島分類で $\kappa=0.863$，佐野分類では $\kappa=0.872$ であり非常に良好な結果であった．

　さらに本学で広島分類を用いた314例の腫瘍性および非腫瘍性の大腸病変について検討を行い全体の正診率84.4％，腫瘍・非腫瘍の正診率99.4％，癌病変におけるSM深部浸潤癌の正診率94.3％と良好な成績を報告している[5]（表）．以上よりBLI観察においてはNBI分類を用いることで良好な診断が可能であると考えられる．

　本院では広島分類を用いて，まずsurface patternを観察し，vascular patternを補助的に用いている[6]．各分類においてBLI画像を用いて解説する[3]（図4）．

　Type Aはsurface patternが円形もしくは類円形のものとし，vascular patternは表層のものはほぼ視認できず，おもに過形成性ポリープの指標となる．

　Type Bについては，papillary patternおよびtubular patternの二つの見え方があり，各々でvascular patternの見え方が大きく異なるため診断時に注意が必要だが，その鑑別はsurface patternを用いて可能である[2]．すなわちpapillary patternではいわゆるIV

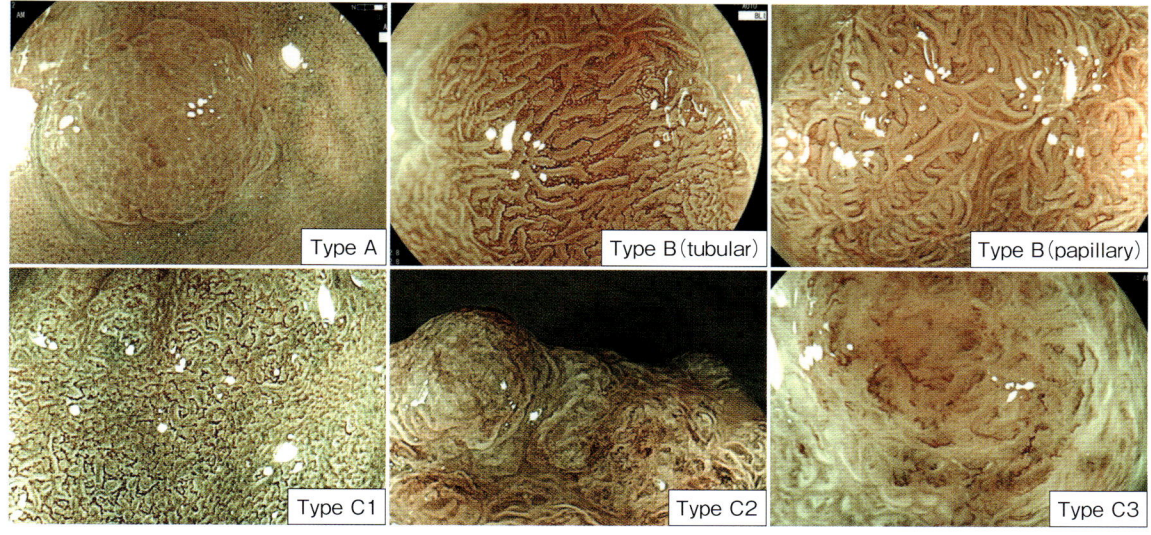

図4 BLIにおけるNBI分類（広島分類）
Type Aは過形成性ポリープ，Type Bは腺腫，Type C1は腺腫から粘膜下層軽度浸潤癌，Type C2は粘膜内癌から粘膜下層深部浸潤癌，Type C3は粘膜下層深部浸潤癌に対応．

型pit様のパターンを呈し辺縁は平滑である．そのvascular patternはやや口径不同を有し蛇行を示しnetwork形成は認めない．一方tubular patternではsurface patternはIII_L型およびIII_S型pit様構造を呈する．vascular patternは亀の甲のような均一なnetworkを形成し口径不同は伴わない．そしてType Bはおもに腺腫の指標となっている．

Type C1については，surface patternはIII_LやIV型pit様の構造ではない，いわゆるV_I型pitに相当する不整形な構造を認める．vascular patternは蛇行や口径不同（正常の1.5倍程度）を伴う不整血管を認める．Type C2ではType C1の不整所見に加えて不均一なvascular patternおよび辺縁不明瞭なsurface patternを認める．われわれの検討ではType C1は腺腫から粘膜下層軽度浸潤癌でありType C2は粘膜内癌から粘膜下層軽度浸潤癌の指標となっている（表）．いずれのパターンもSM深部浸潤癌が一部含まれるため実地臨床ではクリスタルバイオレット染色によるpit pattern診断や超音波内視鏡などの他の検査による精査が望まれる．Type C3はsurface patternはV_N型pit様の構造が消失した所見が認められ，vascular patternでは無血管野および著明に拡張した血管の断絶や途絶した所見が認められる．そしてType C3はほぼ粘膜下層深部浸潤癌に合致する．

III．BLI拡大観察におけるコツ

BLI拡大観察においてはsurface patternがNBIに比べてやや白色調に観察される．また拡大倍率は光学拡大で最大135倍であるが，大腸腫瘍の診断においてはフルズームを行うのではなく最大よりやや低めの倍率が望ましい（図5）．拡大率については画面右上にゲージがあり調整が可能である．光学拡大は7段階の拡大となっているが3段階目が50〜60倍，5段階目が80〜90倍，7段階目が120〜135倍となっている．実臨床では5段階目がピントも合いやすく使用しやすいため大腸腫瘍の精密な質的診断にも有用で

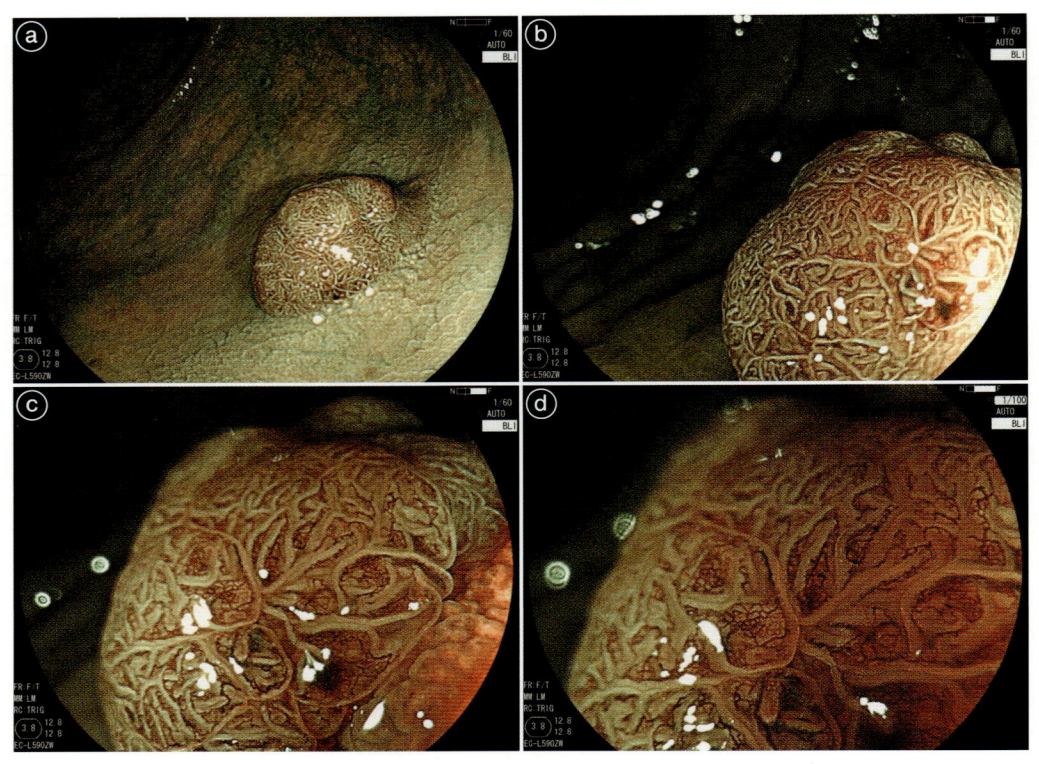

図5
a：直腸 Rb の I sp 10 mm（その後の EMR にて病理診断は腺腫であった）．
b：拡大ゲージ 3 段階目であり 50〜60 倍の観察．
c：拡大ゲージ 5 段階目であり 80〜90 倍の観察．surface pattern は IV 型 pit 様であり，vascular pattern は蛇行や拡張を示すが広島分類 Type B の papillary なパターンと診断される．
d：拡大ゲージ 7 段階目であり 120〜135 倍の観察．

ある．それ以上の拡大も可能であるがやや画像が粗くなり研究用に用いることが多く実臨床で用いることはほとんどない．

まとめ

本稿では BLI における大腸腫瘍の観察について詳述した．レーザー内視鏡 LASER-EO においては，二つの狭帯光観察モード（BLI モードおよび BLI-bright モード）があるため病変との距離および拡大倍率などに応じて適宜モードを使い分けることで良好な質的診断が可能である．

文 献
1) Yoshida N, Yagi N, Yanagisawa A, et al：Image-enhanced endoscopy for diagnosis of colorectal tumors in view of endoscopic treatment. World J Gastrointest Endosc 2012；4：545-555
2) Yoshida N, Yagi N, Inada Y, et al：Therapeutic and Diagnostic Approaches in Colonoscopy. Amornyotin S（ed）：Endoscopy of GI Tract. 2013 In tech open access company, Available from URL：http://www.intechopen.com/books/endoscopy-of-gi-tract/therapeutic-and-

diagnostic-approaches-in-colonoscopy.
3) 吉田直久, 八木信明, 稲田 裕, 他：大腸病変診断・治療のアルゴリズムにおけるNBI/BLIの意義と位置づけ―私はこう考える―Blue LASER Imagingの大腸ポリープ診断における有用性. INTESTINE 2013；17：277-280
4) Yoshida N, Hisabe T, Inada Y, et al：The ability of a novel blue laser imaging system for the diagnosis of invasion depth of colorectal neoplasms. J Gastroenterol（in press）
5) Yoshida N, Yagi N, Inada Y, et al：Ability of a novel blue laser imaging system for the diagnosis of colorectal polyps. Dig Endosc（in press）
6) Kanao H, Tanaka S, Oka S, et al：Narrow-band imaging magnification predicts the histology and invasion depth of colorectal tumors. Gastrointest Endosc 2009；69：631-636

（吉田直久, 内藤裕二, 伊藤義人）

Case 48 過形成性ポリープ

65歳，女性　検査目的 大腸ポリープ切除後経過観察　部位 S状結腸　肉眼型 0-Ⅱa

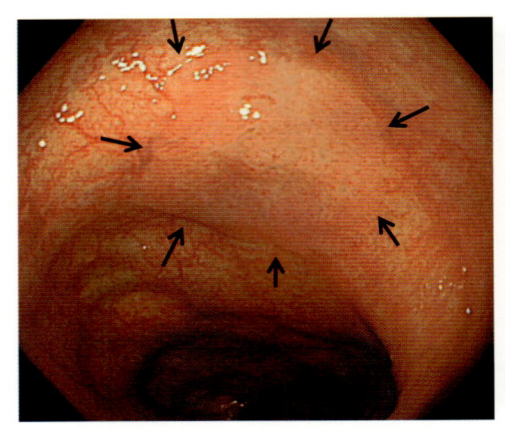

白色光通常内視鏡所見で，S状結腸に径約20 mm大の白色調の表面隆起型病変を認める（矢印部）．

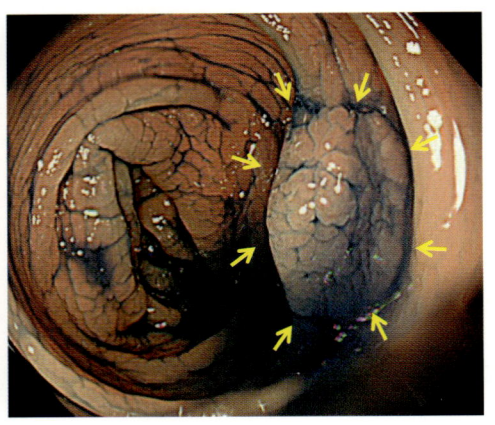

インジゴカルミンによる色素散布所見では，表層の顆粒状変化と腫瘍部境界（矢印）が明瞭に描出されている．

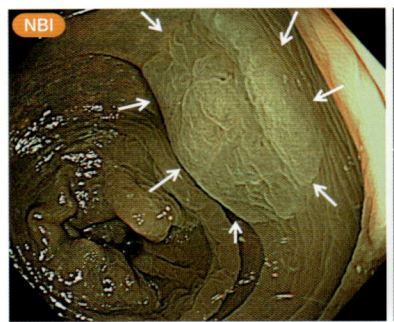

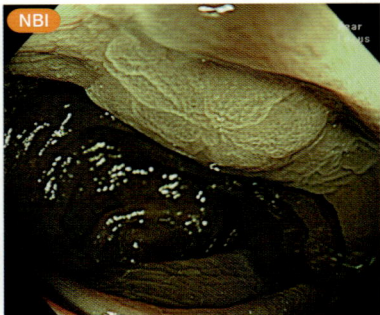

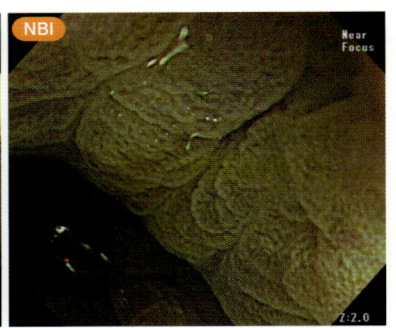

NBI通常所見では境界が明瞭に観察される．また表面性状は凹凸不整を呈する（左；矢印部）．NBI拡大観察所見では腺管開口部周囲を取り巻く血管に拡張所見は認められない〔中；弱拡大（光学ズーム Near Focus ×45），右；強拡大（光学ズーム Near Focus ×45，電子ズーム ×2〕．またSSA/Pでみられるような粘膜深部を走行すると考えられる拡張血管の走行も認められない．

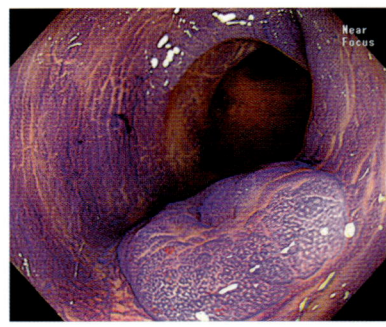

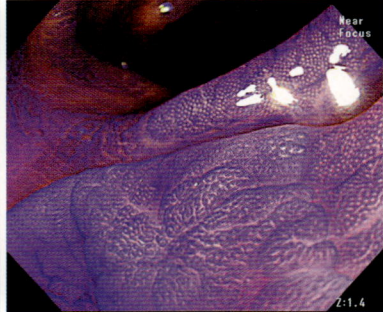

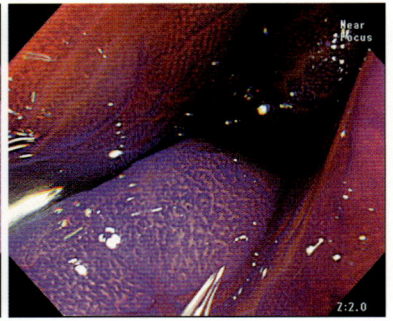

クリスタルバイオレット染色では，白色光通常観察と同様，表面隆起型病変で粘膜表層は溝状の顆粒状変化を呈する（左；光学ズーム ×45）．電子ズーム拡大を併用すると，腺管開口部は星芒状pit（Ⅱ型pit）が主体であり，過形成性病変であることが確認される〔中；弱拡大（光学ズーム Near Focus ×45，電子ズーム ×1.4），右；強拡大（光学ズーム Near Focus ×45，電子ズーム ×2)〕．明らかな腫瘍性pitは認められなかった．

スコープ：CF-HQ290I（オリンパス），光源装置：EVIS LUCERA ELITE（オリンパス）
NBI 設定：構造強調 A8，色彩モード 3

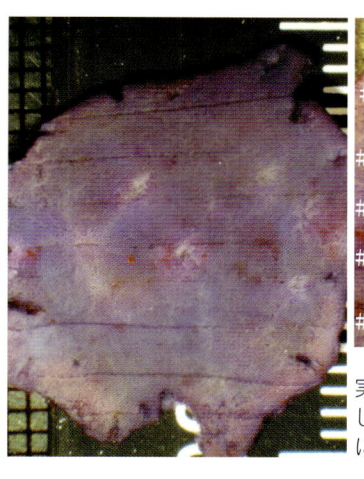

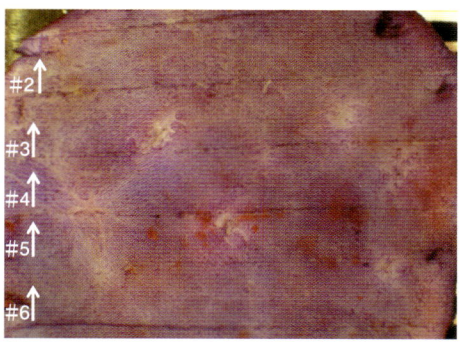

実体顕微鏡所見（EMR 後固定標本；左）．病変表層部に Invert したと考えられる白色調の粘膜の陥凹を数カ所で認める．同部に割線を引き，上に面出しした（右）．#3〜6 を呈示する．

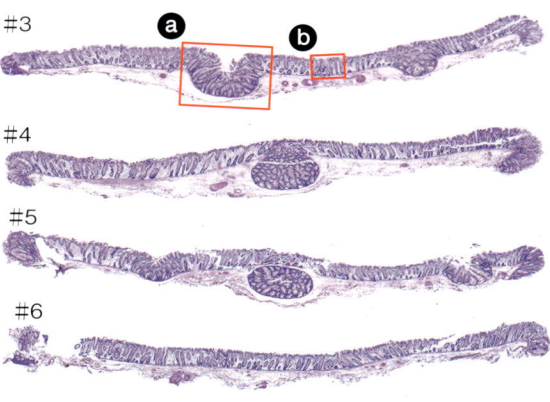

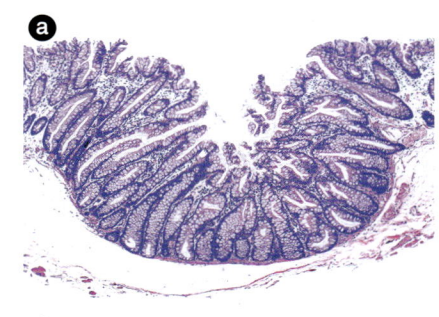

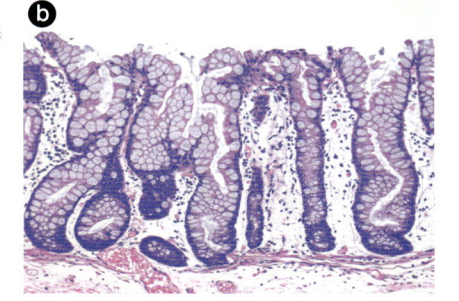

ルーペ像では表面型隆起として捉えられ，散在性に粘膜筋板が粘膜下層方向に突出し，過形成性腺管が粘膜下層へ侵入している．
#3 の拡大組織所見．過形成性腺管の粘膜下層への嵌入を認める（a；弱拡大像）．核異型に乏しく，表層分化が保たれている．（b；強拡大像）．以上から 35×25 mm，flat type hyperplastic polyp と診断した．

コメント

　過形成性ポリープ（hyperplastic polyp；HP）は一般的に直腸〜S 状結腸に多発してみられる径 5 mm 前後の白色調ポリープで，非腫瘍性病変とされる．内視鏡治療の適応病変ではなく，一般的に放置可能な病変である．しかしながら本病変と同様，なかには 10 mm を超える病変も散見される．右側結腸の場合では SSA/P との鑑別が必要である一方で，左側では traditional serrated adenoma（TSA）の合併も考えて，慎重な術前精査が必要となる病変である．以上より，本病変に対しても内視鏡切除を施行した．

▶内視鏡観察のコツ　HP では，SSA/P と異なり，水洗にて容易に粘液付着を洗浄することが可能である．通常観察では白色調の結節状隆起であり，拡大観察ではⅡ型 pit を呈する．SSA/P で観察されるような著明な腺管開口部の拡張所見や開口部周囲の血管拡張所見も認められない．また，SSA/P に特徴的とされる粘膜深部を横走すると考えられる拡張血管所見もみられることは少ない．

（斎藤彰一，池上雅博，田尻久雄）

大腸

Case 49 SSA/P（sessile serrated adenoma/polyp）

52歳，男性　検査目的 便潜血陽性精査　部位 盲腸　肉眼型 0-Ⅱa

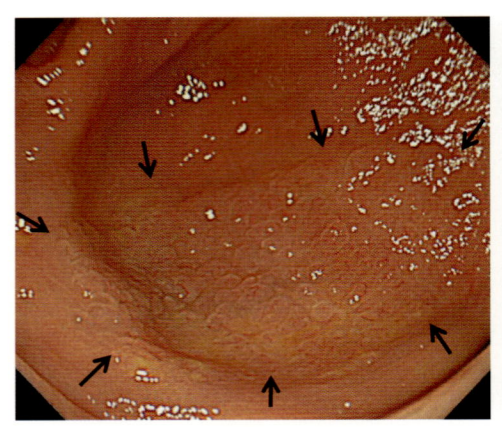

白色光通常内視鏡所見で，盲腸に径約 30 mm 大の正色調の表面隆起型病変を認める．一部，黄色調の粘液で被覆されている．

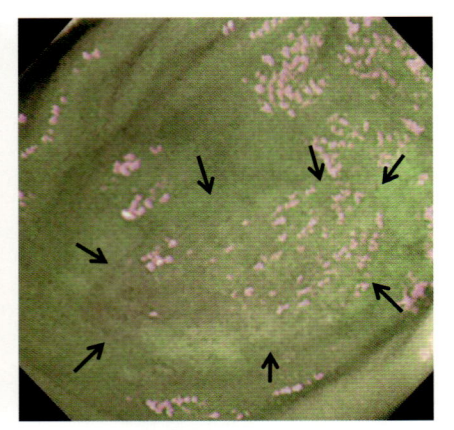

AFI では病変部位は正常粘膜と同等のグリーン調を呈しているが，辺縁部で軽度のマゼンタ調を呈している．

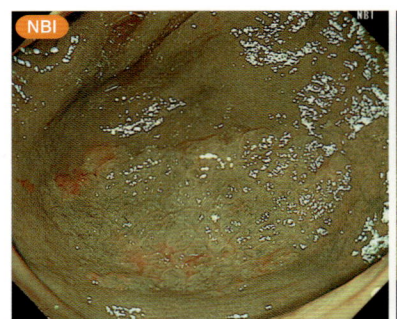

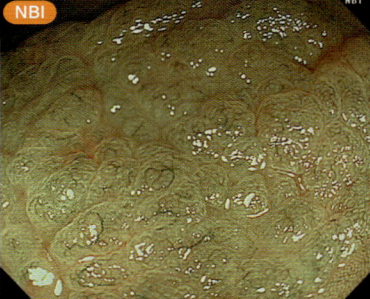

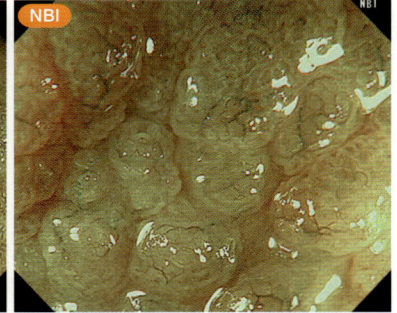

NBI 通常所見では境界が明瞭に観察される．また辺縁部では粘液付着が発赤調に観察される（左）．NBI 拡大観察所見では腺管開口部周囲を取り巻く血管に拡張所見は認められない．しかしながら粘膜深層の拡張血管が散見される．一方，surface pattern は保たれている（中；弱拡大，右；強拡大）．

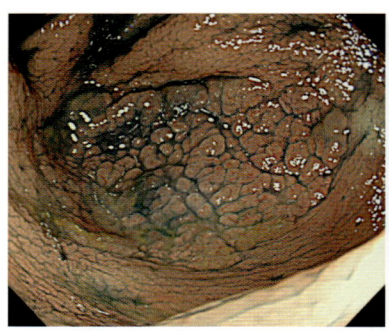

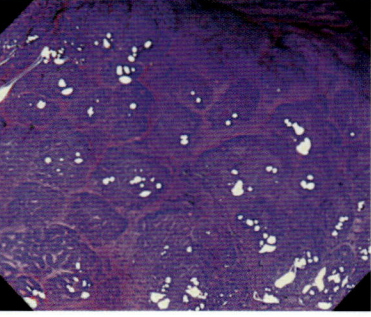

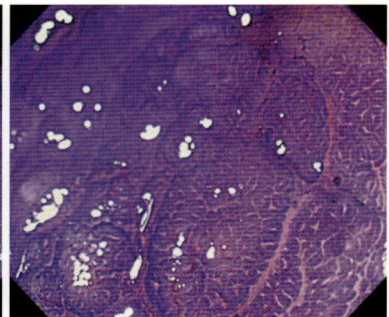

インジゴカルミンによる色素散布所見では，表層の顆粒状変化が明瞭に描出されている（左）．クリスタルバイオレット染色では，星芒状 pit（Ⅱ型 pit）が主体であり，過形成性病変であることが確認される（中；弱拡大，右；強拡大）．

スコープ：CF-FH260AZI（オリンパス），光源装置：EVIS LUCERA ELITE（オリンパス）
NBI 設定：構造強調 A8，色彩モード 3

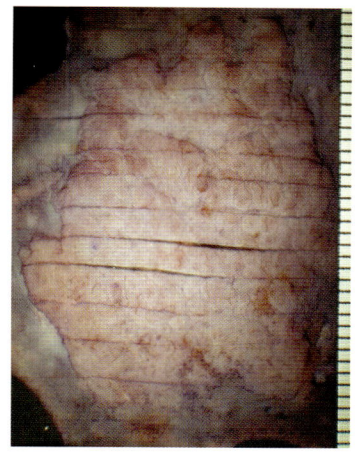

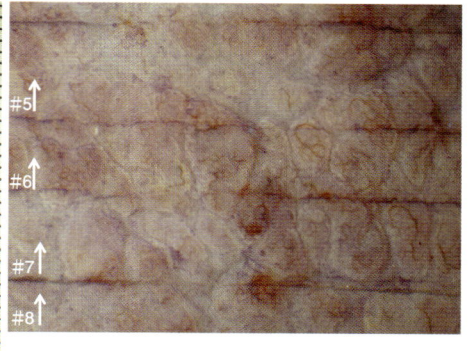

実体顕微鏡所見（ESD 後固定標本；左）．
割線を上に面出しした（右）．

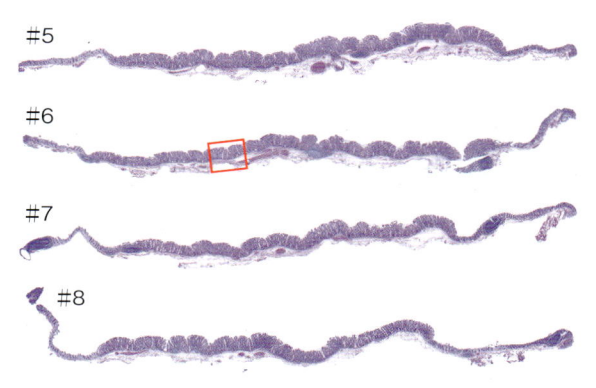

ルーペ像では表面型隆起として捉えられ，鋸歯状腺管の増生がみられる．

拡大組織所見．腺管は腺底部付近で拡張，逆 T 字ないしは L 字状の変形を認める（a；弱拡大）．表層分化は保たれ，核の異型に乏しい所見である（b）．以上から 0-Ⅱa，35×25 mm，sessile serrated adenoma/polyp（SSA/P），pHM0，pVM0 と診断した．

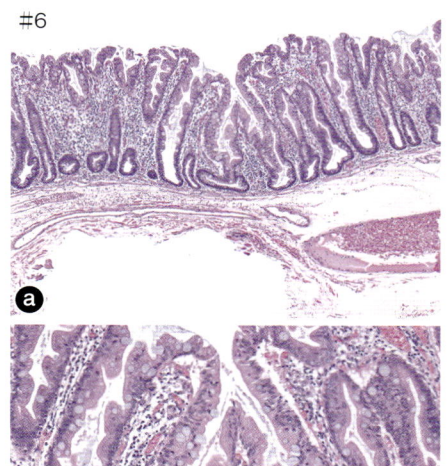

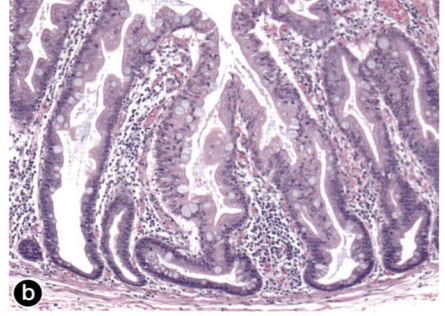

コメント

　SSA/P では腺底部の構造異型をその病理組織学的特徴とするため，内視鏡による表層からの観察では large hyperplastic polyp との鑑別は困難である．多量の粘液貯留による腺管の開大を観察することにより鋸歯状腺管を間接的に認識できる可能性もある．また NBI 拡大像に示すような粘膜深層で走行すると考えられる蛇行した拡張血管も特徴所見の一つである．
　▶内視鏡観察のコツ　SSA/P は強固に粘液付着を認めることが多い．NBI 観察で腺管開口部が黒色のドット状にみられるのと併せて発赤調の粘液付着が観察されることもあり，特徴的所見と考えられる．本症例では AFI 観察でわずかにマゼンタ調に変化し，病変が大きく，腺底部から粘膜下層への癌腺管の浸潤も否定できないため，一括切除目的に ESD を施行した．

（井出大資，斎藤彰一，池上雅博）

大腸

Case 50 SSA/P (sessile serrated adenoma/polyp)

69歳，男性　検査目的　早期大腸癌EMR後の定期フォローの大腸内視鏡　部位　上行結腸　肉眼型　0-Is

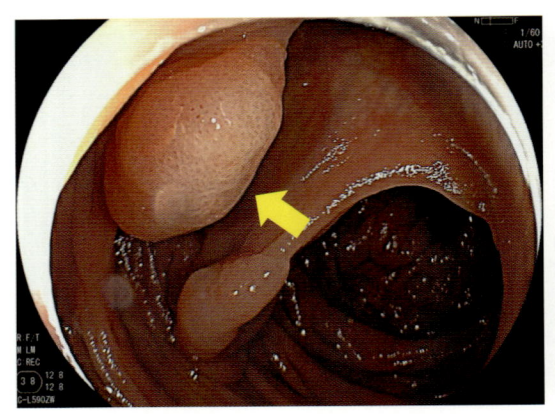

白色光通常観察で径23 mm大の粘液に覆われたやや白色調の扁平隆起性病変を認める（矢印）．

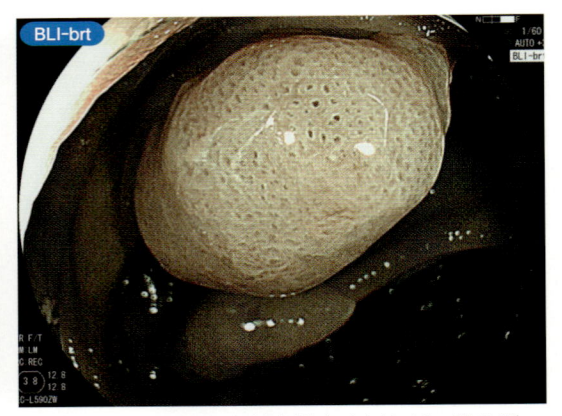

BLI-brightを用いた拡大観察（中拡大）．開Ⅱ型pitを認める．

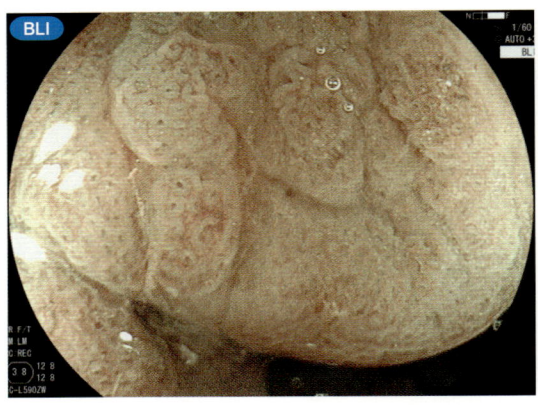

BLI拡大観察（強拡大）．星芒状の所見を伴う開Ⅱ型pitを確認できる．窩間部には血管拡張を部分的に視認できるものの，血管構造は明瞭に認識できない部分が多い．

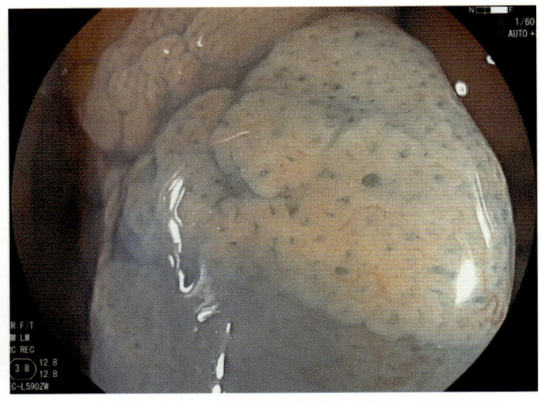

インジゴカルミン散布通常拡大観察（強拡大）．大きく開大した腺管開口部を認識できる．ただし，粘液が豊富に付着している部分では色素がはじかれてしまっている．

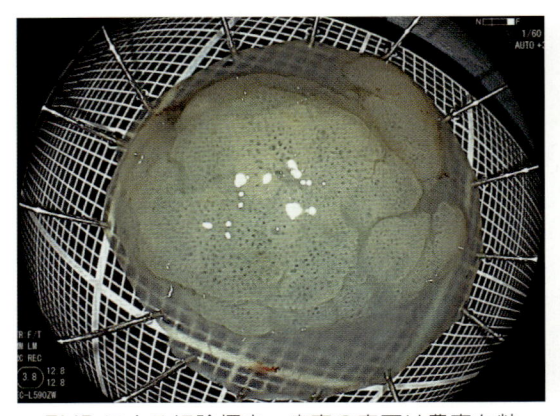

EMRによる切除標本．病変の表面は豊富な粘液に覆われている．

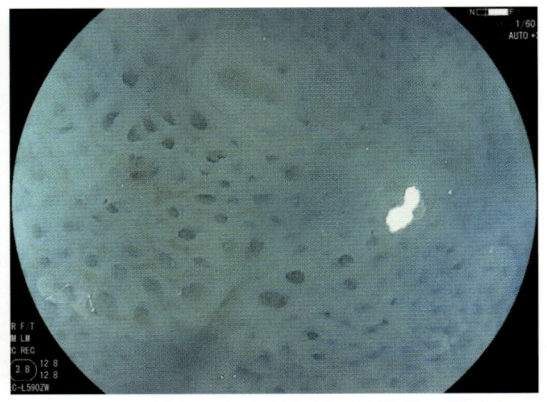

切除標本の拡大観察（強拡大）．星芒状の所見と開大した腺管開口部を明瞭に認識できる．

スコープ：EC-L590ZW（富士フイルム），光源装置：LASEREO（富士フイルム）
BLI設定：BLI-bright：構造強調B7，色彩強調C1，BLI：構造強調B7，色彩強調C1

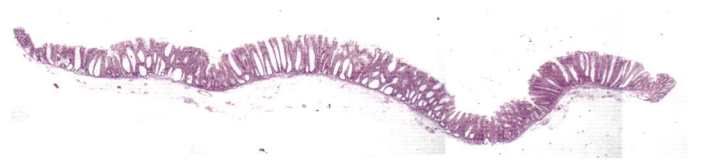

ルーペ像

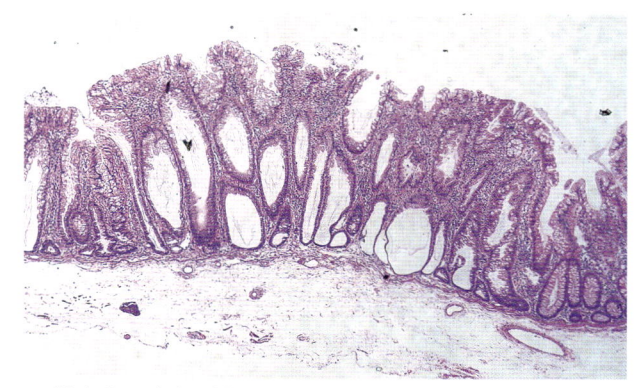

拡大像．陰窩の拡張，陰窩の不規則分岐，陰窩底部の水平方向への変形を認めた．

コメント

　SSA/Pと過形成性ポリープ（hyperplastic polyp；HP）は肉眼形態，色調，拡大所見などが類似している．しかし，SSA/PはHPとは異なり癌化のリスクをもつ腫瘍性病変とされている．分布はSSA/Pが右側に多いのに対して，HPは左側に多い．

▶**内視鏡観察のコツ**　SSA/Pは白色光による通常内視鏡観察で平坦な褪色調の病変として認識されることが多く，同様の所見を呈するHPとの鑑別が必要である．どちらの病変でも拡大内視鏡では星芒状の所見を確認できる．しかし，SSA/Pは豊富な粘液産生のため腺管開口部が開大しており，拡大内視鏡での特徴的な所見として"開Ⅱ型pit"を確認できることが多い．

（林　芳和，山本博徳，福嶋敬宜）

Case 51　SSA/P（sessile serrated adenoma/polyp）

40歳代，男性　 検査目的 　大腸ポリープ摘除前精査　 部位 　盲腸　 肉眼型 　0-Ⅱa

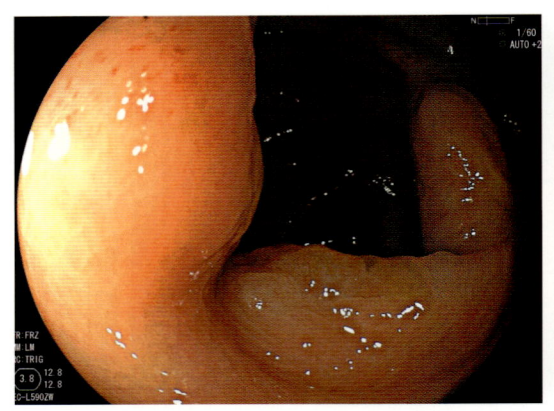

通常白色光観察．Bauhin弁下唇の近傍（後壁側）に存在する隆起性病変．

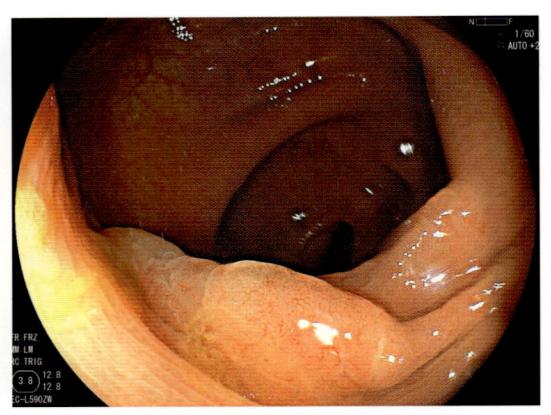

通常白色光観察．ひだにまたがる周囲粘膜と同色調の平坦隆起性病変（0-Ⅱa）で，表面に粘液が付着する．

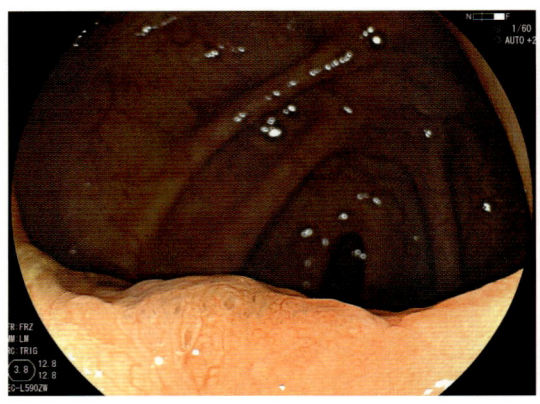

拡大白色光観察．粘液を除去して近接すると，腺管開口部の開大と毛細血管よりやや太めの樹枝状血管を認める．

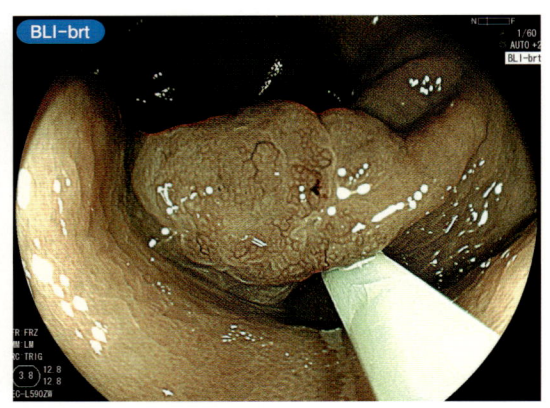

遠景 BLI-bright 観察．非拡大の全体像の観察では，色調はやや茶色で，表面に正常粘膜よりもやや太めのネットワーク状の血管を認める．

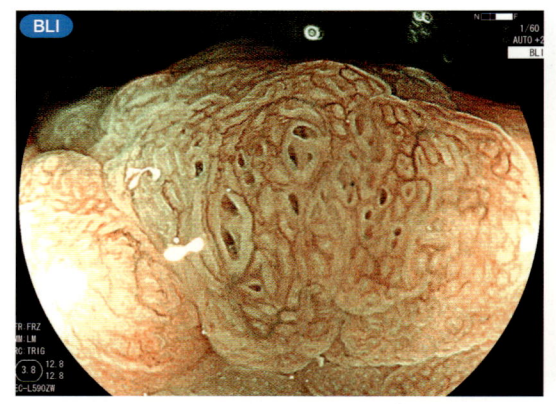

拡大 BLI 観察．腺管開口部の開大所見が明瞭に認識され，それを取り囲む毛細血管とさらに太めの樹枝状血管も明瞭に認識できる．

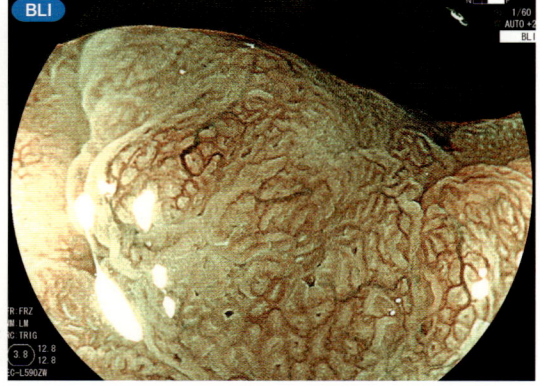

拡大 BLI 観察．通常の腺腫ではみられない，毛細血管より太めの樹枝状血管を複数認める．

スコープ：EC-L590ZW（富士フイルム），光源装置：LASEREO（富士フイルム）
BLI 設定：BLI-bright：構造強調 B6，色彩強調 C2，BLI：構造強調 A8，色彩強調 C2

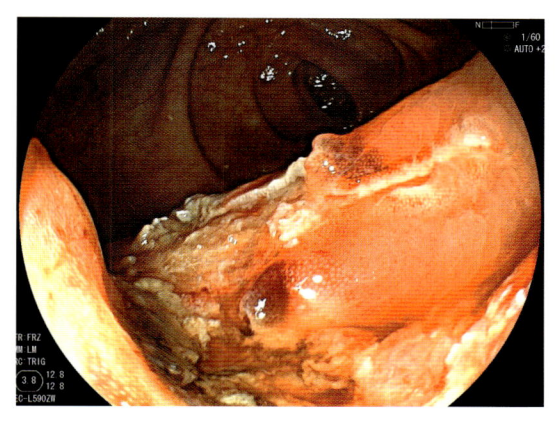

通常白色光観察．内視鏡的粘膜切除術（EMR）による分割切除を施行した．

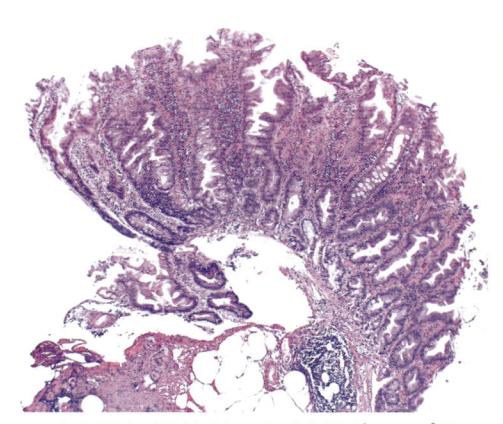

病理標本（弱拡大）．過形成性ポリープ様の鋸歯状構造を呈する病変．

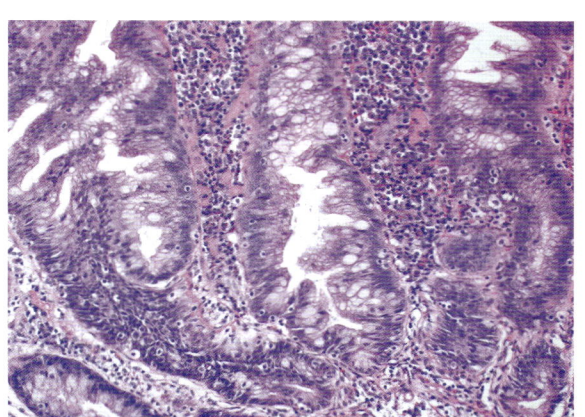

病理標本（強拡大）．陰窩の拡張，不規則分枝，陰窩底部での変形を認め，いわゆる SSA/P と診断できる．

コメント

　盲腸に存在したいわゆる SSA/P（大腸鋸歯状病変）の症例である．浦岡らの提唱する拡張・蛇行した血管である varicose microvascular vessel（VMV），および腺管開口部の開大所見があり，SSA/P に特徴的な所見を有していた．当院の小規模な前向き検討では，NICE 分類 Type 1 の病変においてこれら二つの所見を認めた場合，感度 96％，特異度 56％で SSA/P の診断が可能であり，VMV より腺管開口部の開大所見の診断能のほうが良好であった．

▶内視鏡観察のコツ　SSA/P は表面に粘液の付着がみられることが多く，色素散布下の拡大観察をする際には十分な粘液の除去が望ましいが，BLI も含めた狭帯域光観察では少々粘液が付着していても観察可能なことも多いので，あまり執拗に粘液除去にこだわる必要はない．

（竹内洋司，山階　武，冨田裕彦）

Case 52 隆起型鋸歯状腺腫

60歳代，女性　検査目的 スクリーニング　部位 S状結腸　肉眼型 0-Is+Ⅱa

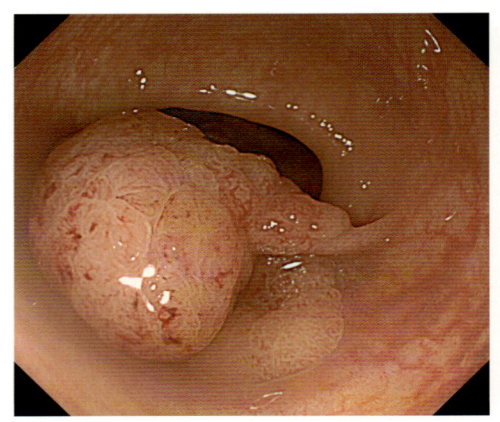

白色光通常観察．軽度発赤調の丈の高い隆起成分（Is）と褪色調の平坦隆起病変（Ⅱa）よりなる40 mm大の腫瘍性病変を認める．

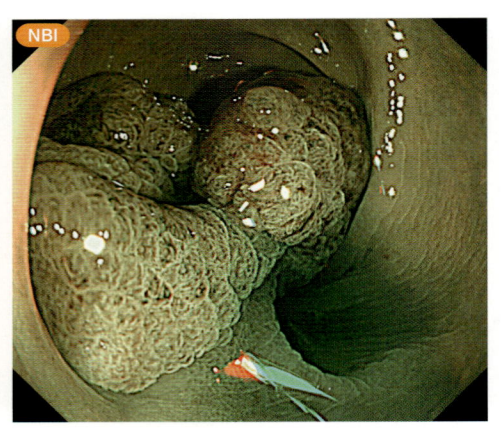

NBI非拡大像．Is部分は可動性に富む．Is部分は軽度褐色調，Ⅱa部分は白色調を呈する．ELITEシステムにより本例のように比較的大きな病変でも全体像の把握が可能となっている．

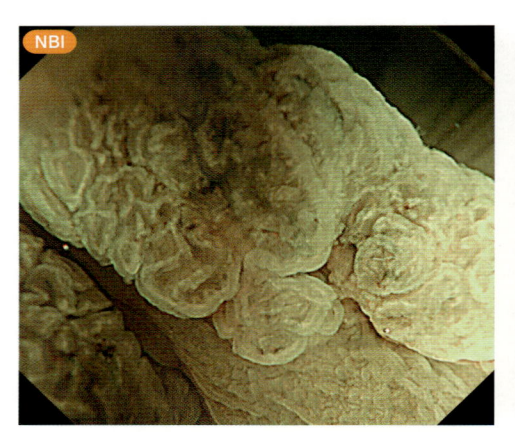

NBI拡大観察では，微小血管の評価は困難であるものの，surface patternは明瞭に視認可能である．視認できるsurface patternは辺縁の不整はなく，Ⅲ$_L$またはⅣ型pitの存在を予測できる．

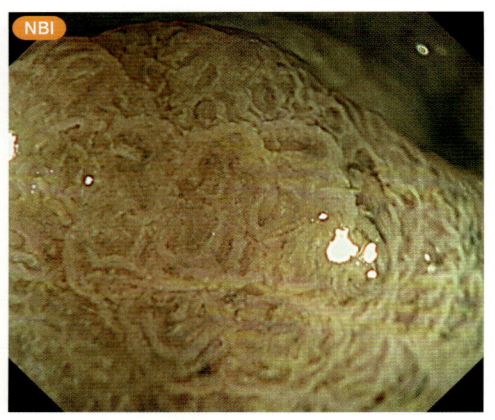

別部位のNBI拡大観察でも，微小血管は局所的に視認できるものの全体としての評価はしにくい．surface patternは前画像と同様に視認されるものの，個々のpit様構造はやや不整に見える．

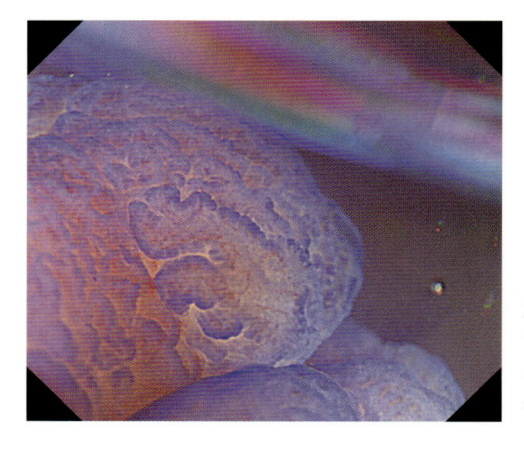

クリスタルバイオレット染色後の拡大観察では，一見分枝状のⅣ型pitのように見えるが，その辺縁には細かな"ギザギザ"とした不整所見を有しており，羊歯状（fern-like）といえる部位（Ⅲ$_H$型pit）を認める．

スコープ：CF-FH260AZI（オリンパス），光源装置：EVIS LUCERA ELITE（オリンパス）
NBI 設定：構造強調 A8，色彩モード 3

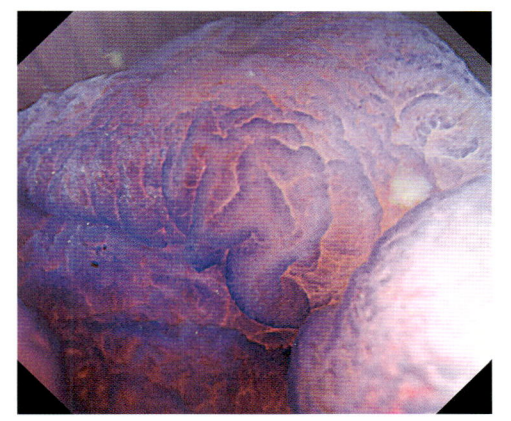

他部位では，脳回転様すなわちIV型 pit の辺縁にやはり"ギザギザ"とした不整所見を有している．非典型的ではあるがIV$_H$型 pit と判定した．

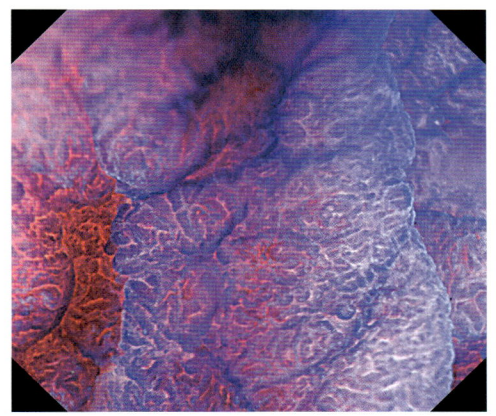

IIa 部分では，III$_L$型 pit に前述と同様の不整を呈し，III$_H$型 pit の存在を認識できる．

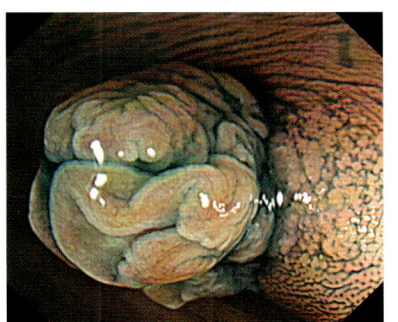

［参考（旧システム画像）］松毬状の pit pattern を呈しており，さらにその被覆上皮辺縁には一部細かな不整がみられる．典型的なIV$_H$型 pit と判定される．

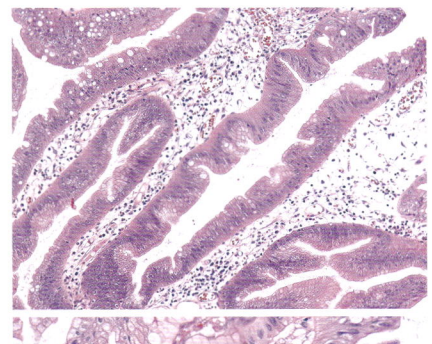

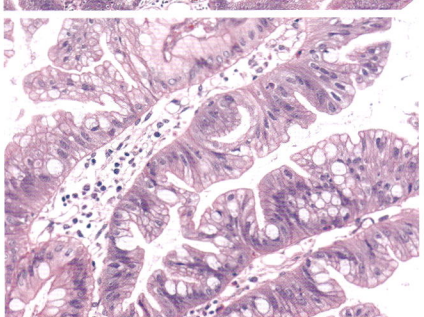

病理組織像（HE 染色）．間質への芽出所見（budding）を認めることから，traditional serrated adenoma（TSA）を含む腫瘍性病変と診断した．

病理組織像（強拡大，HE 染色）．参考画像と同様の所見を認める．

▶ コメント

　内視鏡診断は，分枝状のIV型 pit を主体にIII$_H$もしくは非典型的なIV$_H$型 pit を局所的に認める病変で，TSA を背景とするものと推測された．本病変は内視鏡的粘膜下層剥離術により一括切除し，serrated adenoma と診断された．

　▶内視鏡観察のコツ　NBI 拡大観察では，微小血管所見のみから TSA の診断をすることは難しい．surface pattern の観察では典型的な管状腺腫とは若干 pit 様の構造に不整性を有するように見えるが，確定的な所見とはいえないのが現状であろう．鋸歯状病変の診断には詳細な pit 観察が必要で，とくにクリスタルバイオレット染色まで行うことでIII$_H$・IV$_H$型 pit の観察が十分に可能となる．もちろんインジゴカルミン散布によるコントラスト法でもそれらを認識できる場合もあるが，より高精度に診断するにはクリスタルバイオレット染色を行うほうがよいだろう．

　　　　　　　　　　　　　　　（坂本　琢，中島　健，松田尚久，斎藤　豊）

大腸

Case 53 隆起型管状腺管腺腫

60歳代，男性　検査目的 便潜血陽性　部位 S状結腸　肉眼型 0-Is

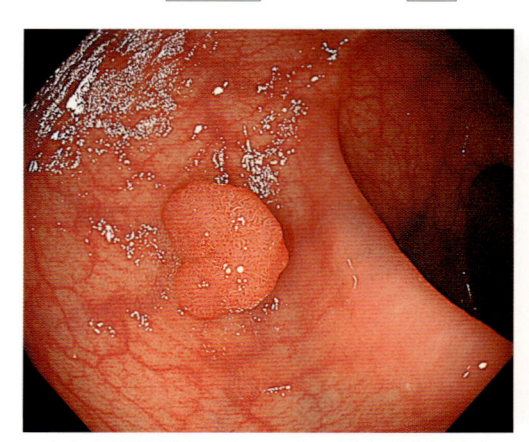

白色光通常観察．10 mm大の発赤調隆起性病変を認める．

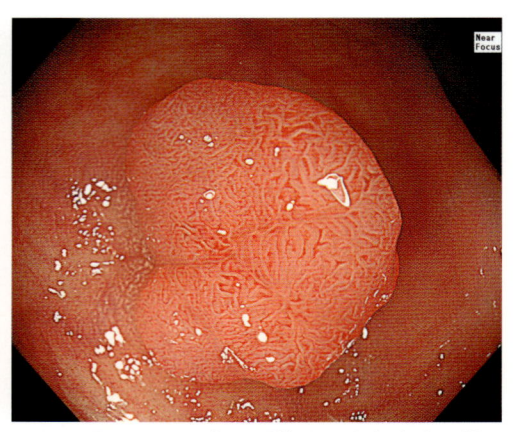

Near Focus モードで近接すると白色光通常観察でも surface pattern の認識が可能である．

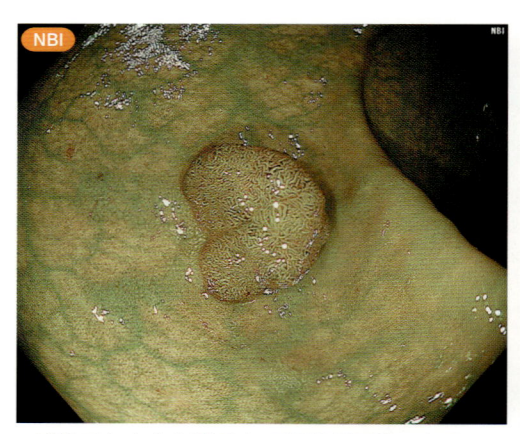

NBI でも十分な明るさで観察が可能である．

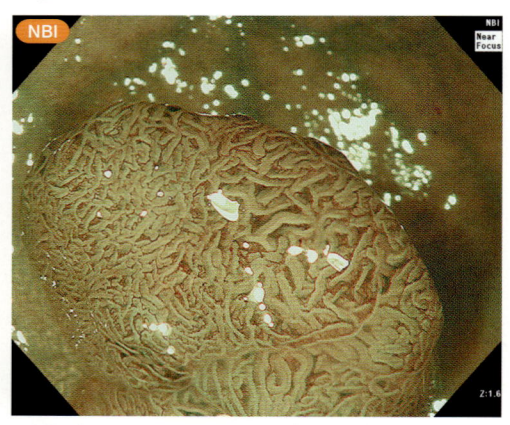

NBI Near Focus＋電子ズーム（×1.6）．整な surface pattern や pit をとり囲む整な network 状の vascular pattern が明瞭に観察できる．

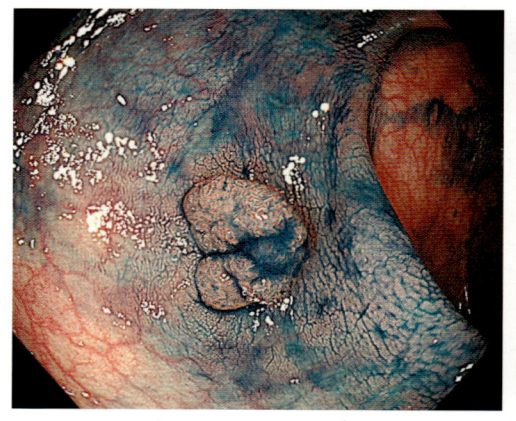

pit pattern 確認のためインジゴカルミンを散布した．

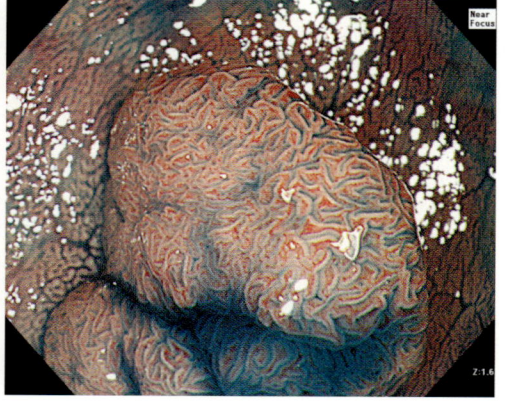

インジゴカルミン散布 Near Focus＋電子ズーム（×1.6）．III$_L$〜IV型 pit pattern が明瞭に観察された．

スコープ：CF-HQ290I（オリンパス），光源装置：EVIS LUCERA ELITE（オリンパス）
NBI 設定：構造強調 B8，色彩モード 3（通常観察：構造強調 A8，色彩強調 0）

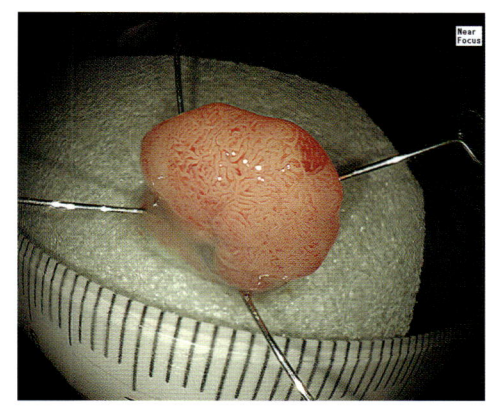

EMR 後の摘除標本（通常観察）

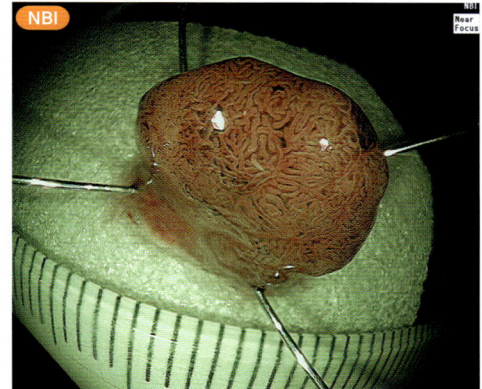

NBI Near Focus モード．摘除標本でも整な surface pattern の認識が可能である．

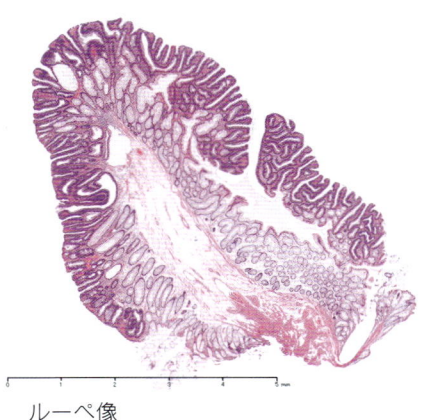

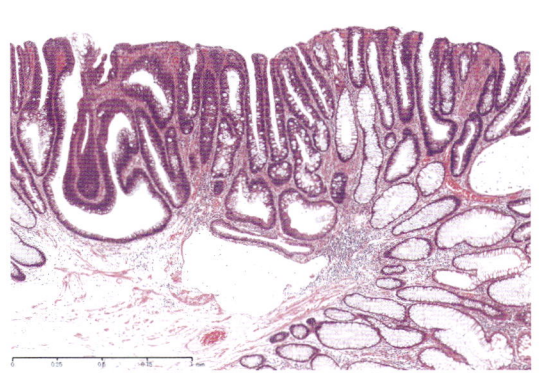

ルーペ像

弱拡大像．一部に高異型度の変化を伴う管状腺管腺腫と診断した．

コメント

　隆起型腺腫はⅢL～Ⅳ型 pit pattern を呈することが多く，Near Focus モードで近接することにより，拡大機能を使用することなく surface pattern が明瞭に観察できることが多い．さらに拡大機能を併用すれば，電子ズームであっても劣化の少ない画像で詳細を観察することが可能である．本症例ではインジゴカルミン散布を行う前に NBI 観察を行い，ⅢL～Ⅳ型類似の整な surface pattern を確認し，管状腺管腺腫と診断した．

▶画像診断のポイント　本症例のような隆起型腫瘍の場合，NBI 観察でⅢL～Ⅳ型類似の整な surface pattern や pit をとり囲む整な network 状の vascular pattern が確認できることも多く，このような場合は色素散布による pit pattern 観察は省略しうると思われる．

（河村卓二，安田健治朗）

Case 54 表面型管状腺管腺腫

60歳代，男性　検査目的 胃癌術前スクリーニング　部位 S状結腸　肉眼型 0-Ⅱa

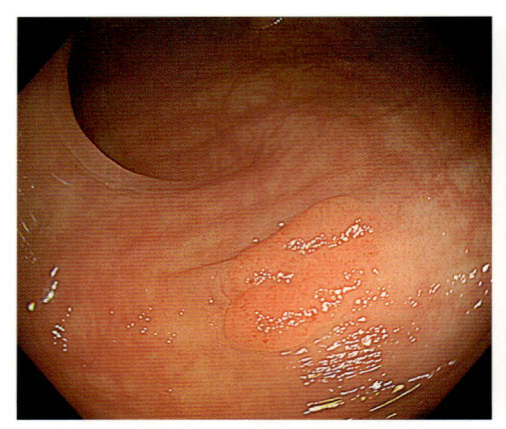

白色光で径 10 mm の淡い発赤調の丈の低い隆起性病変を認める．

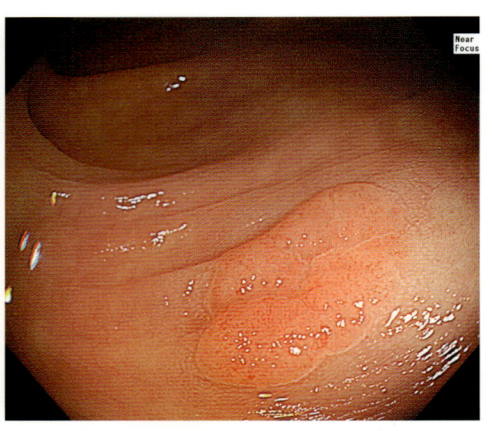

白色光の Near Focus では，白色光でも，より表面の性状が観察できる．

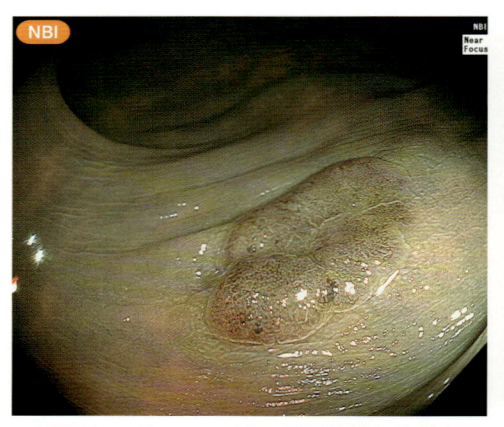

NBI Near Focus では，周囲粘膜に比較し暗茶色な領域（brownish area）として認識される．

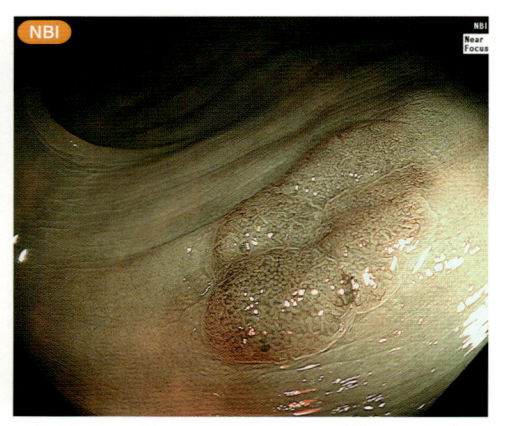

NBI Near Focus で，さらに近接すると病変全体に均一な network 血管が網目状に観察され，佐野分類における CP type Ⅱ に相当する所見である．

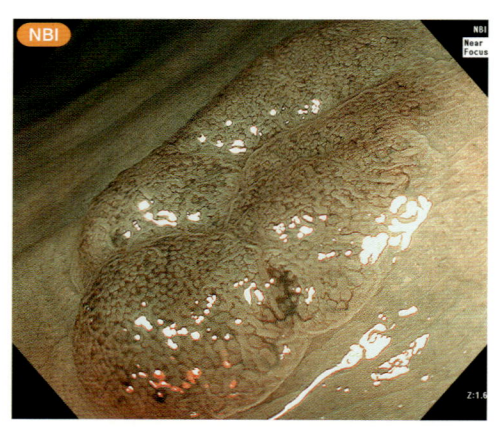

NBI Near Focus ＋電子ズーム（×1.6）．CP type Ⅱ 血管が明瞭になる．

スコープ：CF-HQ290I（オリンパス），光源装置：EVIS LUCERA ELITE（オリンパス）
NBI 設定：構造強調 A8，色彩モード 3

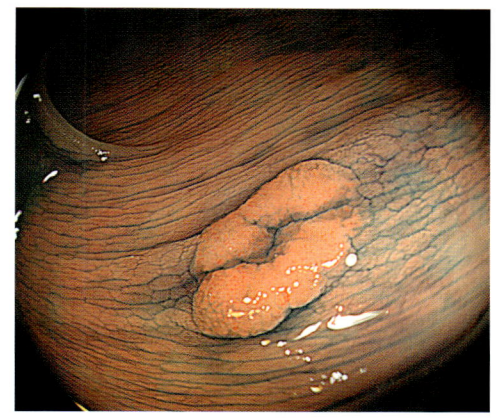

インジゴカルミン散布通常観察で，病変内にインジゴカルミンの溜まりは認めず，0-IIa と考えた．

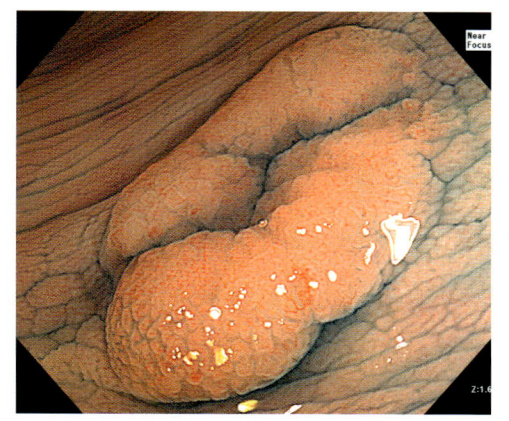

インジゴカルミン散布 Near Focus で，管状型の pit が観察され，III$_L$ 型 pit pattern に相当する所見である．

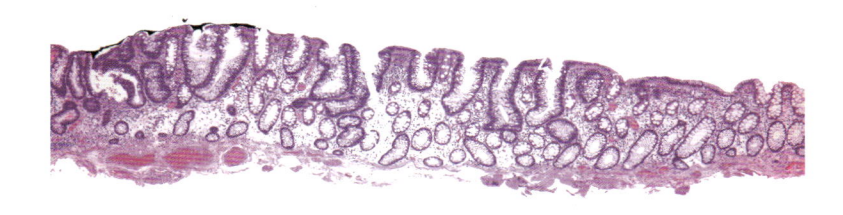

弱拡大像．低異型度の管状腺腫と診断した．

コメント

　本症例は，S 状結腸の淡い発赤調隆起 10 mm で，白色光からまず管状腺腫を考える症例である．NBI Near Focus で，病変全体に比較的均一な network 血管を認め，佐野分類 CP type II，インジゴカルミン散布 Near Focus でも，管状型 pit を認め III$_L$ 型 pit pattern の所見であり管状腺腫と診断して，EMR を施行した．病理組織診断は低異型度管状腺腫であった．

▶**内視鏡観察のコツ**　非拡大，Near Focus で病変全体の観察を行い，NBI でさらに詳細に評価したい部位で Near Focus に電子ズーム（×1.6）を併用することで，明瞭な vascular pattern の観察が可能となる．

（横山顕礼，堀松高博）

Case 55 管状絨毛腺腫

60歳代，男性　検査目的 内視鏡摘除前の精査　部位 直腸Rb　肉眼型 0-Is+IIa

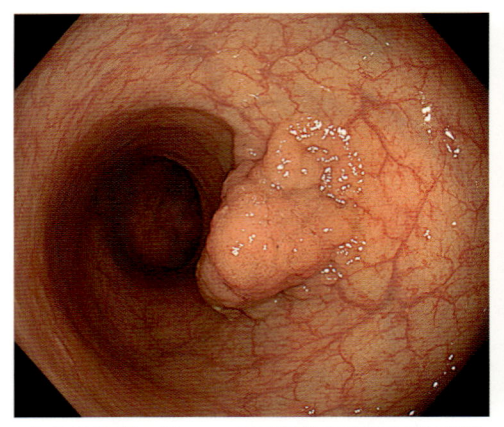

白色光観察．30 mmの軽度発赤調隆起性病変を認めた．

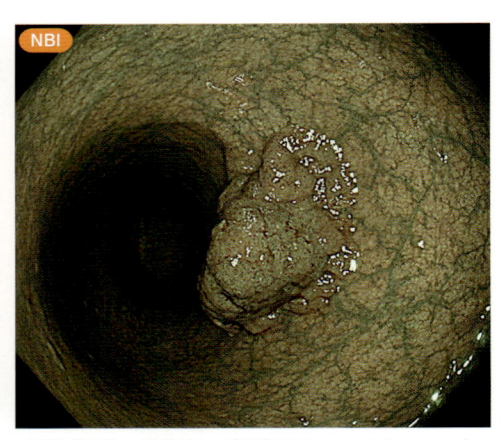

NBI観察．病変は，軽度な brownish area として，その境界は，血管網の途絶として認められた．

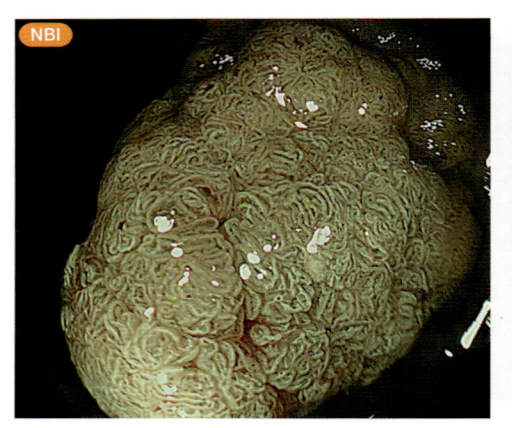

NBI Near Focus では，整な微小血管および surface pattern を認めた．

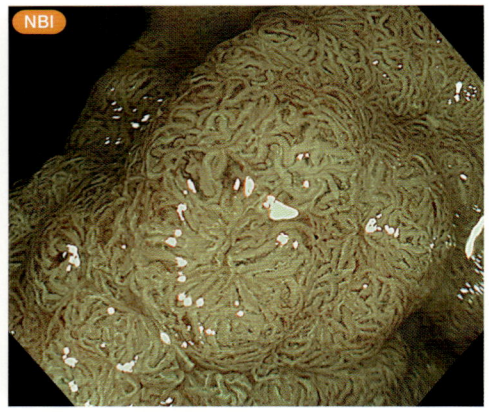

NBI Near Focus に電子ズーム（×1.4）を加えたことで，整な微小血管および surface pattern がより明瞭となった．

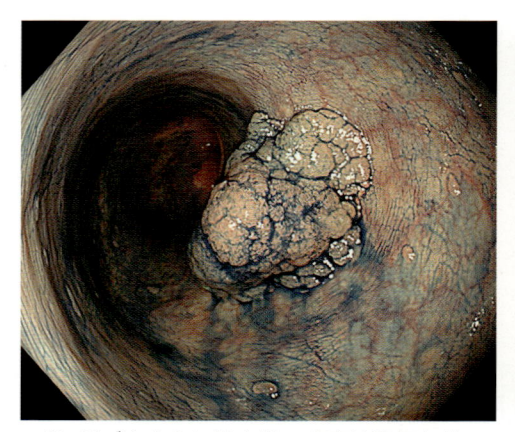

インジゴカルミン散布像．病変は隆起主体であるが，周囲にIIaの伸展を認めた．表面は分葉構造であった．

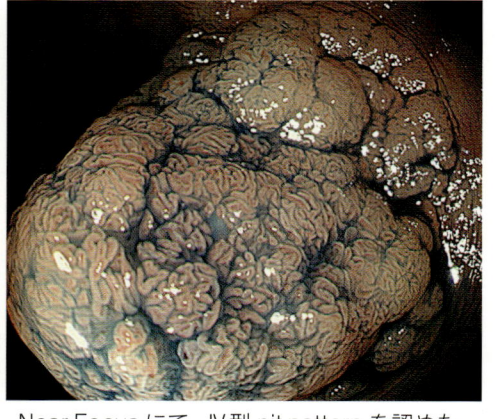

Near Focus にて，IV型 pit pattern を認めた．

スコープ：CF-HQ290L/Ⅰ（オリンパス），光源装置：EVIS LUCERA ELITE（オリンパス）
NBI設定：構造強調 A5（通常観察時），A7（拡大観察時），色彩モード 3

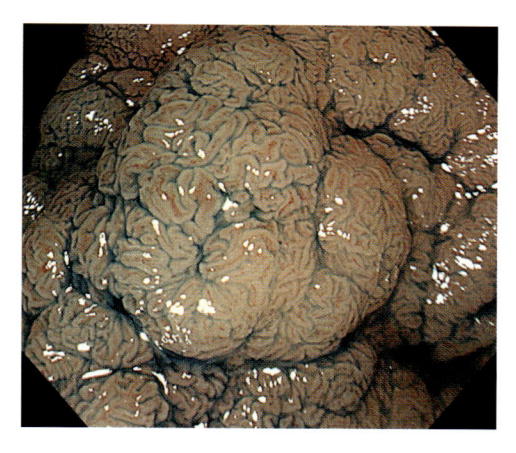

NBI Near Focus に電子ズーム（×1.4）を加えたことで，脳回転様のⅣ型 pit pattern が明瞭となった．

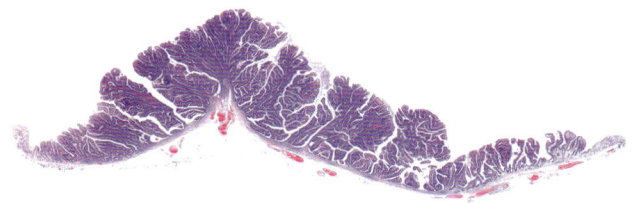

摘除標本の病理組織所見．ルーペ像

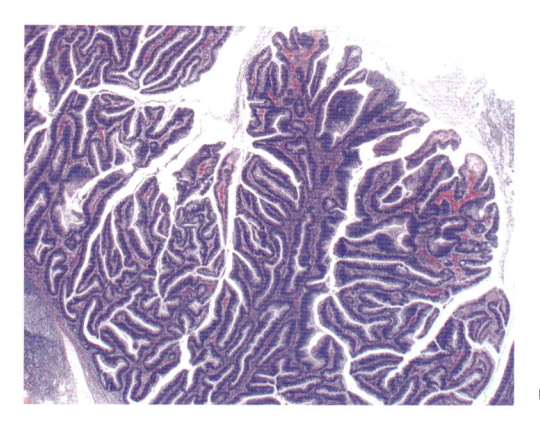

中拡大像．高異型度の管状絨毛腺腫と診断された．

コメント

　比較的大型の隆起性病変であり，早期癌との鑑別診断がまずは必要である．白色光観察では，発赤は軽度で，緊満感や陥凹所見等は認めず，粘膜内病変と考えられた．NBI 拡大観察上，微小血管と surface pattern は整で，脳回転様の surface pattern から管状絨毛腺腫と内視鏡診断した．Ⅳ型 pit pattern は，樹枝状分岐や脳回転様 pit で構成されるが，脳回転様 pit は管状絨毛腺腫に相当することが多い．

▶内視鏡観察のコツ　管状絨毛腺腫は，管状腺腫よりも病変表面に粘液を伴うことが多く，診断の前に送水による十分な洗浄が必要である．NBI Near Focus 観察にて腺腫と診断可能であったが，拡大率 40 倍の Near Focus に 1.5 倍前後の電子ズームを加えることで，より整な微小血管および surface pattern の観察が可能となる．Ⅳ型 pit pattern は，インジゴカルミン散布にて十分認識され，クリスタルバイオレット染色の必要はない．

（浦岡俊夫，矢作直久）

Case 56 絨毛腺腫

70歳代，女性　検査目的 大腸病変精査　部位 直腸S状部（RS）　肉眼型 0-Is

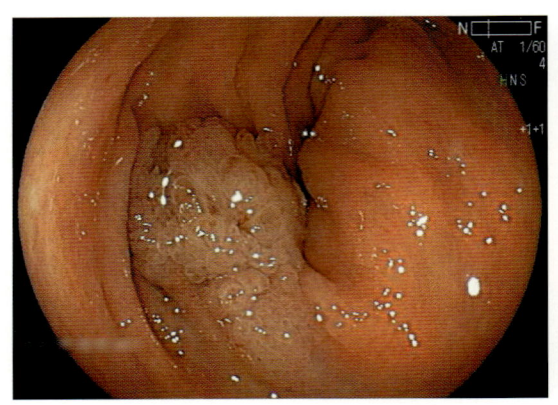

白色光通常観察．15 mm程度の白色隆起性病変を認める．

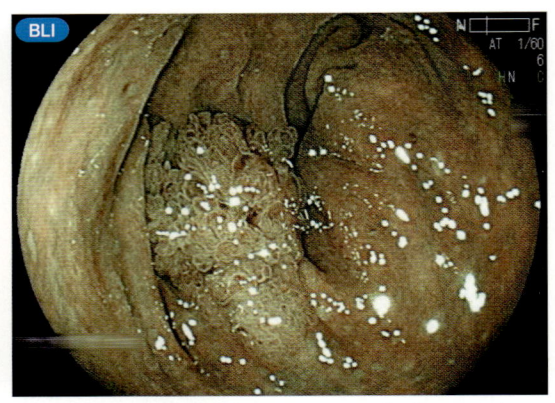

BLI通常観察．病変の色調は周囲粘膜と大きな差がない．

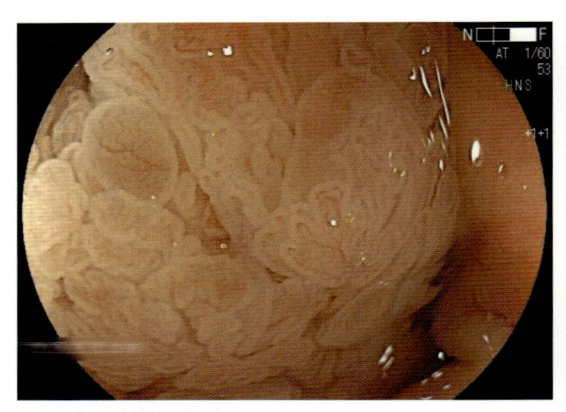

白色光弱拡大観察

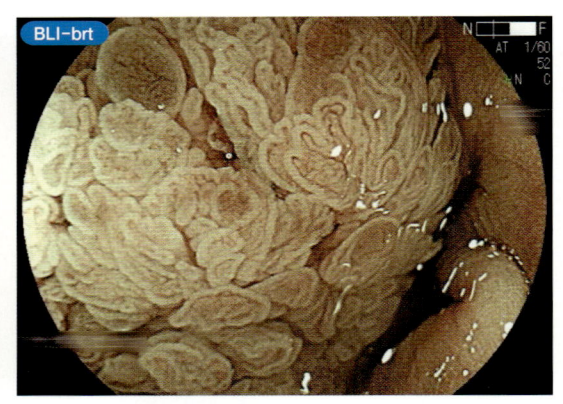

BLI-bright 弱拡大観察．血管模様が強調されることで，白色光よりも表面構造が認識しやすい．

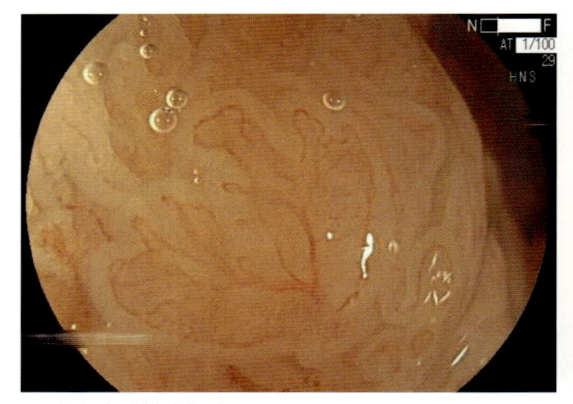

白色光強拡大観察

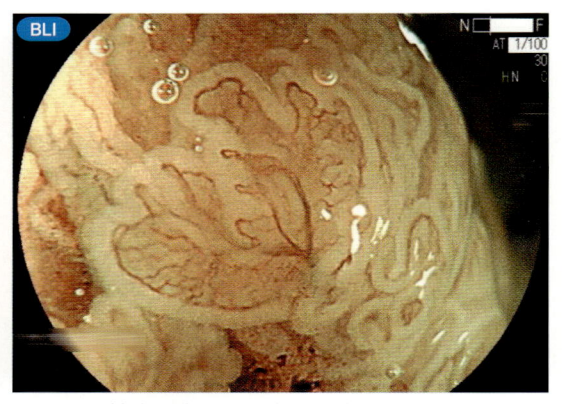

BLI強拡大観察．被覆上皮の内側をなぞるように走行する血管と深部に続く血管網を認める．血管に口径不同を認めず，走行も比較的整っている．

スコープ：EC-L590ZW（富士フイルム），光源装置：LASEREO（富士フイルム）
BLI設定：BLI：構造強調 A6，色彩強調 C1，BLI-bright：構造強調 A6，色彩強調 C1

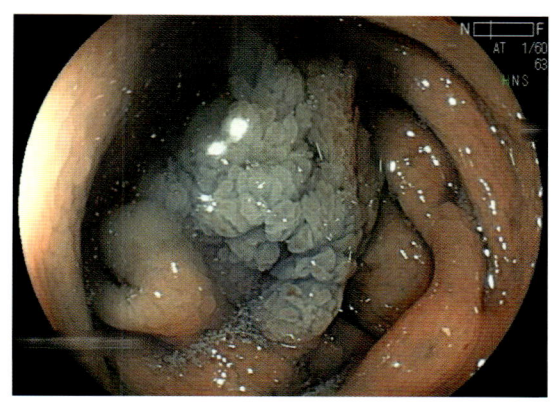

インジゴカルミン散布像（非拡大観察）．粘液の分泌が多く，光沢がある．

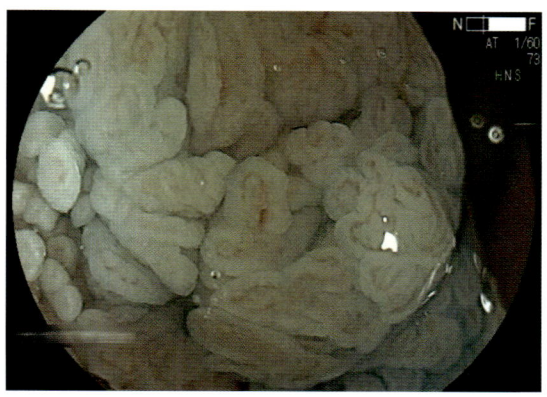

インジゴカルミン散布像（強拡大観察）．表面の絨毛状構造が強調されている．

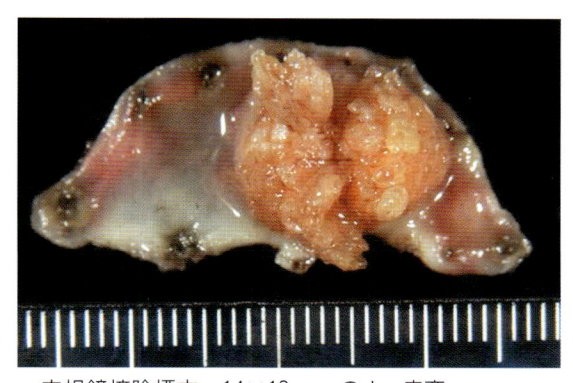

内視鏡摘除標本．14×13 mm の I s 病変

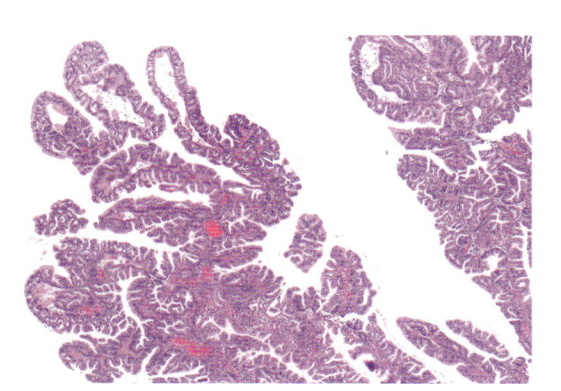

腺腫のうち，villous component が 75% 以上認められるものが，villous adenoma と定義される．大部分で軽度～中等度異型の上皮が絨毛状・乳頭状発育を示し，villous adenoma と診断された．

コメント

　直腸，S 状結腸に多く発生する絨毛腺腫（villous adenoma）の症例である．BLI での通常観察では周囲粘膜と同程度の色調を呈していたが，拡大観察では腫瘍表面の微小血管が明瞭に識別できた．本症例では血管の形態と走行から，腫瘍の異型度が強くないことも診断可能である．

　▶内視鏡観察のコツ　絨毛腺腫の診断は，その表面構造を正確に読み取ることによってなされる．従来行われてきたコントラスト法は腫瘍の表面を観察する重要な手法であるが，BLI 拡大も白色光に比べ明らかに表面構造が強調され，十分な情報を得ることができる．

（富永素矢，藤谷幹浩，髙後　裕）

Case 57　隆起型 M 癌

60 歳代，女性　検査目的 大腸癌術後サーベイランス　部位 上行結腸　肉眼型 0-Is型

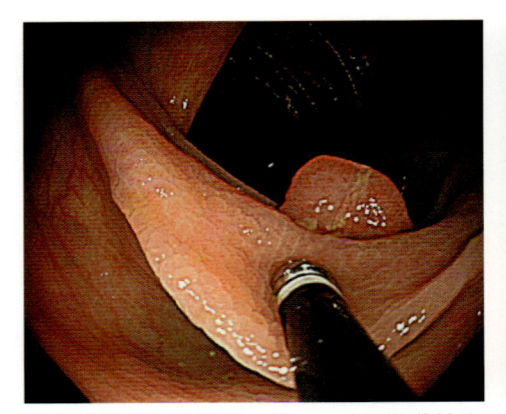

上行結腸のひだの裏に 10 mm 大の無茎性隆起性病変を認めた．NT チューブを用いて観察可能となった．

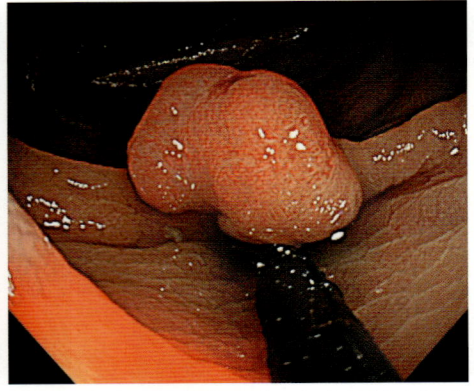

病変の中央に相対的に陥凹した領域を認めた．通常観察では緊満感やひだ集中などの所見は認めなかった．

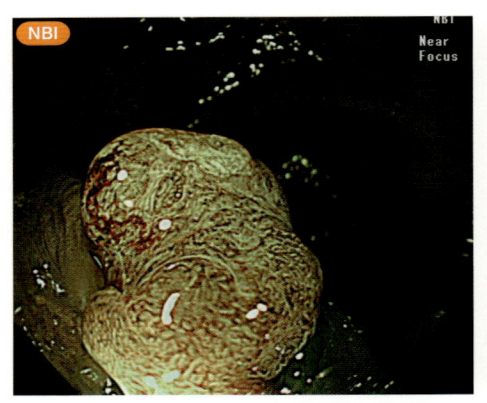

NBI Near Focus では相対陥凹部の vascular pattern と surface pattern は周囲と異なることが認識可能であった．

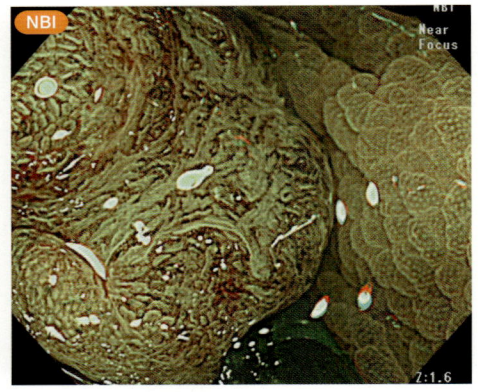

NBI Near Focus 電子ズーム（×1.6 倍）．相対陥凹部の vascular pattern は口径不同，分布不均一，蛇行などの所見を認め，佐野分類 Type ⅢA と診断した．また，surface pattern は周囲の管状構造と比較し，明らかに不整であった．

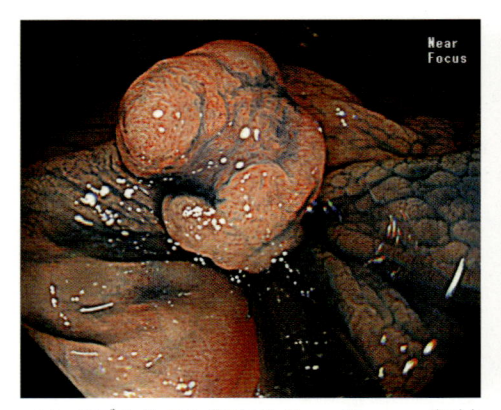

インジゴカルミン散布後 Near Focus．相対陥凹部がより明瞭となった．周囲には分葉溝が若干残存していた．

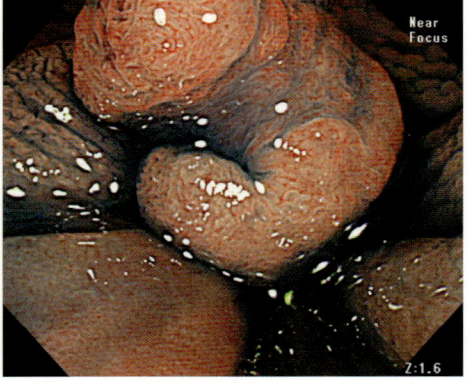

インジゴカルミン散布後 Near Focus 電子ズーム（×1.6 倍）．相対陥凹周囲の隆起部のⅢ_L 型 pit pattern は認識可能であったが，相対陥凹部の pit pattern は評価困難であった．

スコープ：CF-HQ290I（オリンパス），光源装置：EVIS LUCERA ELITE（オリンパス）
NBI 設定：構造強調 A7，色彩モード 3

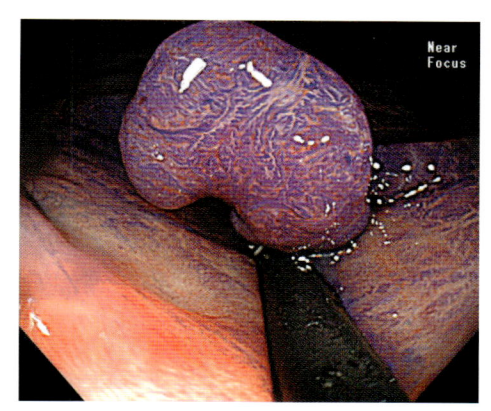

クリスタルバイオレット染色後 Near Focus．相対陥凹部の不整な pit pattern が認識された．

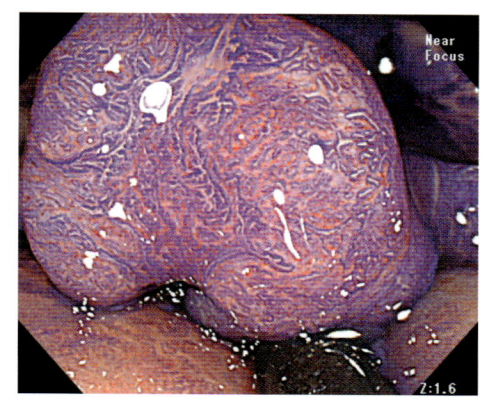

クリスタルバイオレット染色後 Near Focus 電子ズーム（×1.6 倍）．相対陥凹部に一致して不整な分岐，口径不同を伴うが，輪郭は比較的明瞭な pit pattern が観察され，V₁ 軽度不整と診断した．

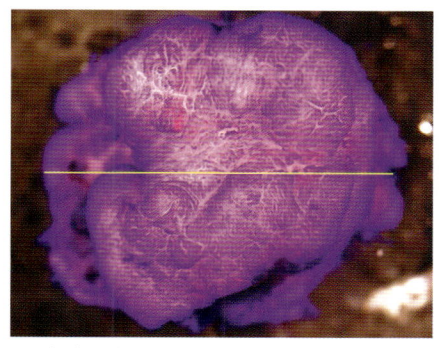

実体顕微鏡写真．内視鏡所見と同様に相対陥凹部で周囲より不整な pit pattern を認めた．黄色線の病理標本を提示する．

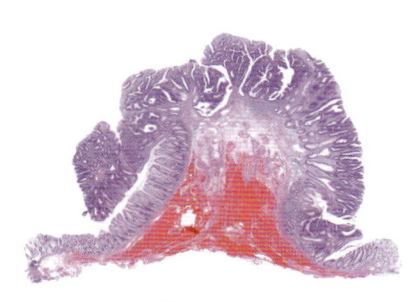

ルーペ像．粘膜内高分化腺癌（腺腫内癌）であった．

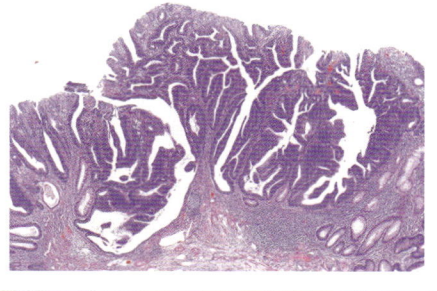

癌部の拡大像．著明な構造異型を伴う高分化管状腺癌を認めた．

コメント

　10 mm 大の I s 型粘膜内癌の症例を呈示した．まず，通常観察では表面の凹凸，緊満感や周囲のひだ集中に注目する．本例は観察困難部位に存在したために，NT チューブの使用が有効であった．インジゴカルミン散布後の観察で中央に相対陥凹を認め，粘膜内癌が疑われた．NBI Near Focus の観察では相対陥凹部に注目し，vascular pattern および surface pattern を診断する．電子ズーム併用で相対陥凹部の vascular pattern は佐野分類 Type ⅢA と診断可能であり，周囲より明らかに不整であった．粘膜内癌から粘膜下層軽度浸潤癌が疑われた．surface pattern も相対陥凹部では周囲より不整であった．クリスタルバイオレット染色後の観察にて，相対陥凹部は V₁ 軽度不整であり，周囲は Ⅲ L 型 pit であった．同様に粘膜内癌から粘膜下層軽度浸潤癌が疑われた．EMR にて一括切除され，病理診断は粘膜内高分化腺癌（腺腫内癌）であった．

　▶内視鏡観察のコツ　通常観察で注目する部位に focus を当てて，NBI 観察および色素観察を行うことにより，的確な内視鏡診断が可能となる．

（堀田欣一，今井健一郎，山口裕一郎）

Case 58　表面隆起型 M 癌

60 歳代, 男性　検査目的 直腸癌術後サーベイランス　部位 横行結腸　肉眼型 0-Ⅱa

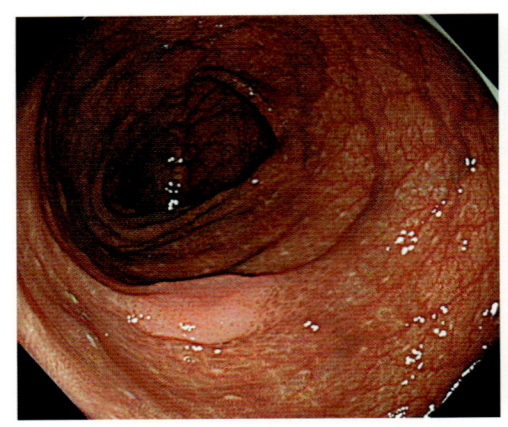

白色光通常観察で正色調からやや発赤調を呈す 10 mm 大の扁平隆起性病変を認める.

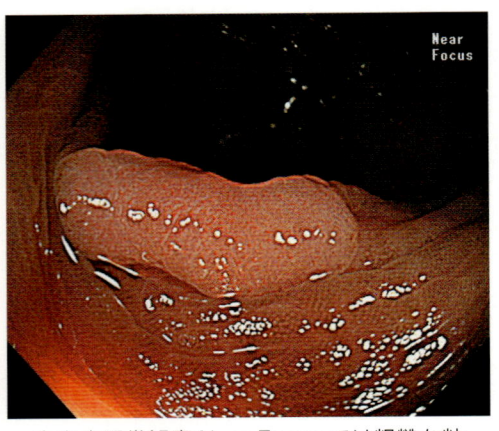

白色光通常観察 Near Focus では粗糙な粘膜模様が明瞭に認識できる.

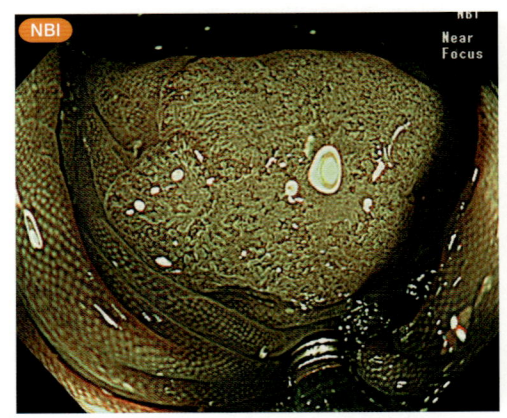

NBI Near Focus では表面構造が明瞭となり, surface pattern として認識できる.

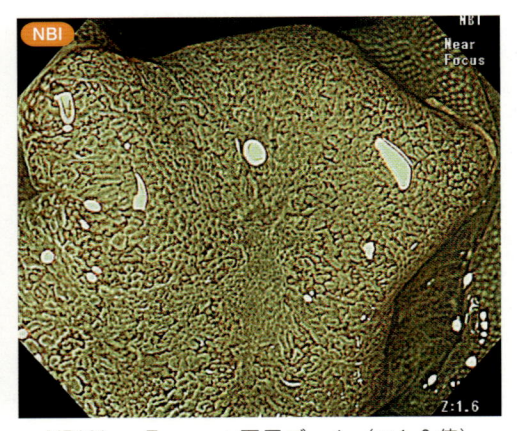

NBI Near Focus ＋電子ズーム（×1.6 倍）では meshed capillary vessel は口径不同などの形態の評価は難しかったが, network は保たれており, capillary pattern：Type Ⅱ（佐野分類）と診断した.

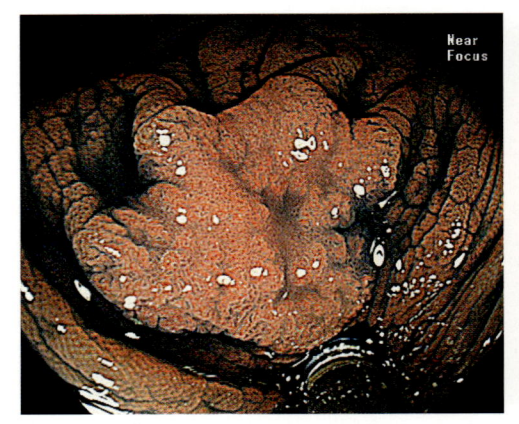

インジゴカルミン散布後通常観察では分葉に乏しく, 粗糙な粘膜構造を認める. 辺縁には偽足様の所見を認める.

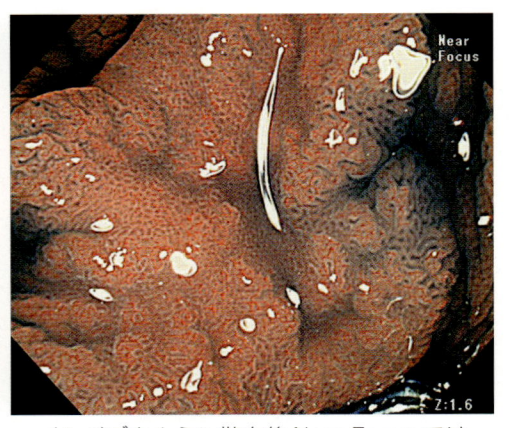

インジゴカルミン散布後 Near Focus では小型の管状 pit を認めるが, 腺管の形態の評価は難しい.

スコープ：CF-HQ290I（オリンパス），光源装置：EVIS LUCERA ELITE（オリンパス）
NBI設定：構造強調 A7，色彩モード 3 （通常観察：構造強調 A5）

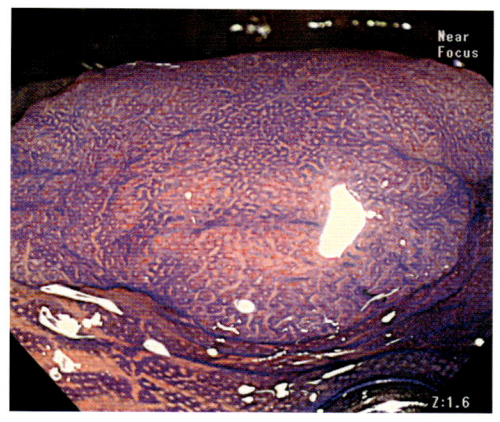

クリスタルバイオレット染色後 Near Focus 電子ズーム（×1.6倍）で小型の大小不同を伴う管状（IIIL）pit を認める．

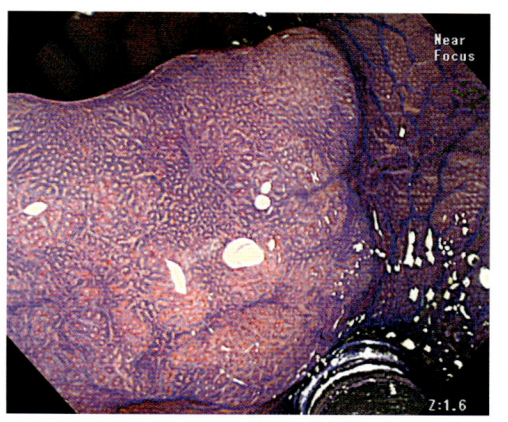

明らかな V 型とはとらないが，腺管の大小不同や配列の乱れを有することから，早期大腸癌，IIa，cM，10 mm と診断した．

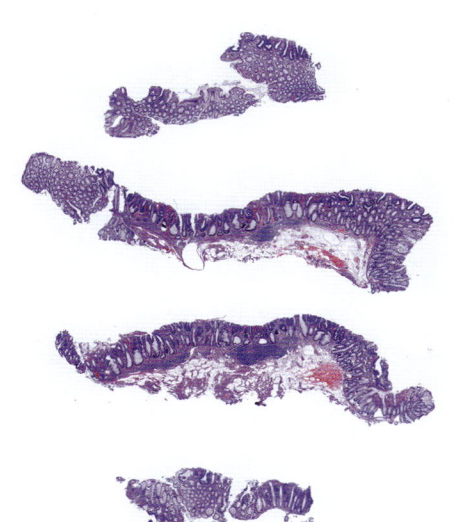

摘除検体ルーペ像．4分割にて検索した．うち，2切片に腫瘍を認める．組織学的に非腫瘍粘膜とほぼ同じ丈の腫瘍であった．

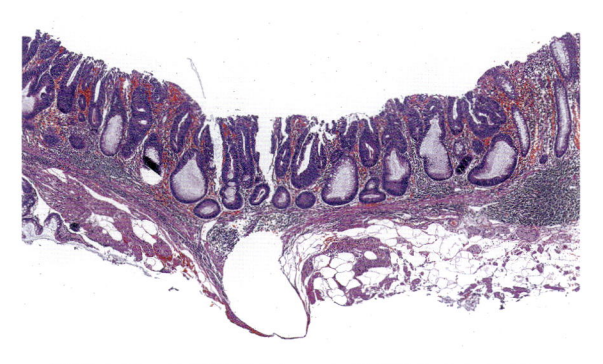

強拡大像．比較的ストレートな腺管からなるが，腺管開口部の口径や配列は不均一で内視鏡所見に合致する．粘膜内癌（tub1）と診断した．

コメント

本症例は細かい腺管構造を有し，NBI Near Focus 電子ズームを用いた際には surface pattern の整・不整の評価は可能と考えられたが，capillary vessels の詳細な評価は困難であった．既定倍率では小型の腺管構造を有する症例では NBI での capillary vessels の形態の評価には限界があると考えられた．一方，クリスタルバイオレット染色後 Near Focus 観察では小型腺管からなる本症例においても pit の形態を詳細に観察することが可能であり，クリスタルバイオレット染色後観察が有用であった．V 型の pit pattern を呈する SM 癌は否定的であり，EMR による内視鏡摘除を施行した．病理診断は粘膜内癌であった．

▶内視鏡観察のコツ　本症例のように細かい腺管構造を伴う病変に対しては NBI Near Focus でも評価が困難な場合があり，クリスタルバイオレット染色の追加を考慮する．

（今井健一郎，堀田欣一，山口裕一郎）

Case 59 表面陥凹型 M 癌

60歳代，男性　検査目的 便潜血陽性　部位 横行結腸　肉眼型 Ⅱa＋Ⅱc, LST-NG（PD）

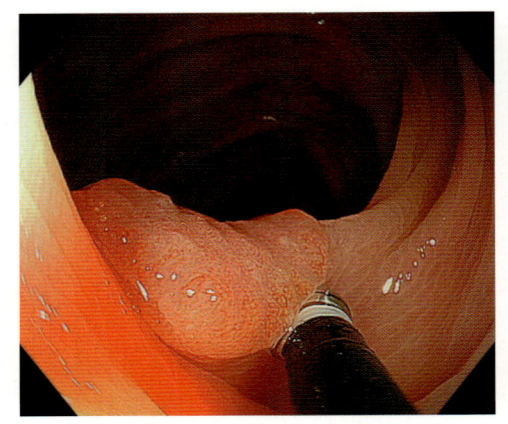

白色光通常観察像．横行結腸のひだに隠れるように辺縁が発赤した径 15 mm 大の弱発赤調の表面陥凹型病変を認める．

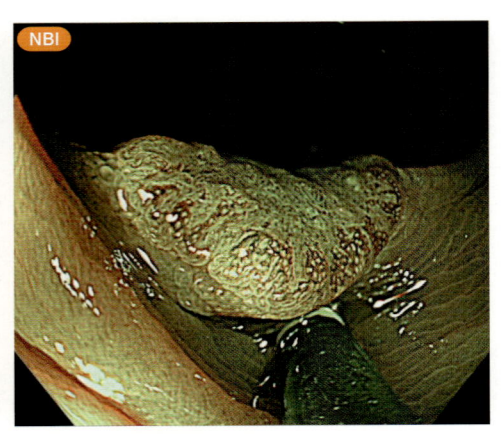

NBI 通常観察像．病変の辺縁隆起部は茶色く観察される．

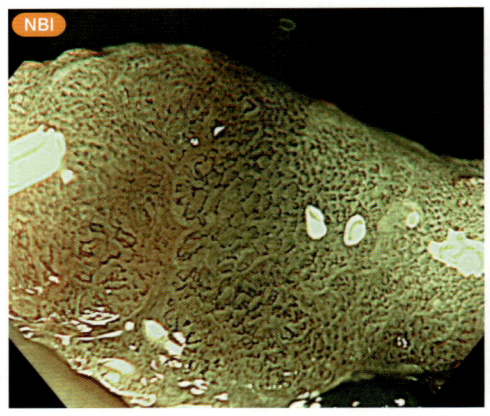

NBI 拡大観察．Near Focus モード．陥凹内の微細血管は茶褐色調を呈する．ところどころネットワークが途切れた部位を認めるものの，著明な拡張や口径不同所見を有する血管は認めず，粘膜内病変と診断できる．

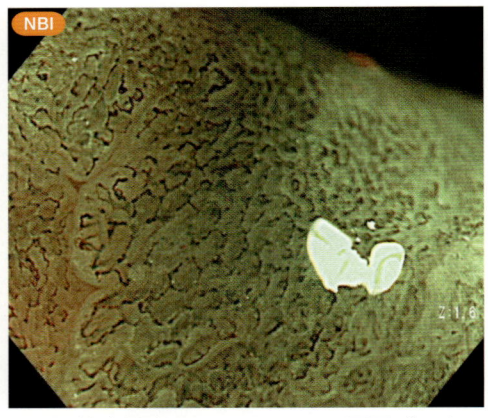

NBI 拡大観察．Near Focus ＋電子ズーム（×1.6倍）．微細血管がよりはっきりと観察される．surface pattern は存在するものの明瞭ではない．

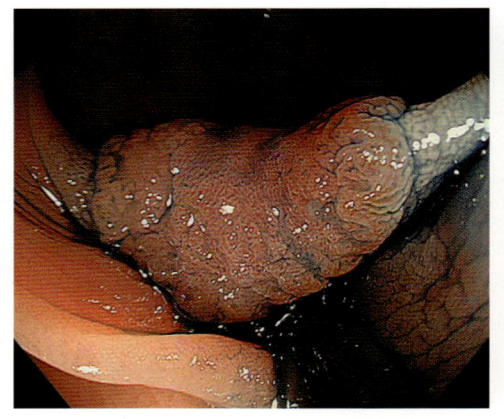

インジゴカルミン散布通常観察像．病変中央に偽陥凹を認める．

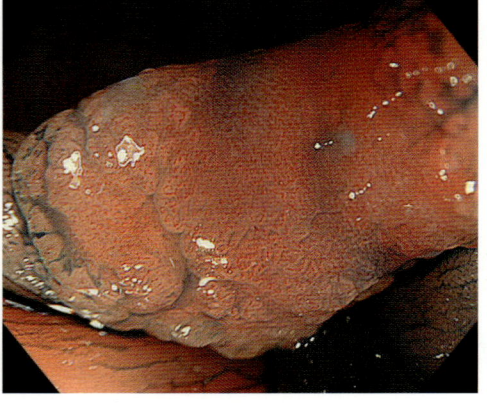

インジゴカルミン散布拡大観察像．整な pit pattern は観察されず Vı 型 pit pattern を疑うが，詳細な診断は困難である．

スコープ：CF-HQ290I（オリンパス），光源装置：EVIS LUCELA ELITE（オリンパス）
NBI 設定：構造強調 A8，色彩モード 3

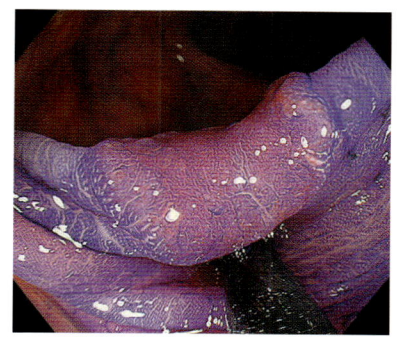

クリスタルバイオレット（CV）染色弱拡大観察像．病変の辺縁隆起部は開大した I 型 pit pattern であり，正常粘膜である．

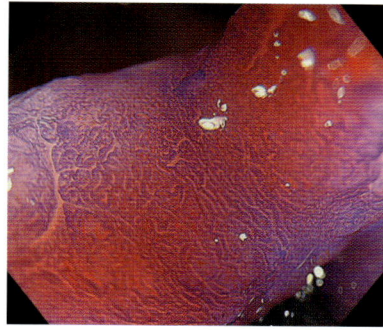

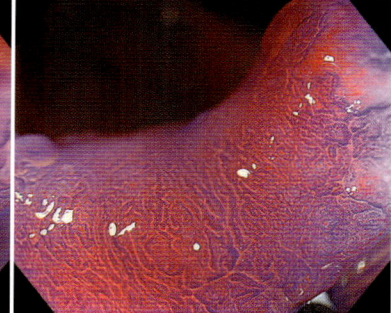

CV 染色強拡大観察像．陥凹内は大小不同で配列の乱れた管状・類円形の腺管が密集しており，V₁ 型軽度不整 pit pattern を呈している．深達度 M～SM1 の早期癌と診断した．

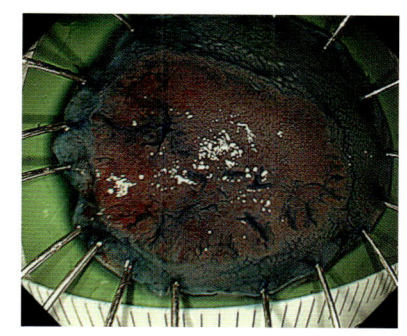

内視鏡摘除標本

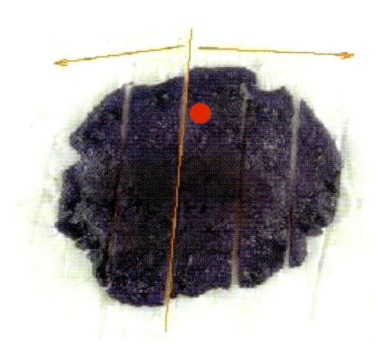

切り出し図

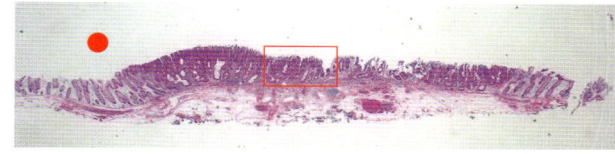

ルーペ像

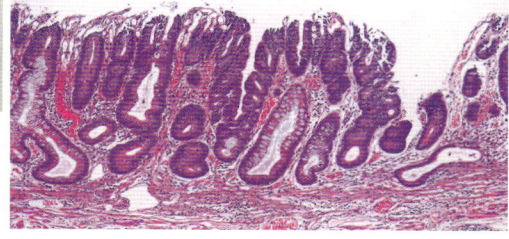

管状腺腫を背景に，粘膜内に限局する高分化腺癌と診断された．

コメント

　本症例は，NBI 拡大観察にて陥凹内には一部に途切れたネットワーク状の血管を認めるものの著明な拡張や口径不同を呈する微小血管は認めず，粘膜内病変を疑った．surface pattern は明瞭には観察されなかった．色素拡大観察で V₁ 型軽度不整 pit pattern であり，深達度 M～SM1 の早期癌と判断した．線維化が強く，non-lifting sign 陽性であったため，ESD にて一括切除を施行．病理結果は粘膜内癌であった．

▶**内視鏡観察のコツ**　表面陥凹型の病変では，NBI 強拡大観察で surface pattern を明瞭に観察できない病変がしばしば存在する．色素拡大による pit pattern 診断は，surface pattern に比べるとより恒常性および説得力のある表面構造の診断が可能であり，陥凹型病変の診断には必須である．

（和田祥城，工藤進英，三澤将史）

Case 60 隆起型 SM 癌

60歳代，男性　[検査目的] 血便精査　[部位] 横行結腸　[肉眼型] 0-Ip

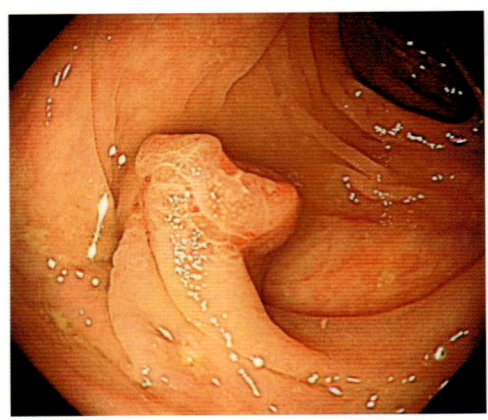

白色光観察遠景像．横行結腸長径15 mm大の発赤を呈した有茎性隆起病変で，頂部はやや陥凹している．

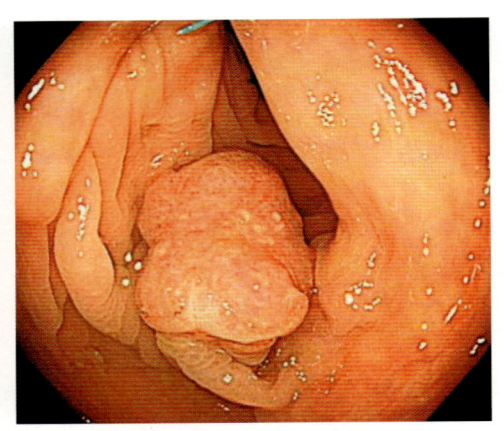

白色光観察遠景像．病変の表面は凹凸を呈しており，中央部ではわずかに陥凹している．

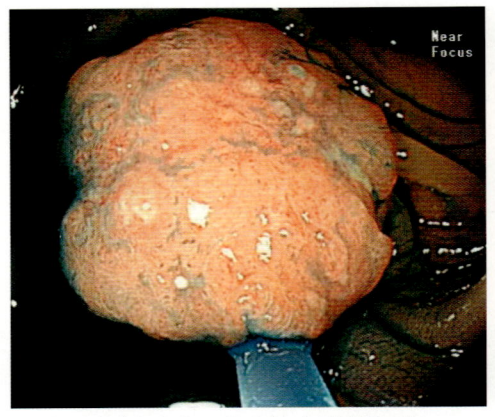

インジゴカルミン散布拡大観察像（Near Focus）．腺管構造は病変の辺縁部において観察されるが，中央部では不明瞭である．また一部に白色の領域を認める．

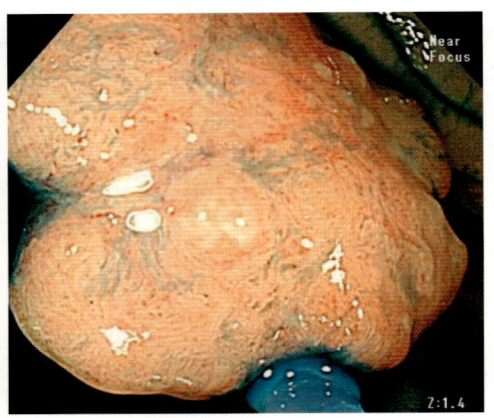

インジゴカルミン散布拡大観察像（Near Focus＋電子ズーム×1.4）．白色の領域では表面構造が観察されず，肉芽組織の存在が疑われる．

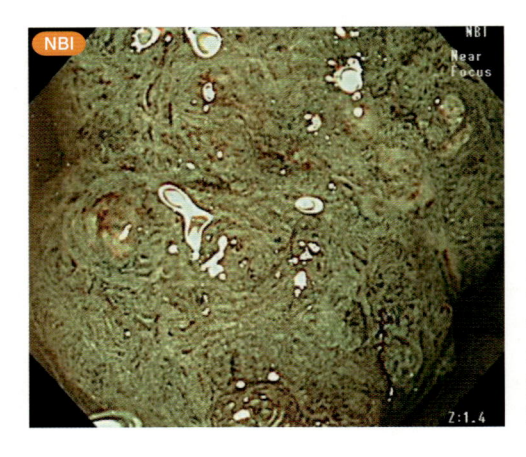

NBI拡大観察像（Near Focus＋電子ズーム×1.4）．微細血管構築は不整で血管密度が低下している．微細表面構造は病変の辺縁部において不整で，中央部では不明瞭または無構造として観察される．しかし，この拡大倍率で所見の確定は困難である．

スコープ：CF-HQ290I（オリンパス）　光源装置：EVIS LUCERA ELITE（オリンパス）
NBI 設定：構造強調 A8，色彩モード 1

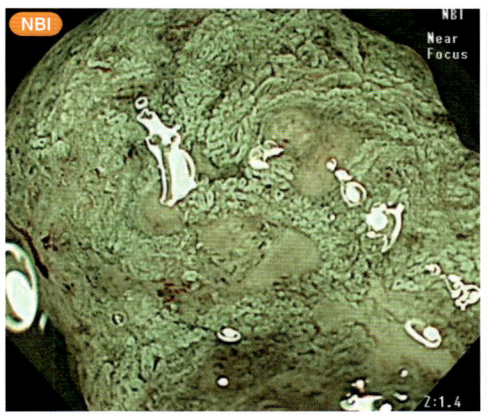

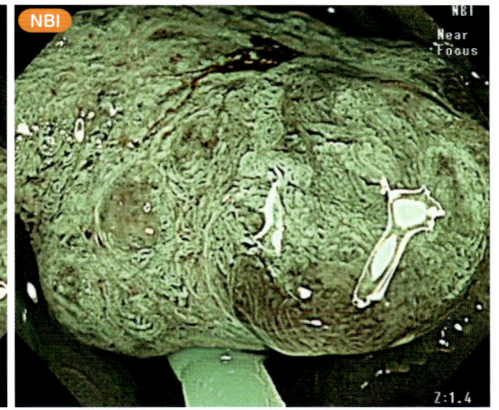

酢酸散布下 NBI 拡大観察像（Near Focus＋電子ズーム×1.4）．酢酸散布下では大小不揃いな微細表面構造が観察される．白色光で観察された白色の領域では表面構造が観察されない．

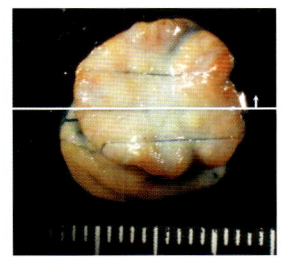

切除標本固定写真（EMR）．病変は径 14 mm で，病変の中央はやや陥凹している．

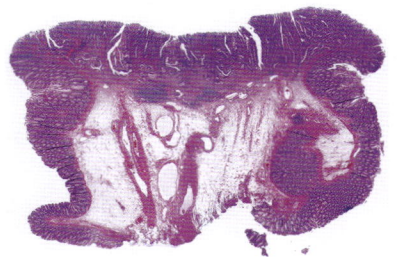

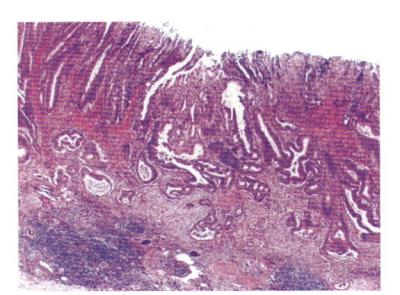

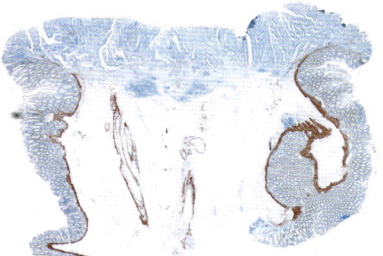

病理組織ルーペ像（左：HE 染色　右：デスミン染色）

病理組織弱拡大像．病変は粘膜下層に浸潤した高分化管状腺癌で，T1b，ly0，v0，budding/sprouting Grade1 であった．粘膜筋板はほぼ消失していたが，desmoplastic reaction は認められなかった．SM 浸潤距離は表層から測定して 2,000 μm であった．また，表層の一部には肉芽組織が認められた．

コメント

　病変は白色光観察において，長径 15 mm 大の浅い陥凹を有する有茎性病変であり，癌が疑われた．インジゴカルミン散布像では陥凹した病変中央部において表面模様が観察されず，肉芽と思われる白色領域が散見されることから SM 高度浸潤癌が疑われ，通常 NBI 観察においても微細血管構築は不整で血管密度が低下しており，微細表面構造も不明瞭または無構造として観察されることから，SM 高度浸潤癌が疑われた．酢酸散布を行うと，不整な微細表面構造が観察され，SM 高度浸潤癌診断の確定はできなかったが，白色光観察と同様に肉芽様の無構造領域を認めることから SM 高度浸潤癌と診断した．有茎性病変であり，一括摘除による total biopsy 目的で内視鏡下摘除術が施行された．病理組織像において表面構造はほぼ保たれ，desmoplastic reaction を伴わない SM 高度浸潤癌でその浸潤距離は 2,000 μm であった．内視鏡において白色に観察された領域は肉芽組織成分に合致すると思われた．このような肉芽を伴う病変は癌の異型度が高く，SM 高度に浸潤している可能性が高いと考えられる．本来であれば追加腸切除術の適応であるが，患者が手術を拒否したことを理由に厳重な経過観察を行っている．

（河野弘志，鶴田　修）

Case 61 表面陥凹型 SM 癌

70 歳代，男性　[検査目的] 便潜血陽性　[部位] 直腸 S 状部　[肉眼型] 0-IIc

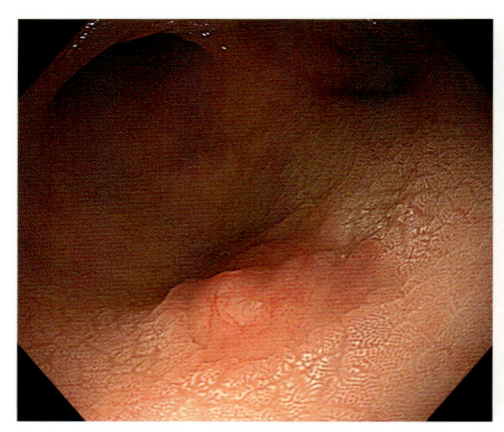

白色光通常観察．直腸 S 状部に 15 mm 大の発赤調陥凹性病変を認め，陥凹内にわずかな隆起を伴っている．

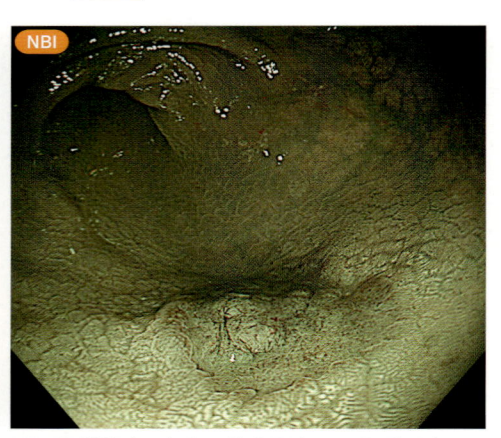

NBI 通常観察．病変は茶色調として認識される．

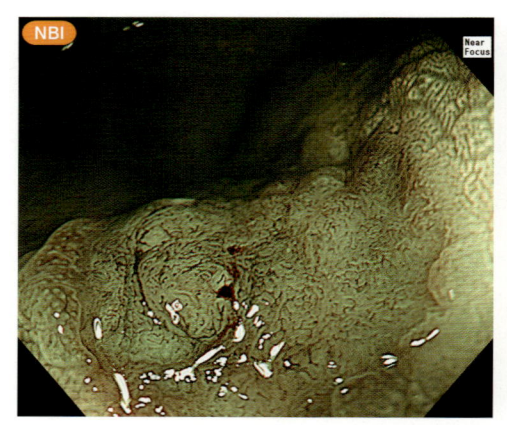

NBI Near Focus．病変右側の陥凹面は概ね規則的な血管だが，左側の陥凹内隆起部は不整な血管を認める．

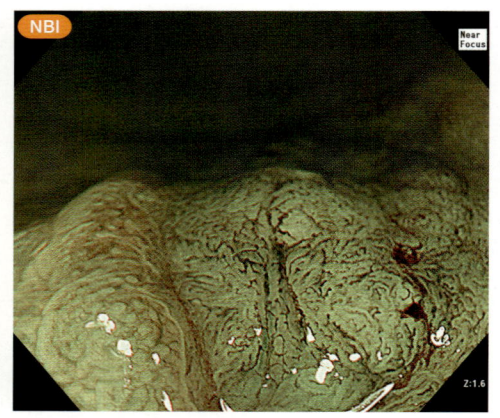

NBI Near Focus ＋電子ズーム（×1.6 倍）．陥凹内隆起部の血管は規則性が崩れ，口径不同，蛇行が目立ち，また SM massive の所見とされる血管間の開大所見を認めるが血管密度は疎ではなく，佐野分類 CP type IIIA と診断した．

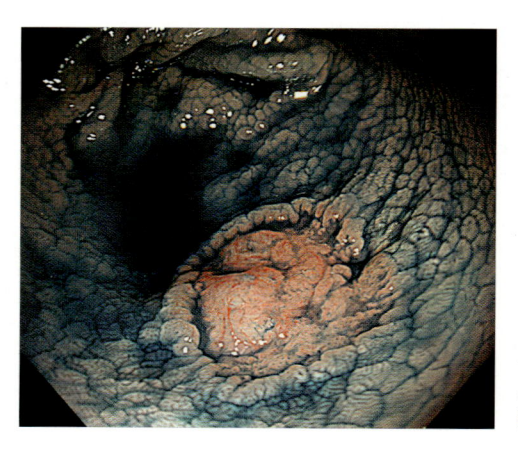

インジゴカルミン散布下通常観察．インジゴカルミン散布により，陥凹面，陥凹内隆起部とも明瞭となる．

スコープ：CF-HQ290L/I（オリンパス），光源装置：EVIS LUCERA ELITE（オリンパス）
NBI設定：構造強調 A8，色彩モード 3

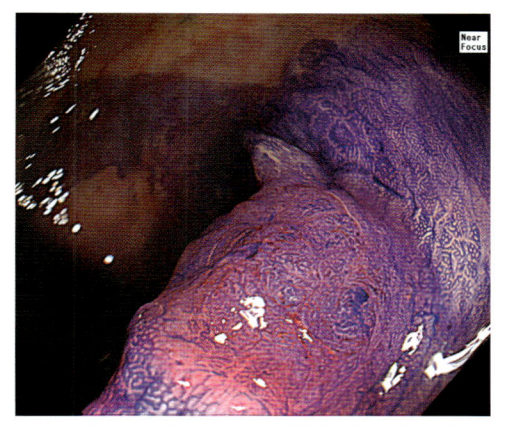

クリスタルバイオレット（CV）染色像．Near Focus 陥凹面に一致して不整な pit pattern を認める．

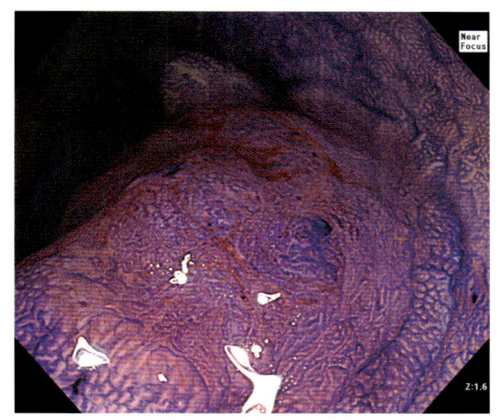

CV 染色 Near Focus ＋電子ズーム（×1.6 倍）．陥凹内隆起部の領域に一致して辺縁不整な V_I 高度不整 pit pattern を認め，Invasive pattern と診断した．

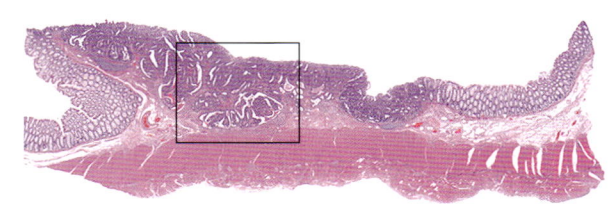

ルーペ像．不規則な管状構造を呈する高分化型管状腺癌であり，右側の陥凹面は M 癌までの病変だが，陥凹内隆起部で SM 浸潤を認める．

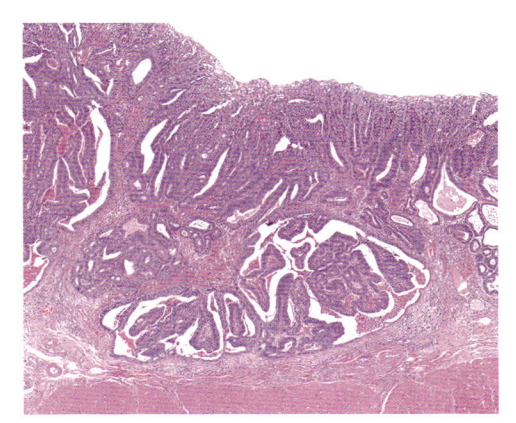

中拡大像．陥凹内隆起部は desmoplastic reaction を伴い，腫瘍は固有筋層近くまで浸潤した SM 高度浸潤癌であり，最深部は表層から計測して 3,000 μm であった．

コメント

　直腸 S 状部の IIc 型 SM 浸潤癌である．NBI 観察では佐野分類 CP type IIIA と診断したが，陥凹内隆起を認め pit pattern は V_I 高度不整であり，総合的に SM 高度浸潤癌と診断し，横行結腸部切除術が施行された．病理診断は type 0-IIc, well differentiated tubular adenocarcinoma, pSM（3,000 μm），ly0, v0, pN0, pPM0, pDM0, pRM0 であった．本症例のように，深達度診断において通常観察所見と拡大内視鏡所見が解離したときは，所見を総合的に判断し治療方針を決定することが重要である．

▶**内視鏡観察のコツ**　NBI Near Focus 電子ズームで観察する際は，スコープを病変に近接しすぎるとピントが合わせづらくなるため，病変とある程度の距離を保ち観察することが重要である．

（大瀬良省三，池松弘朗）

Case 62 複合型（Ⅱa＋Ⅱc）SM癌

50歳代，男性　[検査目的] 早期大腸癌術前精査　[部位] 盲腸　[肉眼型] 0-Ⅱa＋Ⅱc

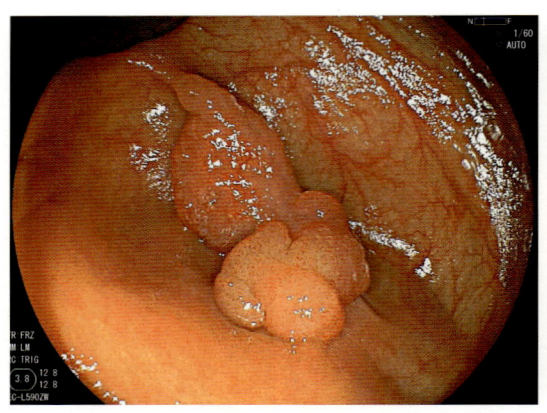

通常白色光観察．盲腸に存在する20 mm大の隆起性病変．結節集簇様の隆起部と，平坦な隆起部からなる．この時点での肉眼型は0-Ⅰs（＋Ⅱa）とした．

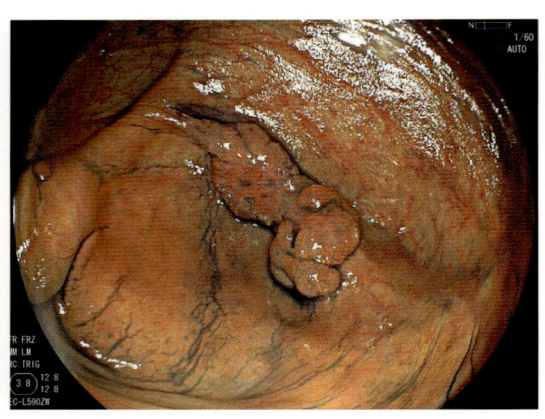

通常色素（インジゴカルミン）観察．陥凹面が明瞭に描出される．陥凹面を重視して肉眼型を0-Ⅱa＋Ⅱcとした．

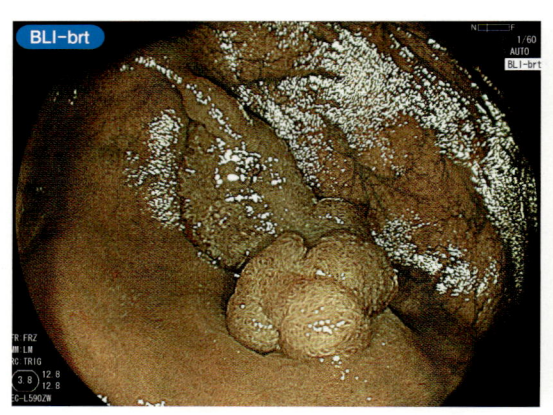

通常BLI-bright観察．拡大なしでも隆起部でのgroove状のsurface patternが認識できる．

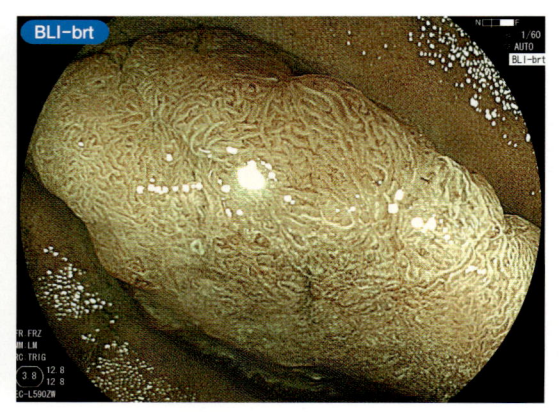

拡大BLI-bright観察．病変辺縁隆起部のsurface patternは分枝状のⅣ型pit様を呈している．

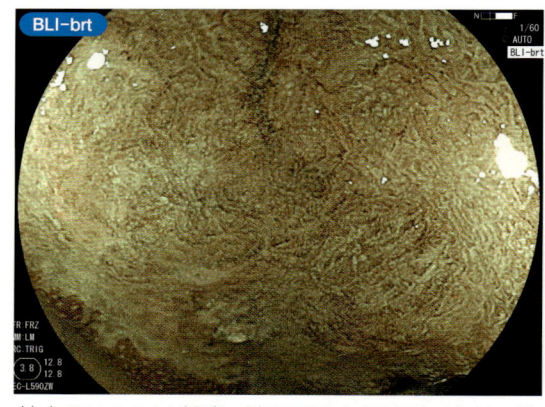

拡大BLI-bright観察．陥凹面の血管は疎であり，残存している血管は断片化している．surface patternはよく見ると残存しているように見えるが不明瞭である．

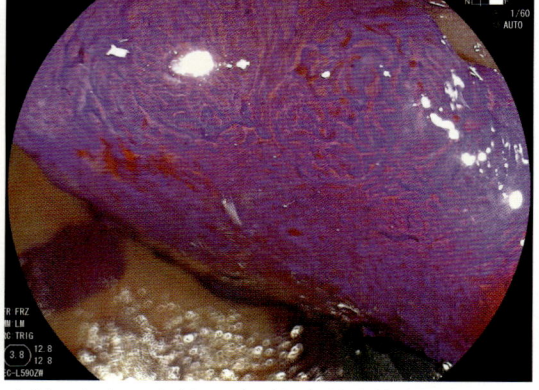

クリスタルバイオレット（CV）染色拡大観察．病変辺縁隆起部のpit patternはⅣ型もしくはⅤⅠ軽度不整．

スコープ：EC-L590ZW（富士フイルム），光源装置：LASEREO（富士フイルム）
BLI 設定：BLI-bright：構造強調 B6, 色彩強調 C2

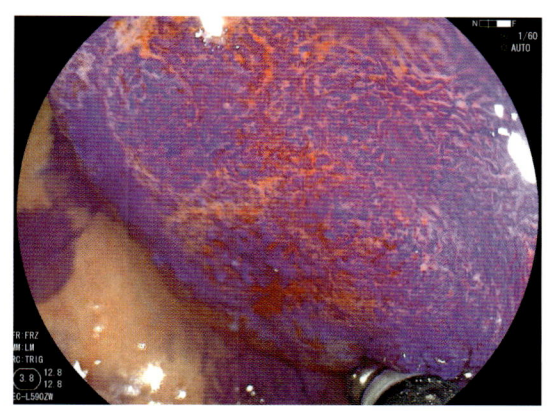

CV 染色拡大観察．陥凹面には辺縁の不整の強い pit が残存している V_I 高度不整の領域もあるが，腺管開口部がほぼ認識できない V_N を呈する領域も認める．

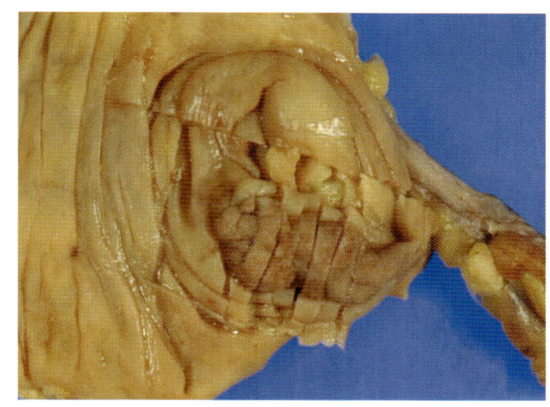

切除標本．粘膜下層浸潤癌と診断し，外科手術（回盲部切除）を施行した．病変の大きさは 25×12 mm 大．

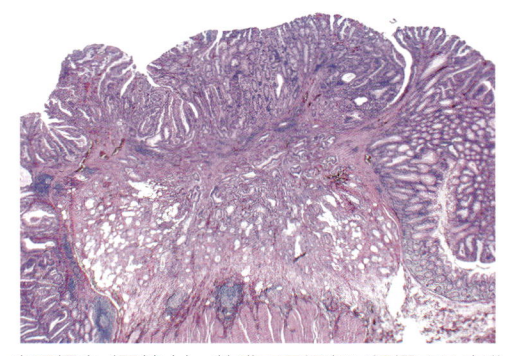

病理標本（弱拡大）．粘膜下層深部に浸潤する高分化管状腺癌．辺縁には低異型度管状腺腫を認めた．Well to moderately differentiated tubular adenocarcinoma（tub1＞tub2）．pSM（2 mm），int，INFb，ly0，v0，pPM0，pDM0，pRM0

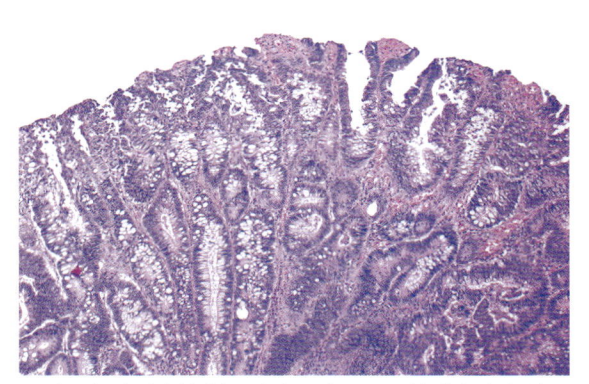

病理標本（強拡大）．病変の表層には粘膜内病変が保たれており，顕著な間質反応はみられなかった．

コメント

　盲腸に存在した SM 深部浸潤癌症例である．肉眼型については I s，もしくは I s＋II a とするべきかもしれないが，インジゴカルミン散布で明瞭な陥凹面を呈したことから 0-II a＋II c とした．通常観察では隆起部分の柔らかさに対して陥凹面の硬さがみられ SM 癌を強く疑うものの，確定的とまでは言い難い．陥凹面での血管所見（NICE 分類 Type 3）が通常観察の診断を裏づける根拠となっており，日常診療ではこの時点で治療方針（外科手術）を決定できる．BLI で surface pattern が不明瞭ながら認識できる所見（広島分類 C2 Type）は，CV 染色での V_I 高度不整と合致する所見であり，病変表面に癌腺管が残っていた組織像と対応している．

　▶内視鏡観察のコツ　通常観察では陥凹面で SM 浸潤が疑われるため拡大観察を行う際にはつい陥凹面だけを観察してしまいがちだが，SM 浸潤部は易出血性のことが多いので出血させないような注意が必要である．病変のやや遠目から徐々に拡大倍率を上げつつ，SM 浸潤が疑わしいところに近づいていくようにする．

（竹内洋司，真貝竜史，冨田裕彦）

Case 63　複合型（Ⅱa＋Ⅱc）SM癌

60歳代, 男性　[検査目的] 便潜血陽性　[部位] 直腸　[肉眼型] 0-Ⅱa+Ⅱc

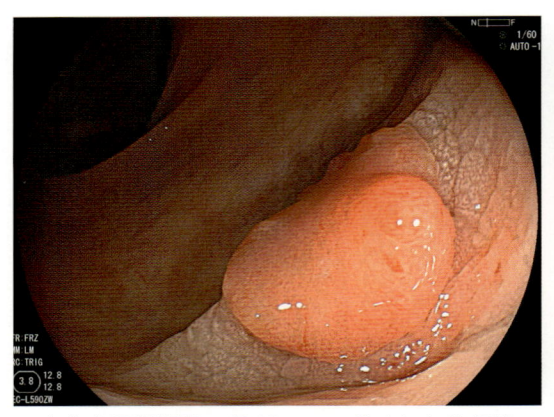

白色光通常観察で径10 mmの発赤した隆起性病変を認める．

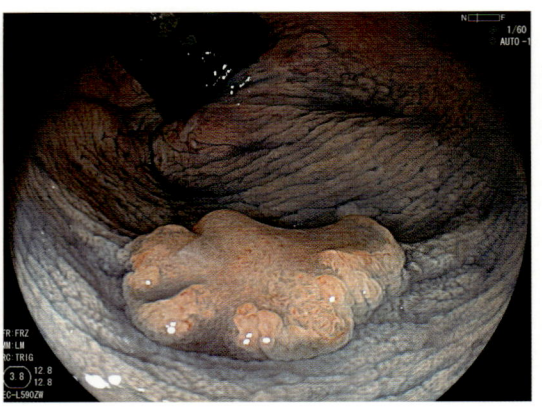

インジゴカルミン散布像で境界明瞭で不整な陥凹を認める．

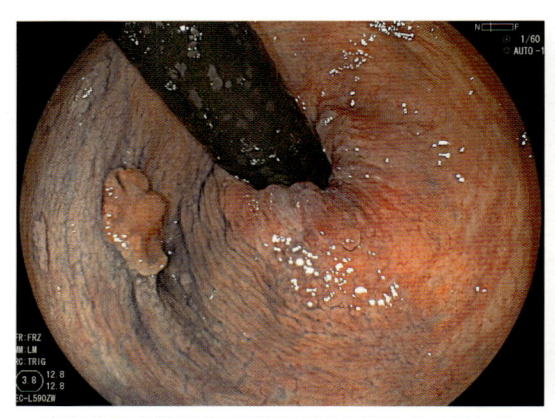

空気多量の遠見像で管腔の弧の硬化像を呈し伸展不良所見を認める．

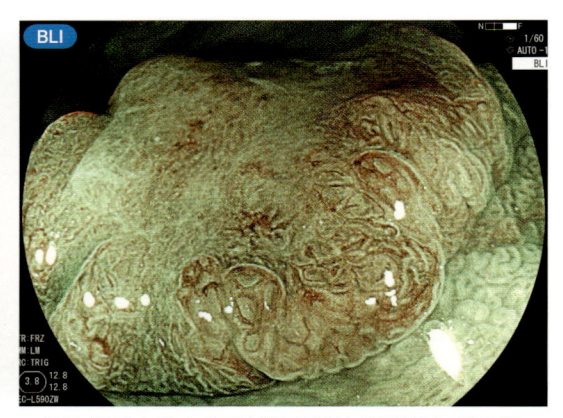

BLI併用中拡大像では陥凹面と辺縁隆起部の間にdemarcation lineを認める．

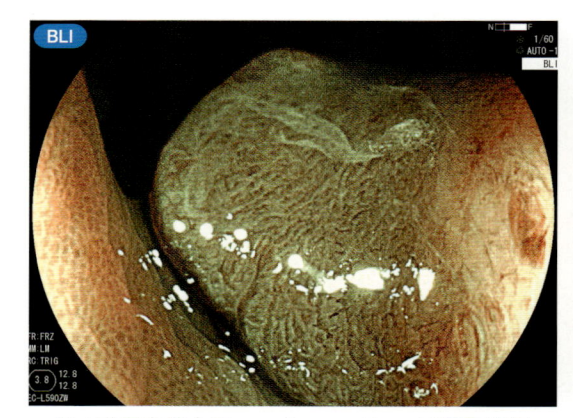

BLI併用中拡大像．surface patternは腺窩辺縁上皮の形態が不規則，不均一なirregularに，vascular patternは血管の形態が不均一で多様な形態でirregularに観察される．

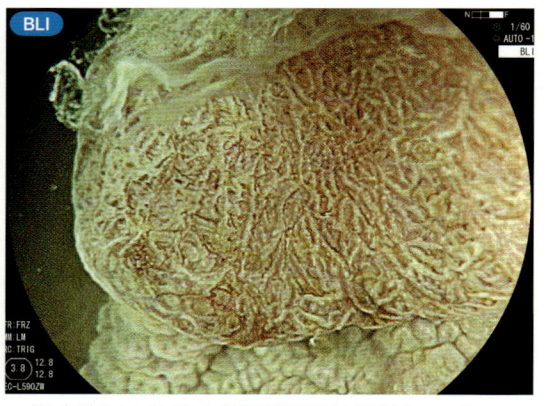

浸水法によるBLI併用観察では不整なsurface patternおよびvascular patternがより明瞭に観察される．一部はwhite opaque substance（WOS）の存在により不明瞭化していた．

スコープ：EC-L590ZW（富士フイルム），光源装置：LASEREO（富士フイルム）
BLI 設定：構造強調 A6，色彩強調 C2

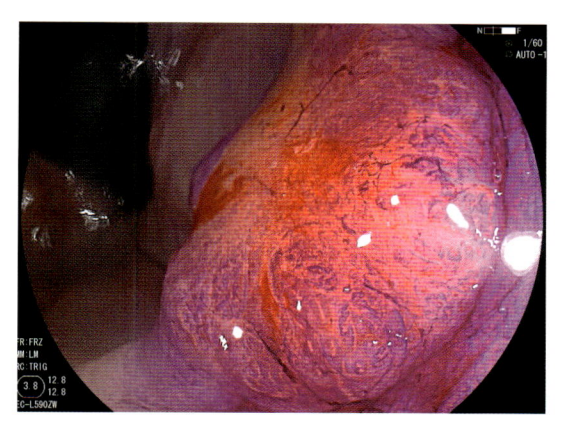

クリスタルバイオレット（CV）染色像

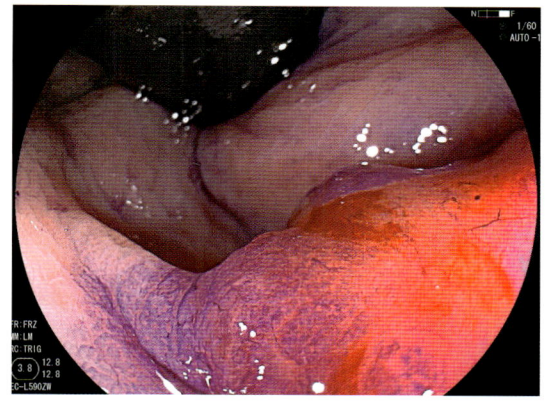

CV 染色像では輪郭不明瞭で内腔の狭小化した不整腺管構造の中に無構造領域を認め V_N 型 pit pattern を認める．

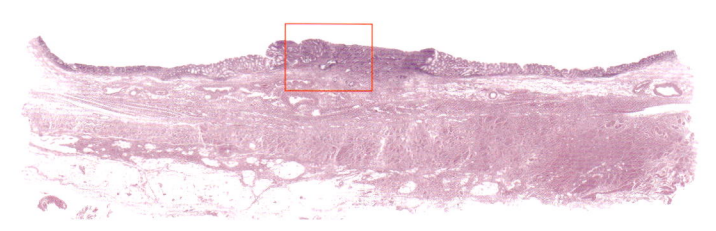

病理組織標本ルーペ像．病変は 10×10 mm．

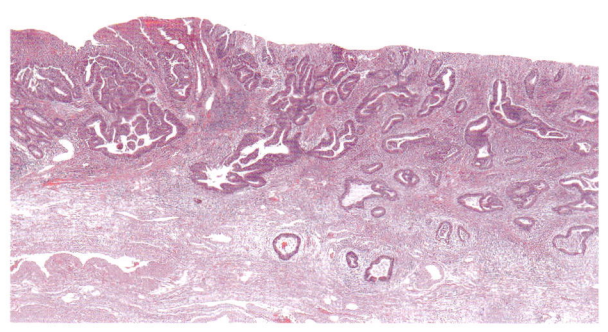

病理組織標本拡大像．Well differentiated adenocarcinoma, pT1b（1,850 μm）, INFα, ly0, v1, pN0, pPM0, pDM0

コメント

　BLI 併用拡大観察では surface pattern および vascular pattern ともに irregular で癌の診断は可能であった．BLI 診断では SM 深部浸潤の評価は困難だったが，不整な surface pattern が不明瞭となっている部位ではクリスタルバイオレット染色で V_N 型 pit pattern を呈していた．

▶**内視鏡観察のコツ**　BLI 併用観察時に浸水法を併用することで容易に，より詳細な観察が可能となり，さらにハレーションや心拍動などにより観察が困難な場合にも比較的容易に観察が可能となる．

（久部高司）

Case 64 複合型（Ⅱa＋Ⅱc）SM癌

50歳代，男性　検査目的 便潜血陽性　部位 直腸（Rb）　肉眼型 0-Ⅱa＋Ⅱc

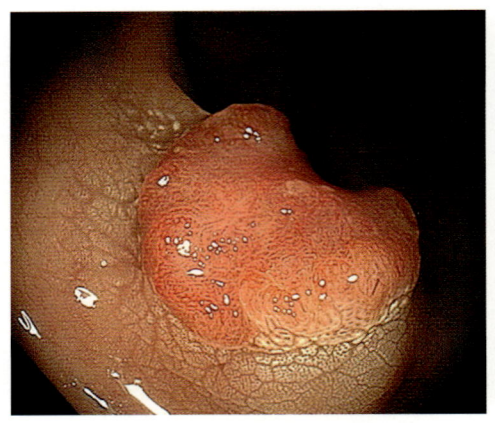

通常観察で径10mm大の発赤隆起性病変を認め，内部に陥凹を伴う．

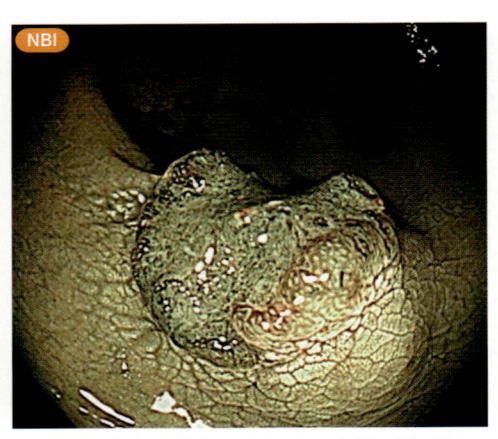

NBIで病変は茶色調となり，内部の陥凹は明瞭となる．

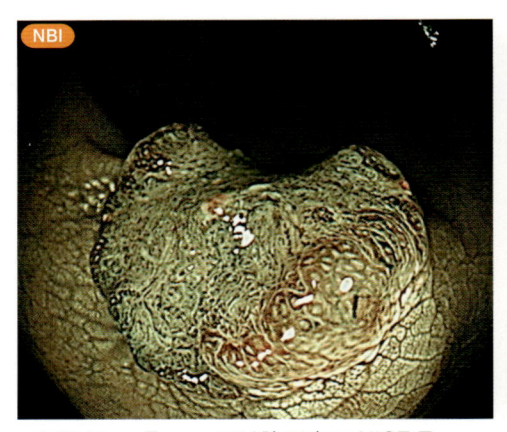

NBI Near Focusでは陥凹内にNICE Type 2，Capillary pattern Type ⅢAの所見を認める．中心部では径2mm大の無血管～血管密度の疎なCapillary pattern Type ⅢBの領域も認められる．

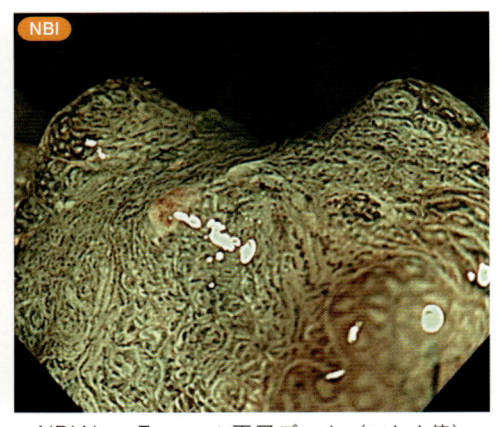

NBI Near Focus＋電子ズーム（×1.4倍）では，腺管構造の乱れや血管の口径不同・途絶・蛇行の所見がより明瞭になる．

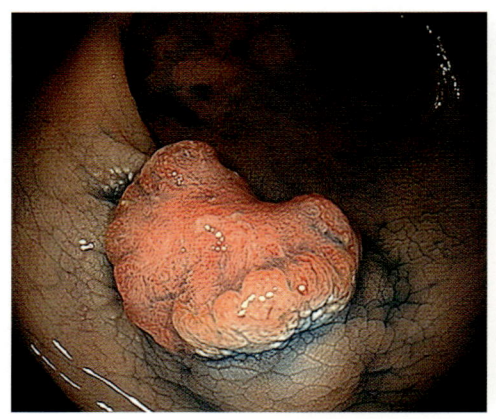

インジゴカルミン散布通常観察像で内部の陥凹が明瞭となる．

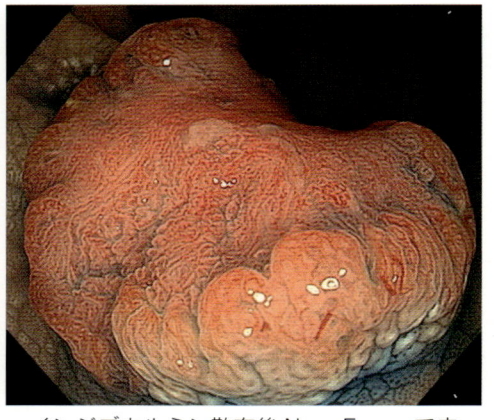

インジゴカルミン散布後Near Focusで内部の陥凹に不整なpitを認める．

スコープ：CF-HQ290L/I（オリンパス），光源装置：EVIS LUCERA ELITE（オリンパス）
NBI 設定：構造強調 A8，色彩モード 3

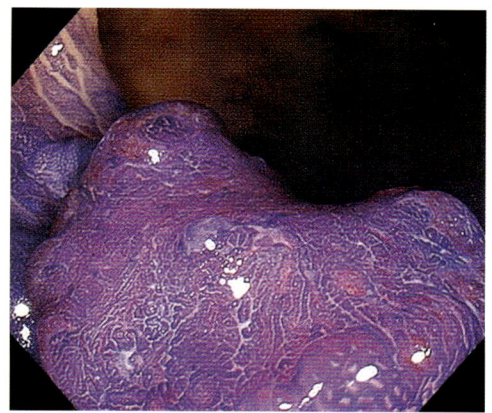

クリスタルバイオレット（CV）染色像．Near Focus で V_I 型高度不整の pit pattern を認める．

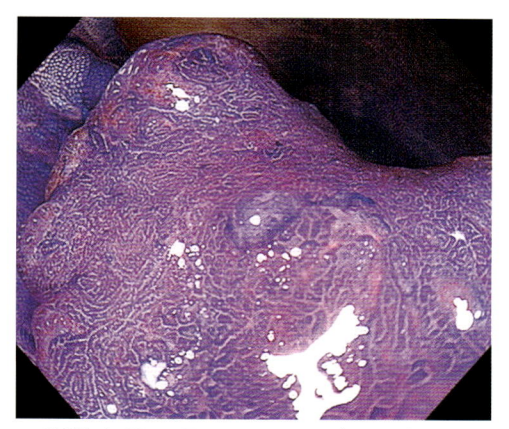

CV 染色 Near Focus ＋電子ズーム（×1.4 倍）でさらに pit pattern が明瞭となる．

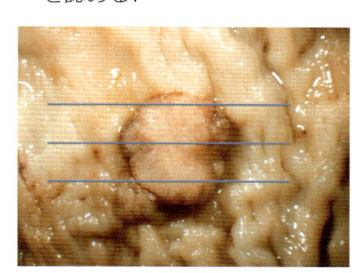

手術標本

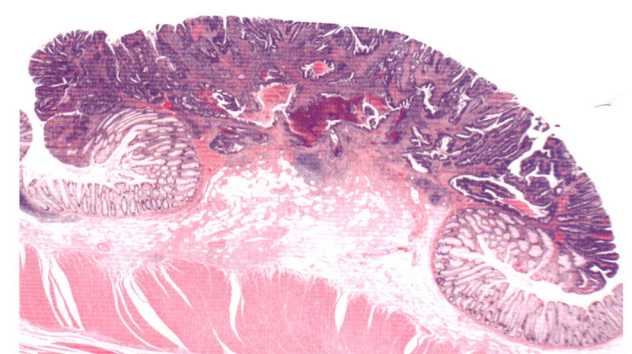

弱拡大像．tub1＋tub2 の SM 深部浸潤癌であった．

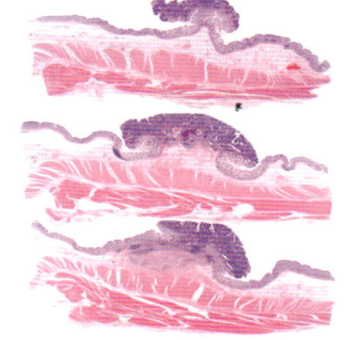

病理診断
　tub1＋tub2，pT1b（SM2，＜3,000 μm），medullary，INFb，pPM（−），pDM（−），pRM（−），ly0，v0，desmoplastic reaction（＋），budding/sprouting；Grade1

ルーペ像

コメント

　隆起性病変の内部に陥凹面を伴った複合型，いわゆる IIa＋IIc 病変である．陥凹内部の NBI 観察では，NICE 分類の Type 2，Capillary pattern 分類（佐野分類）の Type IIIA と診断できる．しかし陥凹内の一部に Capillary pattern 分類 Type IIIB の所見も認めたため，クリスタルバイオレット染色を追加した．V_I 型高度不整の pit pattern が認められ，SM 深部浸潤癌であることが示唆されたため，本症例は外科的に手術された．

▶内視鏡観察のコツ　NBI 観察にて本症例のように SM 深部浸潤癌を疑った場合には，クリスタルバイオレット染色が必要不可欠である．

（服部三太，佐野　寧）

Case 65 複合型（Ⅰs＋Ⅱc）SM 癌

70歳, 男性　現病歴　便潜血陽性のため施行した全大腸内視鏡検査にて大腸腫瘍を指摘され, 精査・加療目的に当院紹介となった．　既往歴　特記事項なし　部位　S状結腸　肉眼型　0-Ⅰs＋Ⅱc

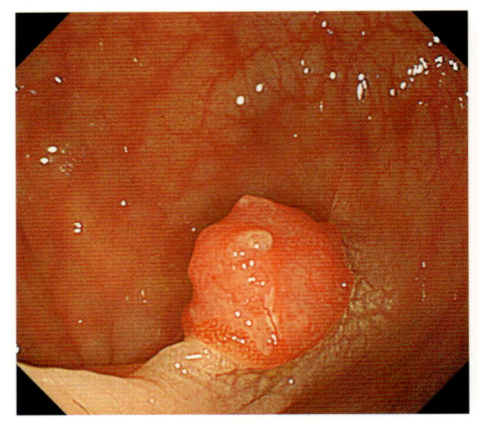

S状結腸に発赤調の隆起性病変を認める．表面不整な隆起成分を主体とし, 辺縁に境界明瞭な陥凹面を呈する．12mm大の0-Ⅰs＋Ⅱc型病変である．

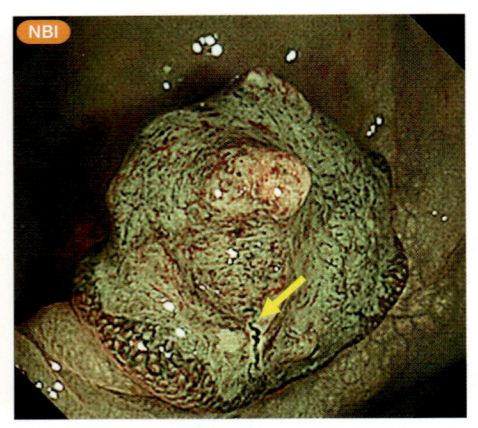

NBI観察では, 腫瘍辺縁に非腫瘍粘膜による立ち上がりを認め, 発育形態はNPG-typeと考えられる．また陥凹内部に径の太い血管も認められる（矢印）．

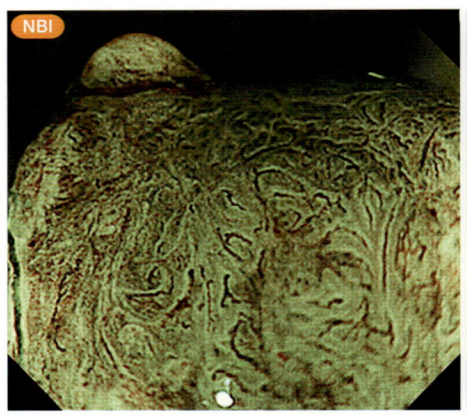

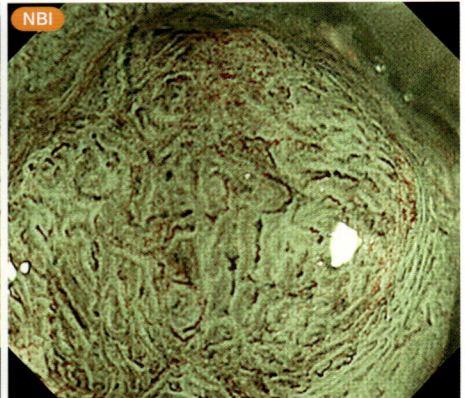

NBI拡大観察では, 不規則に蛇行する口径不同な微小血管を認め, 血管の配列も不規則で, 密度も疎であり佐野分類 Type ⅢB と診断．

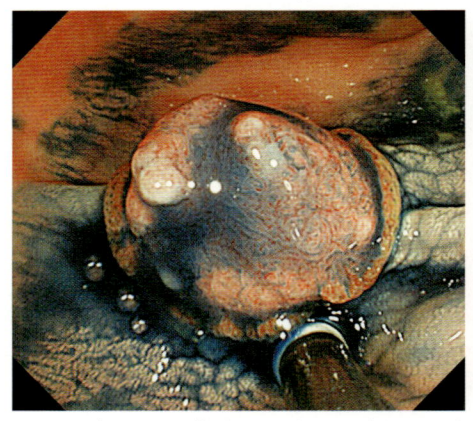

インジゴカルミン散布にて陥凹面がより明瞭となる．

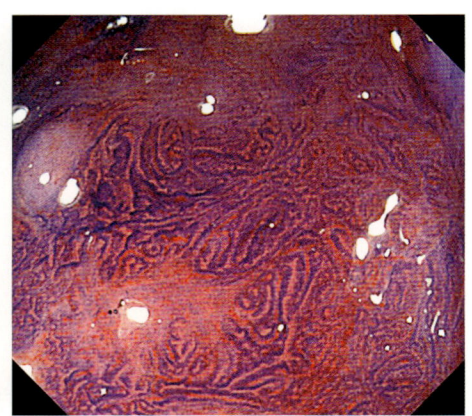

クリスタルバイオレット染色下の拡大観察では, 陥凹内に一致して辺縁不整, 大小不同な pit pattern を認め, 配列も不規則でありVᵢ (invasive pattern) と診断した．

スコープ：CF-H260AZI（オリンパス），	光源装置：EVIS LUCERA ELITE（オリンパス）
NBI 設定：構造強調 A8，色彩モード 3	

＜内視鏡診断＞ S/C，0-Ⅰs+Ⅱc（NPG-type），12 mm，cT1（SM）と診断し，外科切除の方針となった．
＜治療＞腹腔鏡補助下 S 状結腸切除術

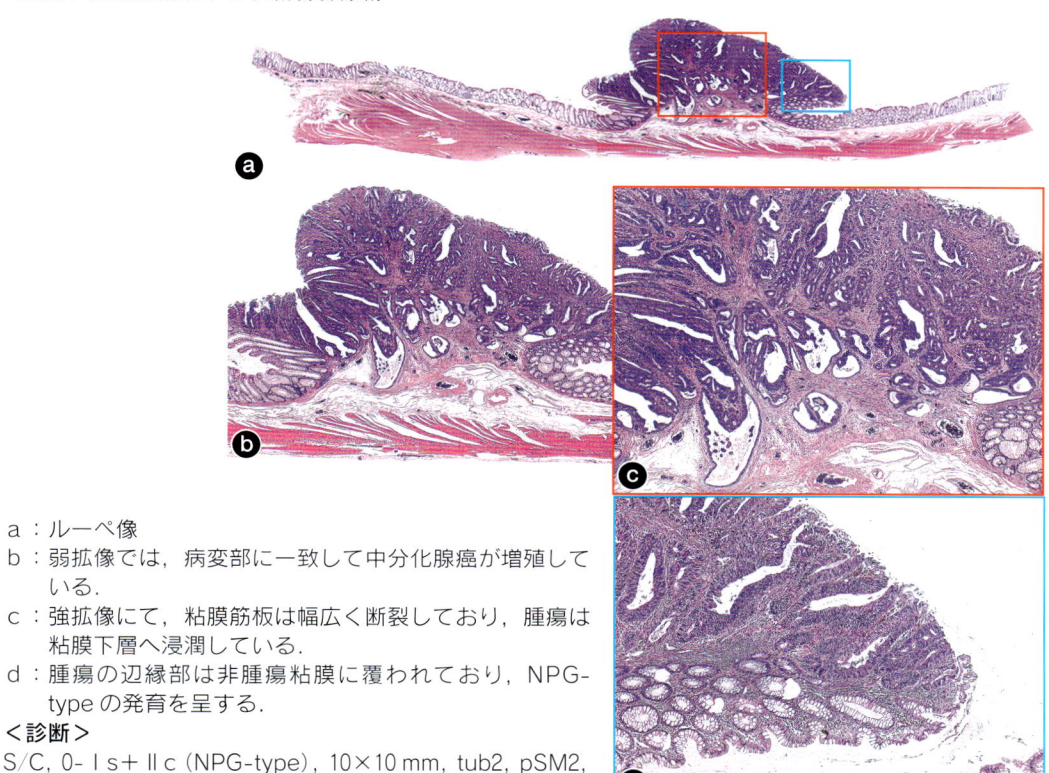

a：ルーペ像
b：弱拡像では，病変部に一致して中分化腺癌が増殖している．
c：強拡像にて，粘膜筋板は幅広く断裂しており，腫瘍は粘膜下層へ浸潤している．
d：腫瘍の辺縁部は非腫瘍粘膜に覆われており，NPG-type の発育を呈する．

＜診断＞
S/C，0-Ⅰs+Ⅱc（NPG-type），10×10 mm，tub2，pSM2，INFβ，ly0，v0，ne0，pN0（0/5），pPM0，pDM0，pRM0

コメント

　S 状結腸に認められた隆起を主体とする 12 mm 大の病変である．表面は凹凸不整が目立ち，境界明瞭な陥凹面を有する．辺縁部には，非腫瘍粘膜から成る急峻な立ち上がりを認め，NPG-type の発育形態を呈する病変であると考えられる．通常光観察での表面の凹凸不整や NPG-type の発育形態より，SM 深部浸潤と表層への SM 癌露出が疑われる所見である．NBI 拡大およびクリスタルバイオレット染色下の拡大観察にて，不規則な配列で不整な微小血管や，大小不同・不整な pit pattern を呈し，佐野分類 Type ⅢB，pit pattern 診断 VI（invasive pattern）の典型的な所見を認め，SM 高度浸潤癌を示唆する所見であった．

▶内視鏡観察のコツ　本症例は，NBI・色素拡大内視鏡観察にて，それぞれ佐野分類：Type ⅢB，pit pattern 診断：VI（invasive pattern）を認めたことから，SM 高度浸潤癌の確信をもって腹腔鏡補助下 S 状結腸切除術を選択した．本症例のように，病変立ち上がり部分に「非腫瘍性粘膜」と「局面性を有する陥凹面」を認め，陥凹面自体が明らかに隆起している病変については，通常観察（インジゴカルミン散布下色素観察を含む）の段階で SM 高度浸潤癌の診断は比較的容易である．一見，0-Ⅰs 病変に見える隆起性病変でも，隆起表面の不整性や NPG-type の growth pattern を的確に捉えることで，深達度診断を誤らないことが大切である．

（佐藤知子，松田尚久，斎藤　豊）

Case 66　LST-G 顆粒均一型

50歳代，女性　検査目的 ポリープ切除後のサーベイランス　部位 上行結腸　肉眼型 LST-G homogeneous type, 0-Ⅱa

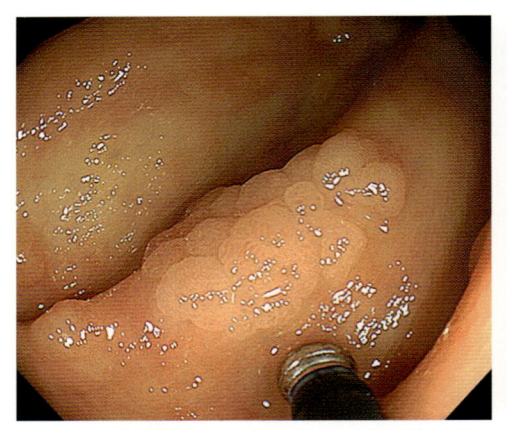

白色光通常観察像．上行結腸に正色調で径15 mm大の表面隆起型病変を認める．

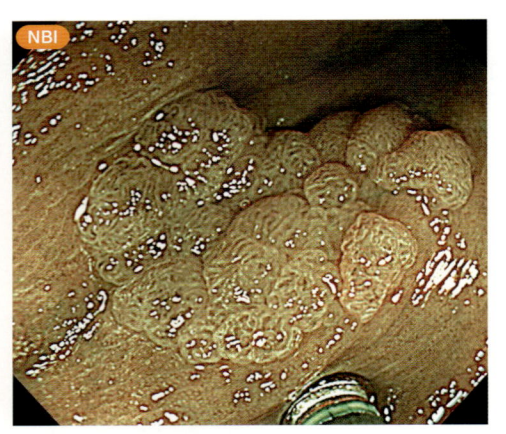

NBI通常観察像．全体が淡い茶色として観察される．

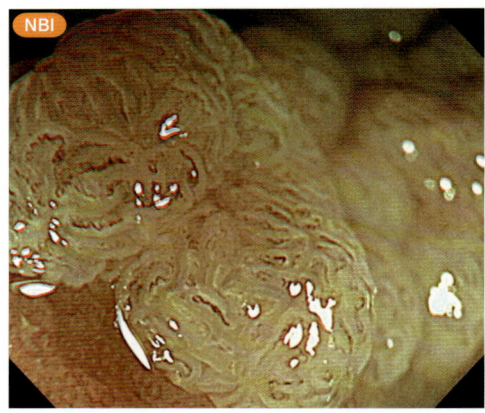

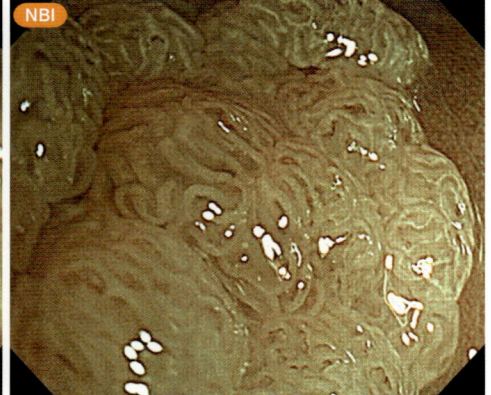

NBI拡大観察．微細血管は口径が比較的均一であり，著明な拡張や口径不同所見はなく，粘膜内病変と考えられた．surface patternは認識可能で整である．

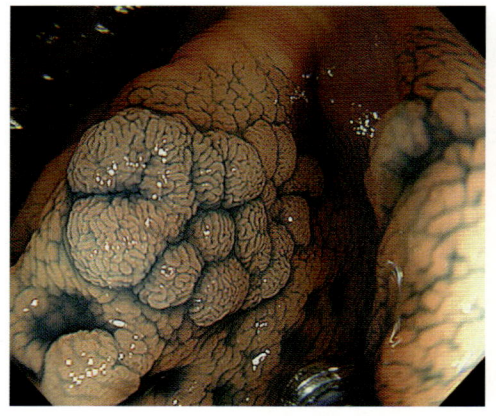

インジゴカルミン散布通常観察像．表面隆起型病変で全体がほぼ均一な顆粒で形成されており，肉眼型はLST-G homogeneous type（0-Ⅱa）とした．

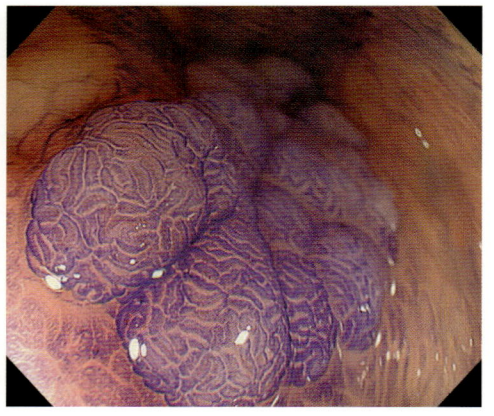

クリスタルバイオレット（CV）染色弱拡大観察像．Ⅳ型pit patternが観察された．

スコープ：CF-H260AZI（オリンパス），光源装置：EVIS LUCELA ELITE（オリンパス）
NBI設定：構造強調 A8，色彩モード 3

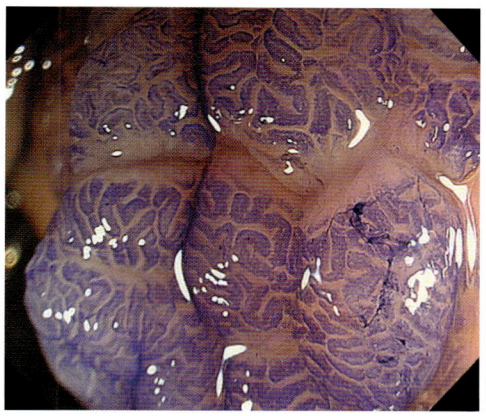

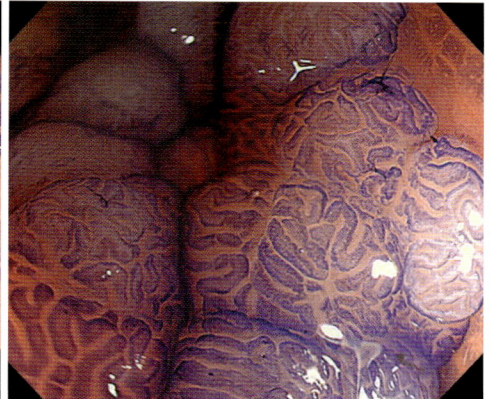

CV染色強拡大観察像．NBI拡大観察時のsurface patternに比べ，より恒常性および説得力のある表面構造が観察された．Ⅳ型pit patternを認め，管状腺腫と診断できる．

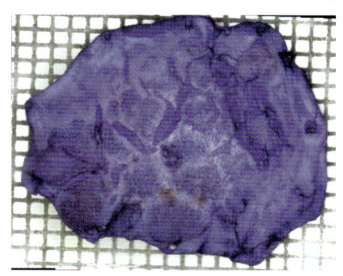

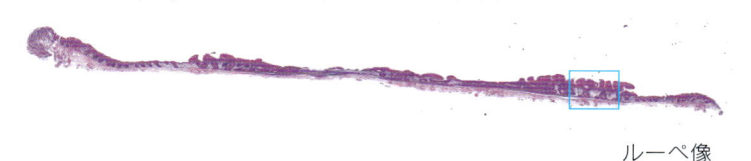

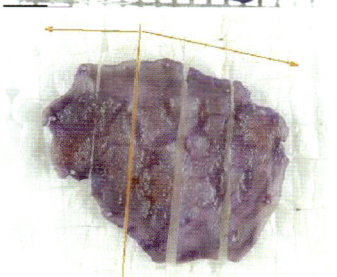

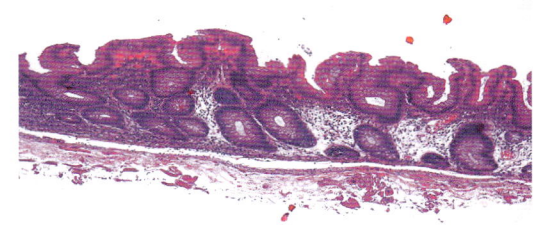

内視鏡摘除標本

ルーペ像

切り出し図

弱拡大像．Tubular adenoma, low grade, HM0，VM0であった．

コメント

　本症例はNBI拡大観察で拡張や口径不同を伴わない血管を認め，surface patternは整であり粘膜内病変と診断した．色素拡大観察ではⅣ型pit patternで，管状腺腫と診断．内視鏡的粘膜切除を施行した．病理診断は低異型度管状腺腫であった．

▶内視鏡観察のコツ　① 本症例は15 mmと比較的腫瘍径は小さいが，径の大きい側方発育進展型腫瘍においては全体を高倍率で拡大観察するのは時間もかかり腸管蠕動も相まって困難なことも少なくない．通常観察・インジゴカルミン散布で粗大結節や陥凹局面の有無を確認し重点的に拡大観察することで効率的に診断が可能である．② 典型的なLST-G homogeneous typeではほとんどが腺腫であり，NBI拡大観察のみでも診断は比較的容易である．NBI拡大観察は基本的にはvascular patternを主体に観察するが，Ⅳ型pit patternを呈する粘膜内病変ではsurface patternも明瞭に観察される．しかし明瞭・不明瞭の判断に迷うときには躊躇なく色素観察を行う必要がある．

（三澤将史，和田祥城，工藤進英）

Case 67　LST-G 結節混在型

40 歳代，男性　検査目的 腫瘍精査目的　部位 直腸（Ra）　肉眼型 0-Ⅱa+Ⅰs，LST-G 結節混在型

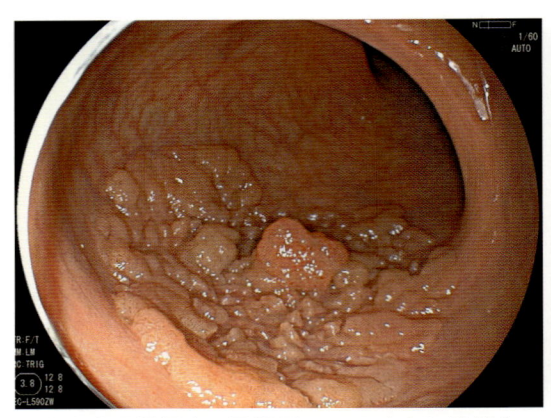

白色光通常観察．長径 50 mm の中心に結節を伴う表面に顆粒を有する平坦な隆起性病変を認める．

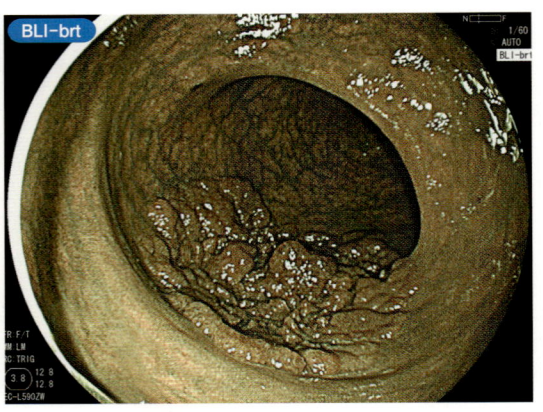

BLI-bright 観察による遠景観察．明るい視野により腫瘍の視認性が良好である．周囲の正常血管模様が腫瘍部で途切れている．

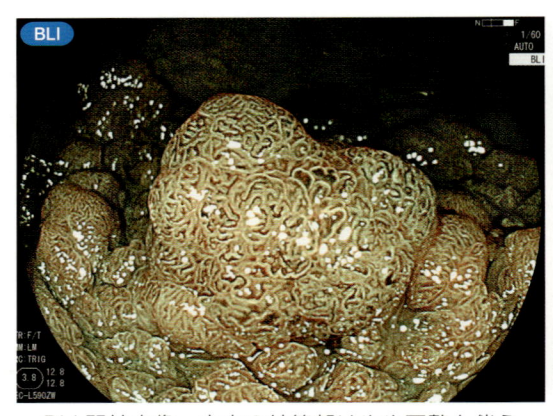

BLI 弱拡大像．中央の結節部はやや不整を伴うⅣ型 pit 様の surface pattern を認め，vascular pattern は蛇行を呈する．

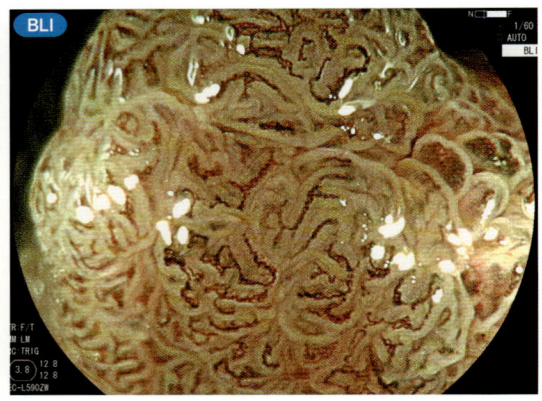

BLI 強拡大像．中央の結節部は一部に辺縁が平滑でない不整を伴う V_I 型 pit 様の surface pattern を認め，vascular pattern は拡張・蛇行を呈する．

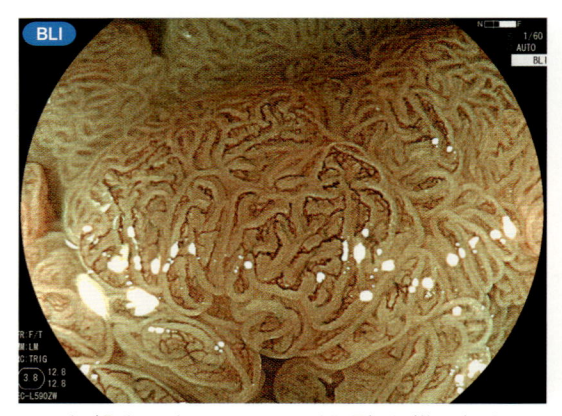

平坦部は surface pattern はⅣ型 pit 様であり，vascular pattern は軽度の拡張・蛇行を認めるが不整のないパターンを呈する．

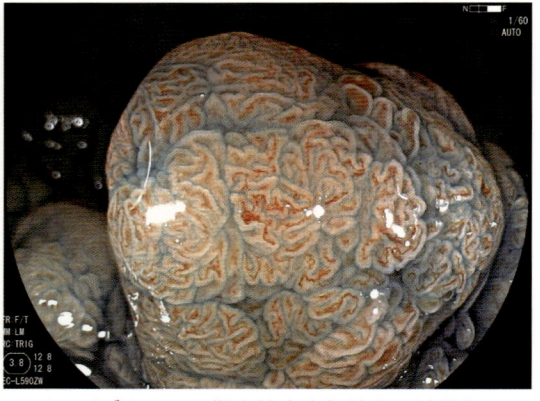

インジゴカルミン散布拡大内視鏡像．結節部は軽度の不整を有する高密度な pit を認める．

スコープ：EC-L590ZW（富士フイルム），光源装置：LASEREO（富士フイルム）
BLI 設定：BLI-bright：構造強調 A6，色彩強調 C2，BLI：構造強調 A6，色彩強調 C2

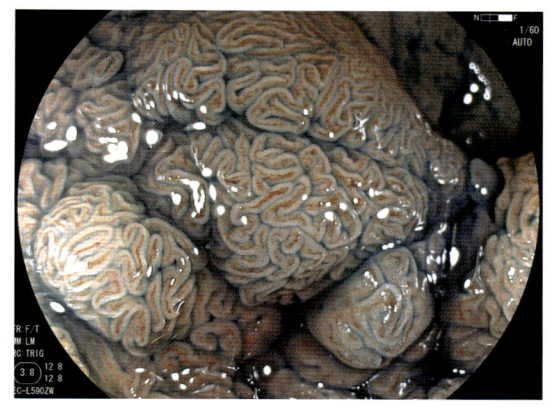

平坦部は不整のないⅣ型 pit を呈する．

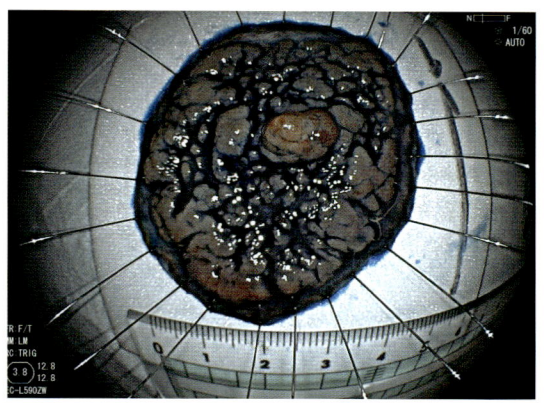

ESD による切除後標本．切除径 50×35 mm．

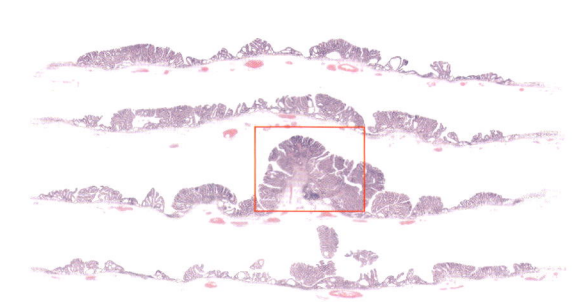

ルーペ像．大部分が腺腫であるが結節部で構造異型および細胞異型を有する腺腫内癌である．結節部で粘膜下層軽度浸潤を認める．

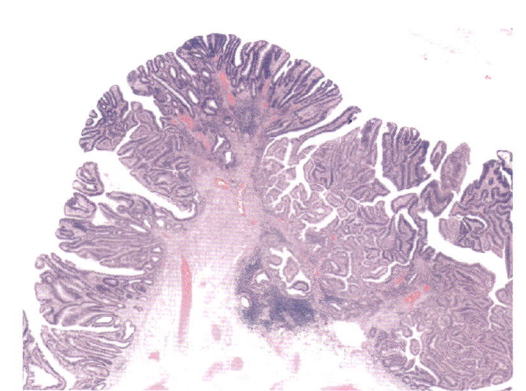

弱拡大像．粘膜下層に 600 μm 浸潤しており同部ではリンパ球浸潤を伴う．脈管侵襲は認めなかった．

コメント

　BLI 観察においては，遠景観察では明るい視野である BLI-bright モードが望まれ病変の明瞭な指摘が可能である．近接および拡大観察では BLI モードを用いる．本病変では BLI 観察にて平坦部は全体にⅣ型 pit 様所見を主体としていた．このような病変では vascular pattern は蛇行・拡張を伴うことが多いが不整と診断しないよう注意が必要である．結節部では surface pattern は軽度の不整を伴うⅤ₁型 pit 様所見であり広島分類の Type C1 と診断した．同部の vascular pattern は高度の拡張を示しているが papillary な病変ではこのように強い不整所見を有しても，SM 浸潤をきたしていない病変も多く認めるため注意が必要である．ESD による一括切除を行い施行時間は 60 分であった．病理組織診断は腺腫を伴う粘膜下層軽度浸潤癌（SM 浸潤距離 600 μm），脈管侵襲陰性，断端陰性であった．

　▶内視鏡観察のコツ　LST-G 結節混在型ではⅣ型 pit 様の surface pattern を呈することが多く，同病変では papillary な病変に特有の拡張・蛇行を伴う vascular pattern を認め診断に注意が必要である．

（吉田直久，八木信明，内藤裕二）

Case 68 LST-NG 偽陥凹型

80歳代，女性　検査目的 便潜血陽性　部位 S状結腸　肉眼型 0-Ⅱa（LST-NG, PD）

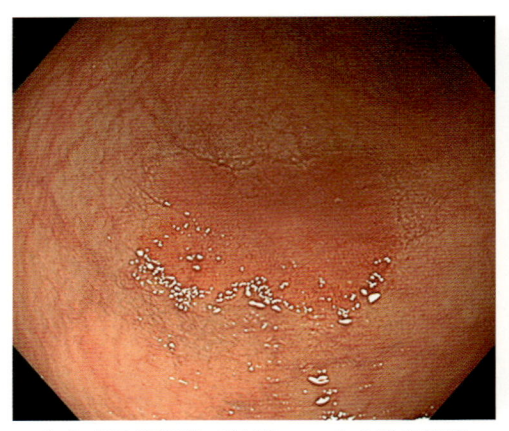

白色光通常観察で径 20 mm 大の発赤調扁平隆起性病変を認める．

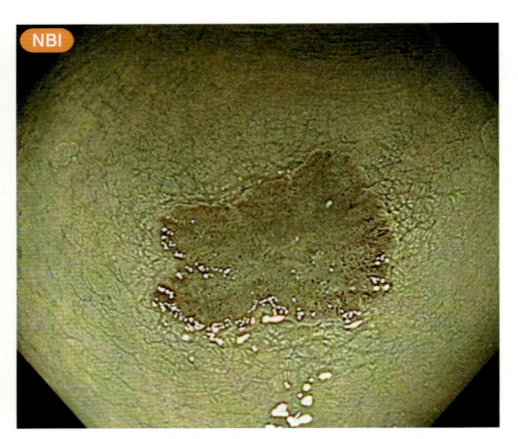

NBI 通常観察で病変は茶色調となる．

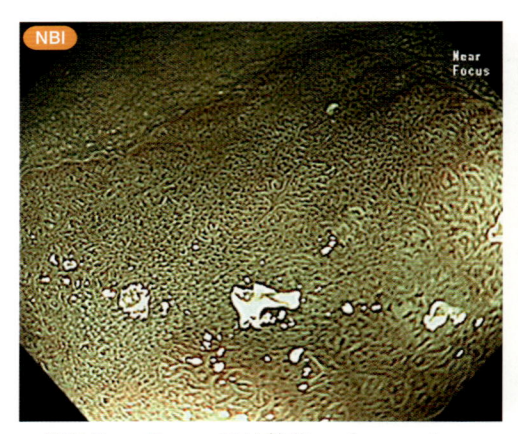

NBI Near Focus では整な surface pattern を認める．

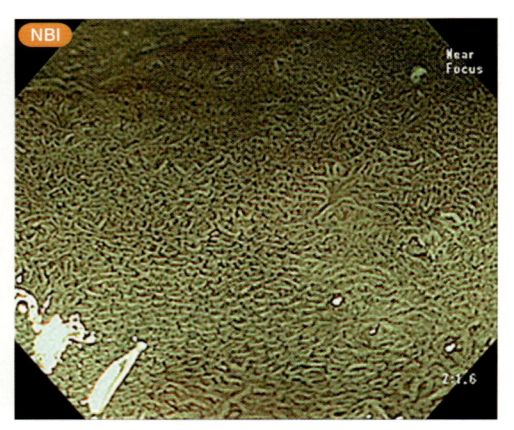

NBI Near Focus ＋電子ズーム（×1.6 倍）で整な surface pattern が明瞭となる．

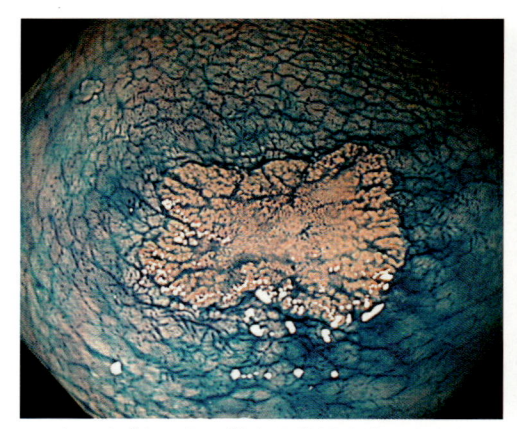

インジゴカルミン散布通常観察像でなだらかな盆状の陥凹が明らかになる．

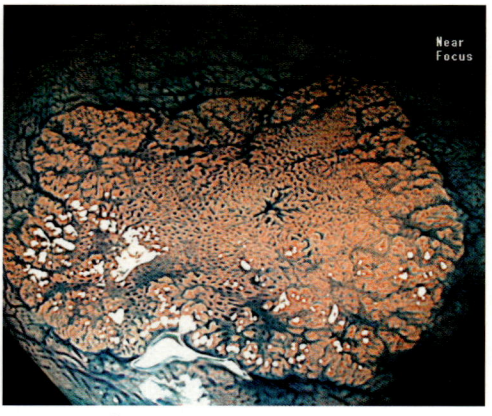

インジゴカルミン散布後 Near Focus で小型の整な pit を認める．

スコープ：CF-HQ290L/I（オリンパス），光源装置：EVIS LUCERA ELITE（オリンパス）
NBI設定：構造強調 A8，色彩モード 3

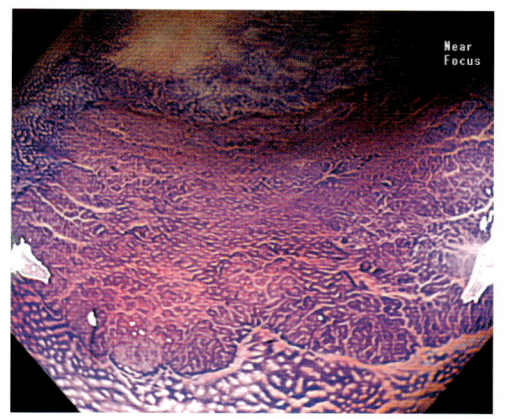

クリスタルバイオレット染色像．Near Focusで III_L 型 pit pattern を認める．

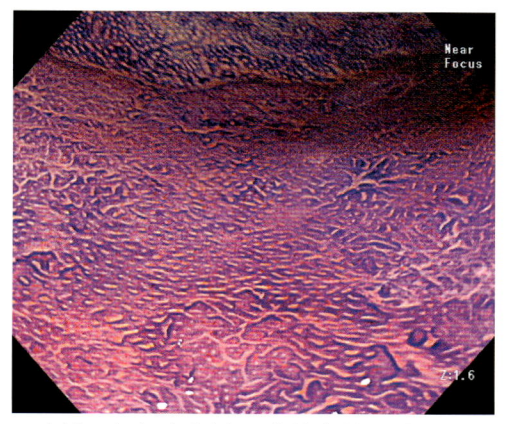

クリスタルバイオレット染色 Near Focus ＋電子ズーム（×1.6倍）でさらに pit pattern が明瞭となる．

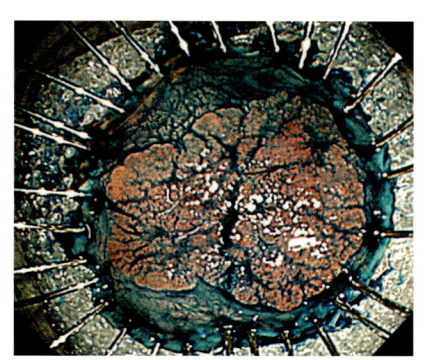

内視鏡摘除標本

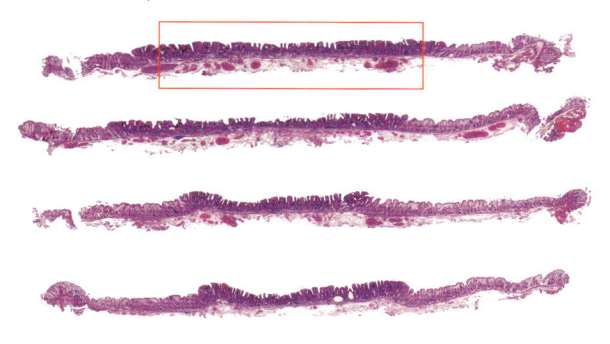

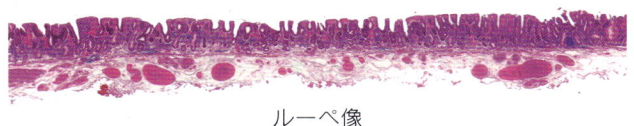

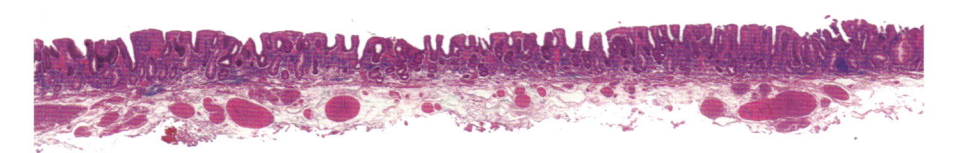

ルーペ像

弱拡大像．□の拡大．低異型度の管状腺腫と診断した．

コメント

　NBI拡大観察所見の評価には，surface pattern と vascular pattern の両方が重要である．
　本症例は Near Focus による NBI 拡大観察で整な surface pattern を認めており，広島分類 Type B と診断できる．この症例の vascular pattern の評価は難しく，surface pattern の評価が NBI 拡大診断に有用な症例である．クリスタルバイオレット染色でも III_L 型 pit pattern であり，通常観察，拡大観察いずれにおいても SM 浸潤を示唆する所見は認めず内視鏡治療（ESD）を施行した．病理組織診断は管状腺腫であった．
　▶内視鏡観察のコツ　vascular pattern のみでなく surface pattern をきちんと評価することが重要である．

（林　奈那，田中信治）

Case 69　LST-NG 偽陥凹型

70 歳代，女性　検査目的 健診希望　部位 横行結腸　肉眼型 0-Ⅱa，LST-NG（PD）

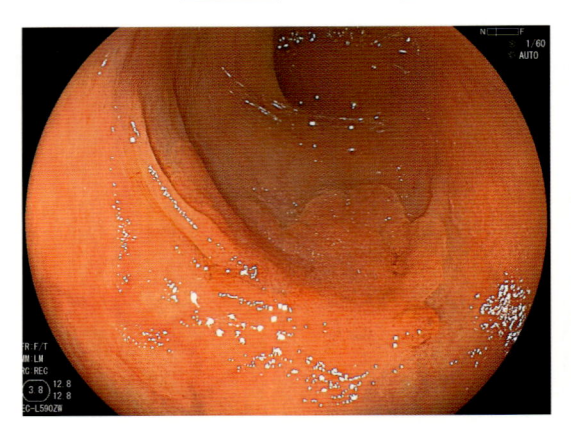

非拡大白色光写真．約 3 cm 大のアメーバ状に拡がる，丈の低い病変を認める．白色光による観察のみでは，病変の境界を正確に判断することが困難である．病変全体はわずかに隆起し，肛門側に発赤調の小隆起を認める．生検の既往はないが，同部に向かってひだのひきつれを認める．空気量により，病変の形態が変化し，内視鏡的硬さは感じられない．

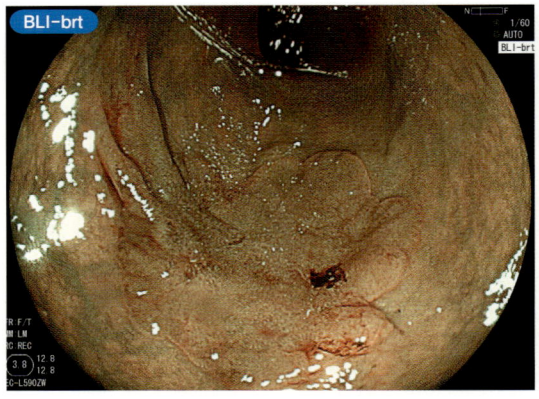

BLI-bright 非拡大写真．周辺の正常粘膜と比べ，微小な血管がより密に分布しているのが遠景でもはっきりとわかり，病変境界部の同定が可能である．

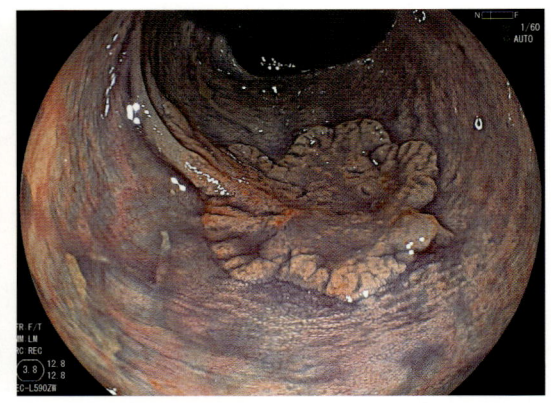

インジゴカルミン散布写真．インジゴカルミン散布により，わずかな陥凹が明瞭化している．形態としては laterally spreading tumor, non-granular type, pseudo-depressed type〔LST-NG（PD）〕と判断される．

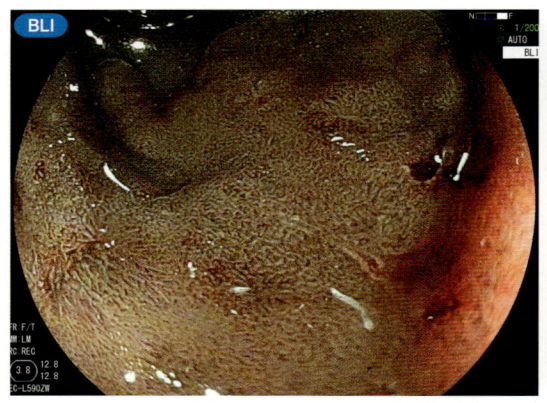

BLI 弱拡大写真．surface pattern と vascular pattern が明瞭に同定され，遠景像でも明るい．

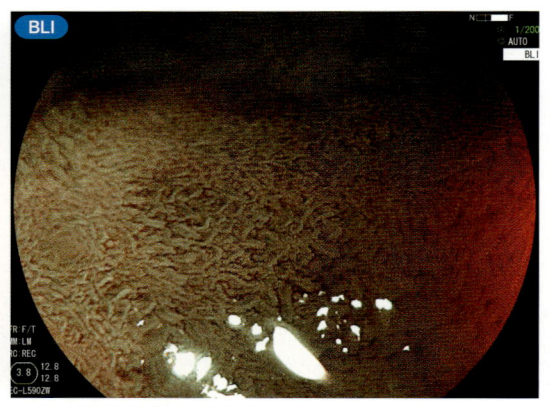

BLI 拡大写真．不整な surface pattern と vascular pattern を認めるが，血管の不均一の程度は軽い．広島分類 C1 相当と判断できる．

スコープ：EC-L590ZW（富士フイルム），光源装置：LASEREO（富士フイルム）
BLI 設定：構造強調 B6, 色彩強調 C1

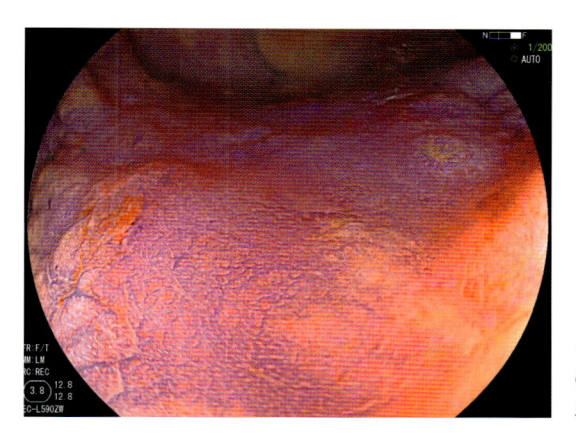

クリスタルバイオレット（CV）染色．管状〜円形の pit が不規則に配列し，軽度不整の V_I 型 pit が主体である．

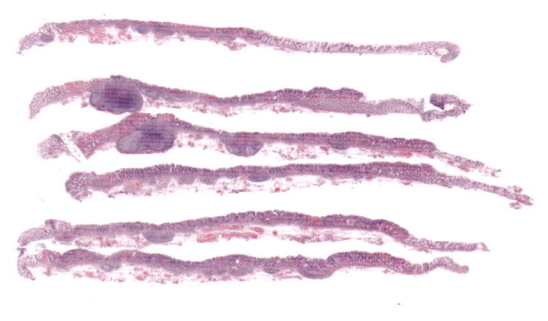

ルーペ像．病変はわずかに隆起するが，中心部でなだらかな陥凹が認められる．病変辺縁では，腫瘍腺管は表層に分布する，いわゆる二層性進展がみられる．また，リンパ濾胞が発達していることも目立つ．

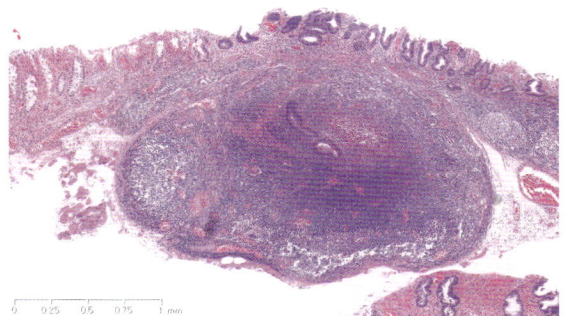

病理．発赤隆起部にはリンパ濾胞を認め，同部に高分化型癌の浸潤像を認める．同様の癌浸潤が 4 カ所にみられるが，粘膜筋板からの SM 浸潤距離は最大 680 μm である．脈管浸潤・簇出は，認められなかった．
病理組織診断：Well differentiated adenocarcinoma, pSM（680 μm），ly0, v0, budding1, pVM0, pHM0

コメント

　最大径 3 cm を超える陥凹型 LST-NG の典型例を提示した．白色光観察では病変境界が不明瞭であったが，BLI-bright 観察では demarcation line が明瞭に追えた．BLI で拡大観察された surface pattern と vascular pattern の所見より，SM 軽度浸潤までの癌と診断された．
　▶内視鏡観察のコツ　BLI には，存在診断に適する BLI-bright モードと，詳細な拡大観察に適した BLI モードがあり，この使い分けが重要である．まず，非拡大の BLI-bright モードにより病変全体の観察を行い，病変の範囲診断も行っておく．さらに BLI-bright モードで色調の変化・表面模様から，組織学的異型が高い領域を同定する．同領域に絞って，BLI モードで surface pattern/vascular pattern の拡大観察を行う．

（根本大樹，遠藤俊吾，冨樫一智）

Case 70　LST-NG 偽陥凹型

NBI/BLI 観察例

70 歳代，女性　検査目的 心窩部痛と体重減少精査　部位 S 状結腸　肉眼型 0-Ⅰs+Ⅱa, LST-NG（PD）

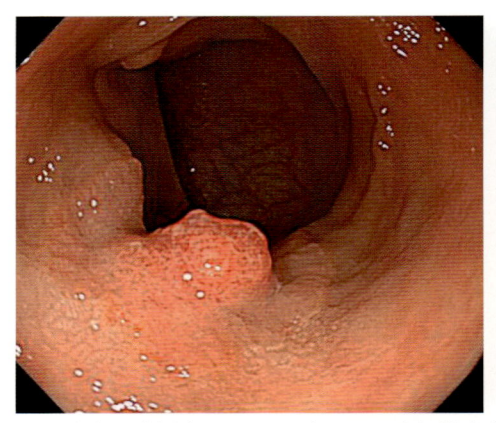

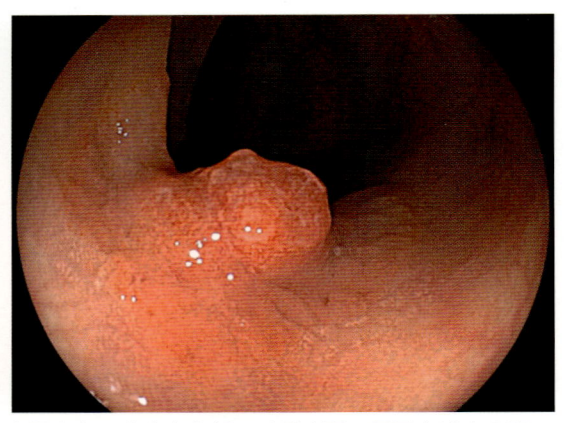

白色光通常観察で 35 mm 大の平坦隆起性病変を認めた．病変中央部には発赤調の周囲より丈の高い結節を伴っていた．また病変の辺縁には白斑を伴っていた．

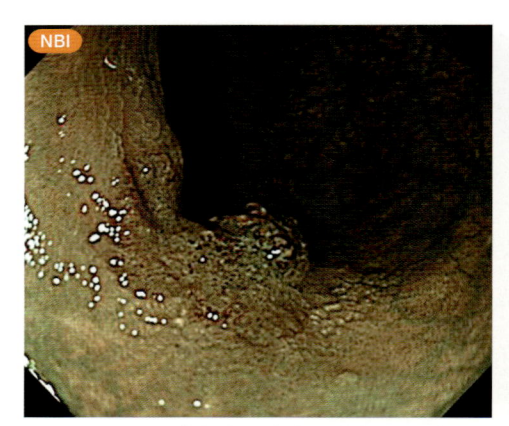

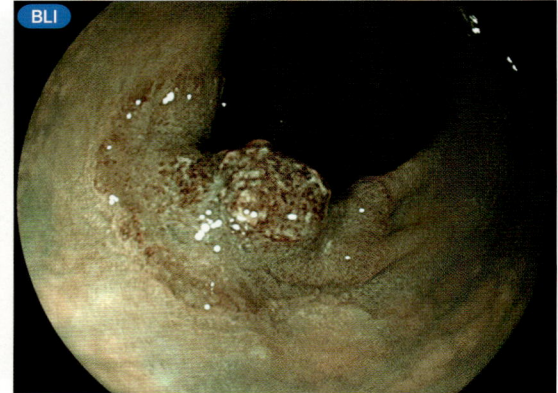

NBI・BLI 通常観察で病変は茶褐色領域として観察された．

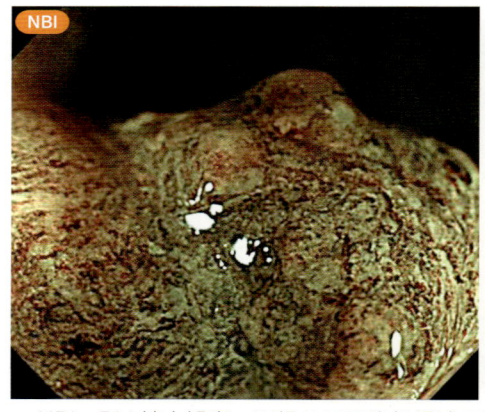

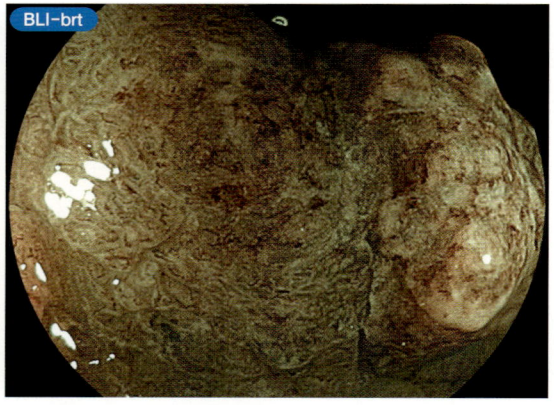

NBI・BLI 拡大観察．辺縁の平坦隆起領域ではネットワーク構造は保たれているが，途絶や分枝を認める微小血管を認めた．発赤調隆起部分に近づくにつれ，口径不同や蛇行，途絶が目立つようになる．

内視鏡写真（左側）
　　スコープ：CF-FH260AZI（オリンパス），光源装置：EVIS LUCERA SPECTRUM（オリンパス）
　　NBI 設定：構造強調 A8, 色彩モード 3
内視鏡写真（右側）
　　スコープ：EC-L590ZW（富士フイルム），光源装置：LASEREO（富士フイルム）
　　BLI 設定：BLI：構造強調 A3, 色彩強調 C2, BLI-bright：構造強調 A4, 色彩強調 C2

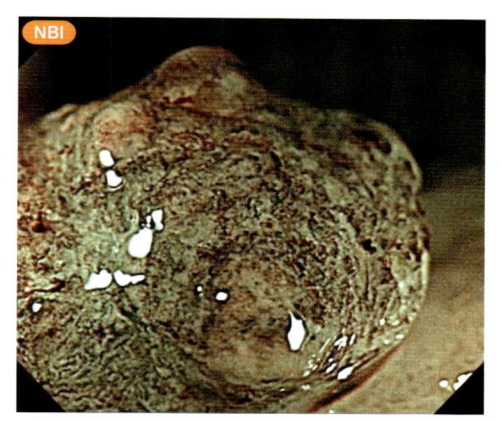

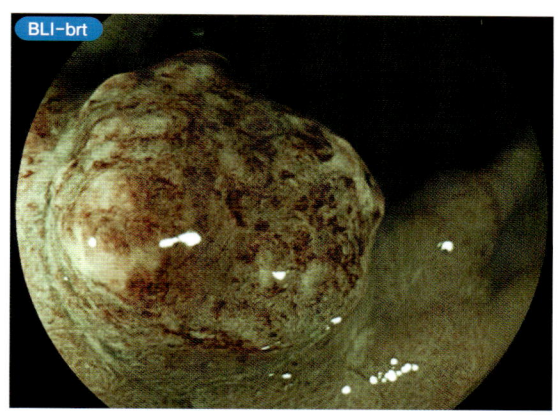

発赤調結節部の拡大観察では，ネットワーク構造は荒廃し，血管密度も疎な領域を認めた．

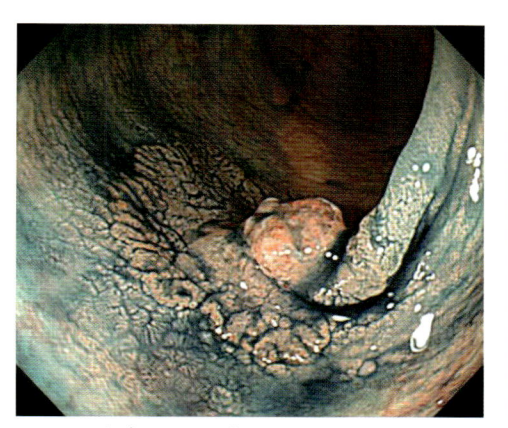

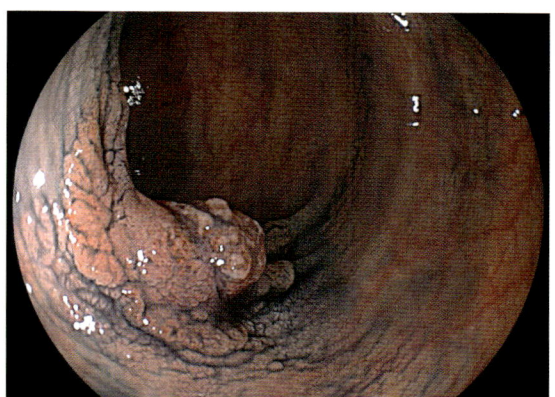

インジゴカルミン散布像では病変境界は明瞭に観察され，病変の境界には偽足様所見が観察された．発赤調の結節の周囲にはなだらかに隆起した領域も観察された．

大腸

219

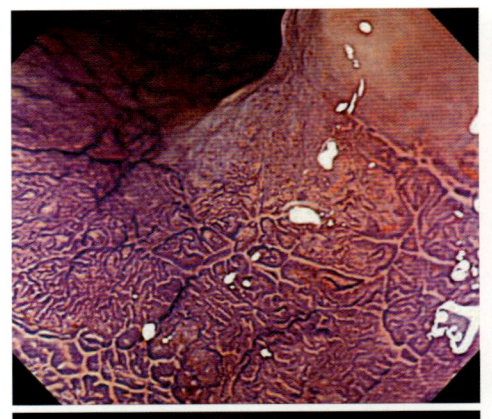

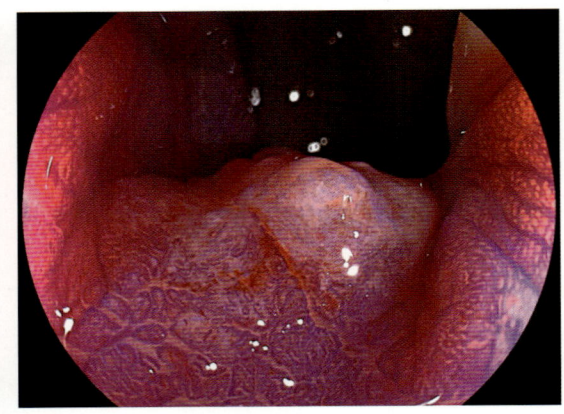

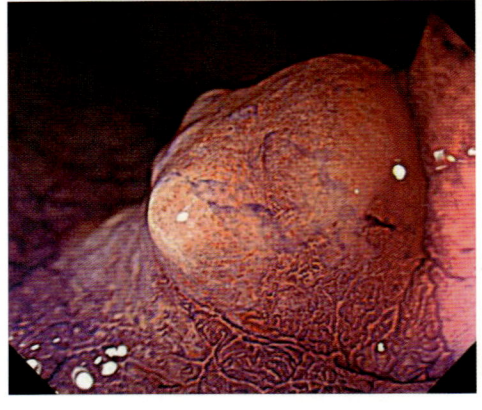

クリスタルバイオレット染色による拡大観察像．辺縁の平坦隆起領域では，V_I軽度不整 pit pattern．発赤調結節周囲のなだらかな隆起領域では，V_I高度不整 pit pattern と診断した．発赤調結節部では V_N pit pattern と診断し最終的に V_N（Invasive pattern）と診断．

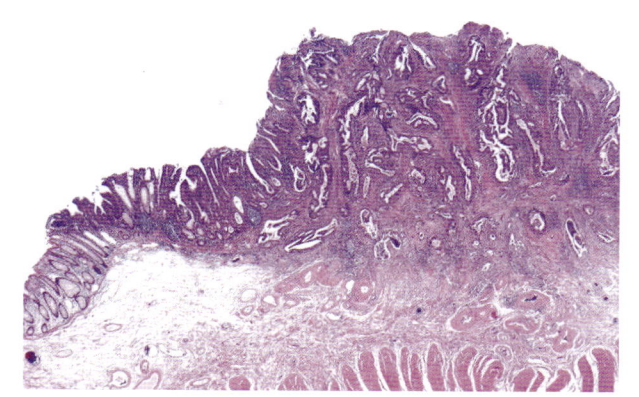

V_I軽度不整 pit pattern を認めた辺縁隆起部分では，低異型度高分化腺癌を認めた．V_N pit pattern を認めた発赤調結節部では，中分化腺癌が SM 浸潤していた．

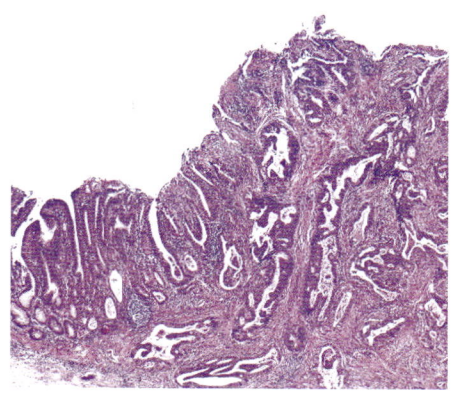

V_I 高度不整 pit pattern を認めた結節周囲のなだらかな隆起部分では，低異型度高分化腺癌が下から中分化腺癌によって押し上げられている所見を認めた．

コメント

　本症例は，NBI と BLI 両システムを用いて同日に同病変を観察することができた症例である．撮影条件を変更することにより，画像の見え方の印象もかなり異なるため，一概に両者の比較を行うことは困難であると筆者らは考えるが，今回両システムの画像を並べて提示した．

　通常観察において内視鏡的な硬さを伴った発赤隆起領域を確認でき，この段階で SM 高度浸潤が疑われた．次に NBI・BLI 拡大観察では，どちらも発赤調結節部の拡大観察では，ネットワーク構造は荒廃し，血管密度も疎な領域を認めた．pit pattern も同様に発赤結節部に V_N（Invasive pattern）を認め，通常観察所見と拡大観察所見から総合的に SM 高度浸潤と診断し，S 状結腸切除術が行われた．病理組織診断は中分化から高分化腺癌であり，深達度は SM（3,000 μm），脈管侵襲やリンパ節転移は認めなかった．

▶内視鏡観察のコツ　通常観察から発赤や陥凹局面などの注目領域を同定し，NBI・BLI やクリスタルバイオレット拡大観察を行っていくことが重要である．また当院 NBI の設定は前記のとおりだが，BLI の設定は構造強調や色彩強調を細かく設定することが可能である．BLI の設定により微小血管が鮮明に見えたり，ぼやけて見える印象があるため，検者の好みに合わせて観察しやすい設定をあらかじめ決めておくことが重要である．

〔春山　晋，斎藤　豊，九嶋亮治〕

Case 71　LST-NG 偽陥凹型

60歳代，男性　検査目的 便潜血陽性　部位 S状結腸　肉眼型 0-Ⅱa+Ⅱc（LST-NG，PD）

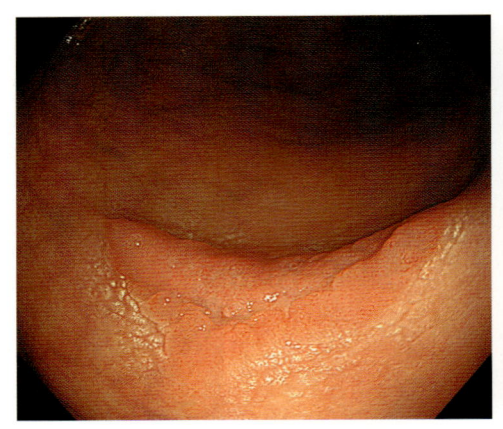

白色光通常観察．径 25 mm 大の陥凹を伴う発赤調扁平隆起性病変を認める．

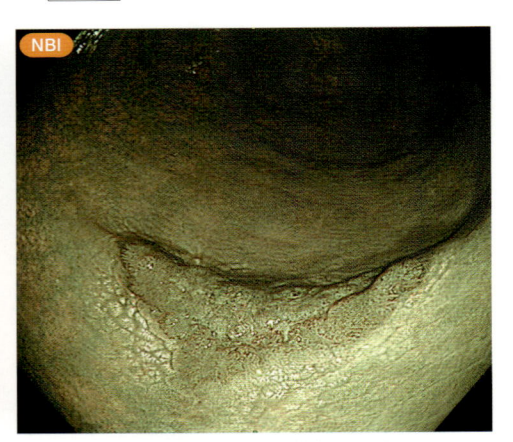

NBI 通常観察．病変は茶色調となる．

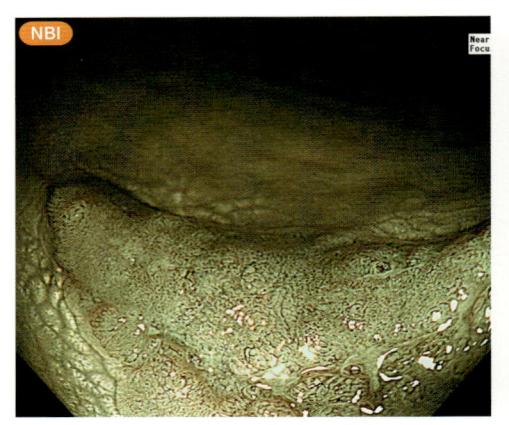

NBI Near Focus では軽度不整な surface pattern を認める．

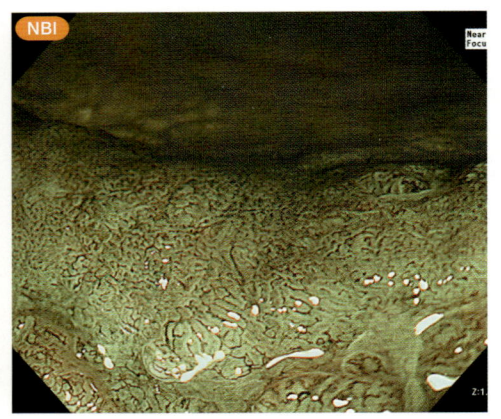

NBI Near Focus ＋電子ズーム（×1.6倍）．surface pattern が明瞭となる．

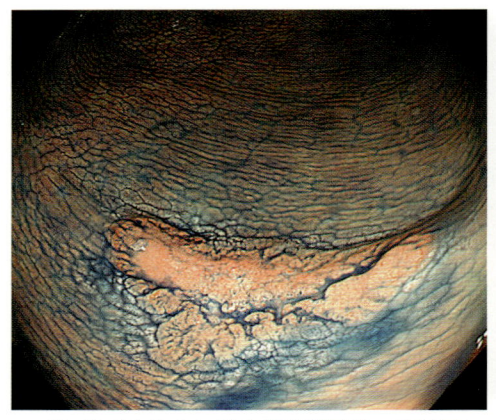

インジゴカルミン散布通常観察像．陥凹面が明瞭になる．

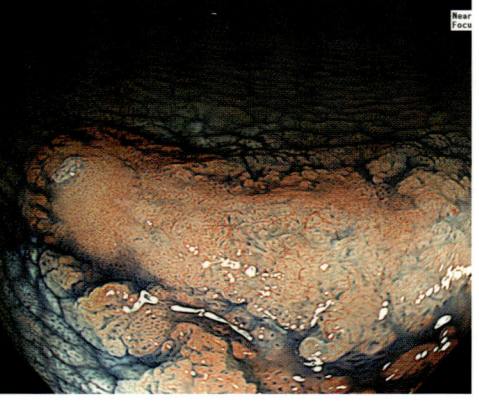

Near Focus ＋電子ズーム（×1.6倍）．中心は大小不同のやや不整な pit を認める．

スコープ：CF-HQ290L/I（オリンパス），光源装置：EVIS LUCERA ELITE（オリンパス）
NBI 設定：構造強調 A8，色彩モード 3

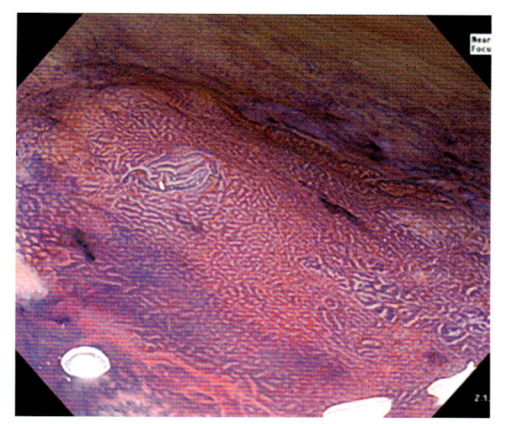

クリスタルバイオレット染色 Near Focus 電子ズーム（×1.6 倍）．辺縁は III_L 型 pit を認める．

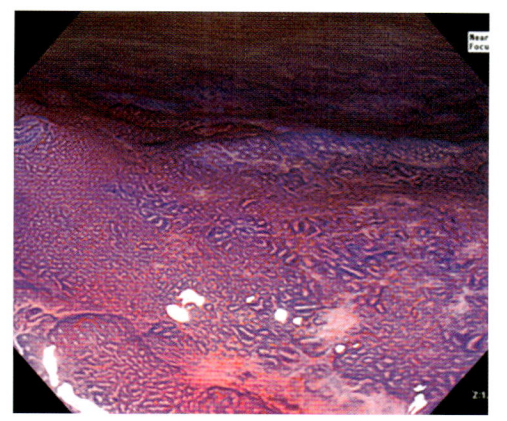

クリスタルバイオレット染色 Near Focus 電子ズーム（×1.6 倍）．中心部は V_I 型軽度不整 pit を認める．

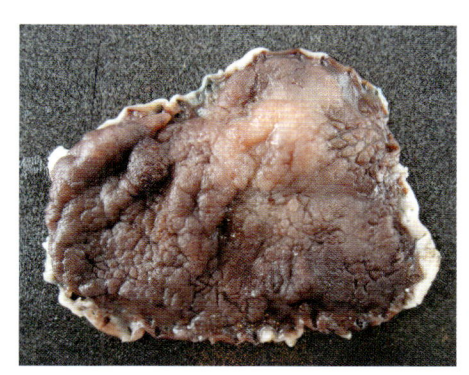

内視鏡摘除半固定標本

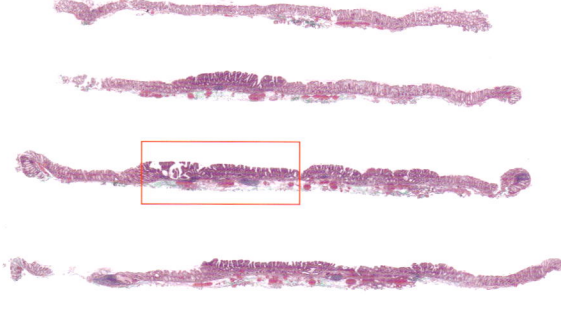

ルーペ像

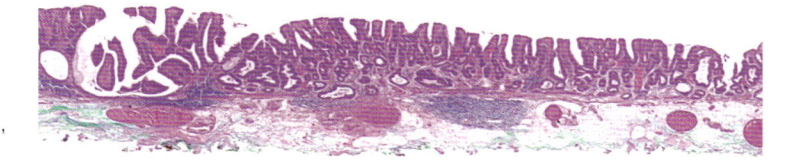

弱拡大像．高分化型癌 tub1，SM 120 μm と診断した．

コメント

　腫瘍に粘液付着があり，水洗で完全に除去できず色素観察の際に染色不良となる症例を少なからず経験するが，NBI 観察は多少の粘液があっても観察が可能である．本症例もクリスタルバイオレット染色では一部染色不良部位を認めるが，同部位も NBI では明瞭に観察可能であった．拡大観察では SM 浸潤を示唆する所見は認めなかったが，このような盆状の陥凹を有する LST-NG pseudo-depressed type（PD）は pit pattern にかかわらず，多中心性に SM 浸潤する頻度が高いため，正確な病理診断を行うために一括切除が必要である．本症例は ESD を施行した．病理結果は tub1 で，SM 120 μm の浸潤であった．

▶内視鏡観察のコツ　うすい粘液であってもクリスタルバイオレット染色は支障があるが，NBI 観察ではうすい粘液の付着ならば診断可能である．
　　　　　　　　　　　　　　　　　　　　　　　　　　　　　　（林　奈那，田中信治）

大腸

Case 72 LST-NG 偽陥凹型

60歳代，男性　検査目的 腫瘍精査　部位 横行結腸　肉眼型 0-Ⅱa，LST-NG（PD）

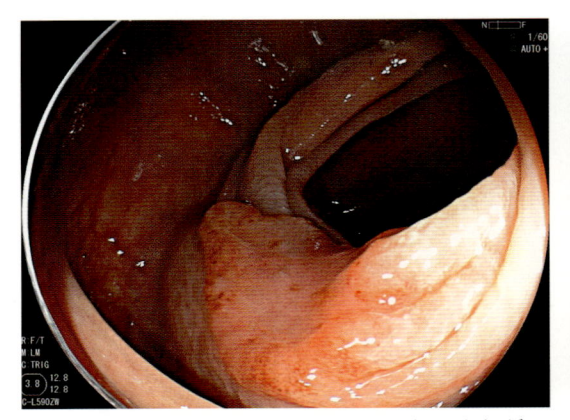

白色光通常観察．長径 20 mm のひだにまたがり辺縁に発赤調の丈の低い隆起を伴い中心に陥凹を有する平坦な病変を認める．

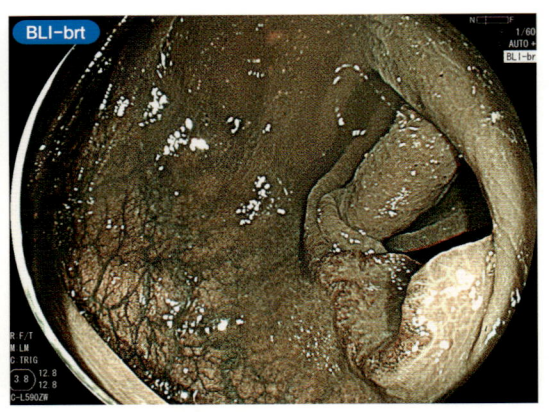

BLI-bright 観察による遠景観察．腫瘍辺縁の隆起部位が濃い茶色調となり視認性は良好である．

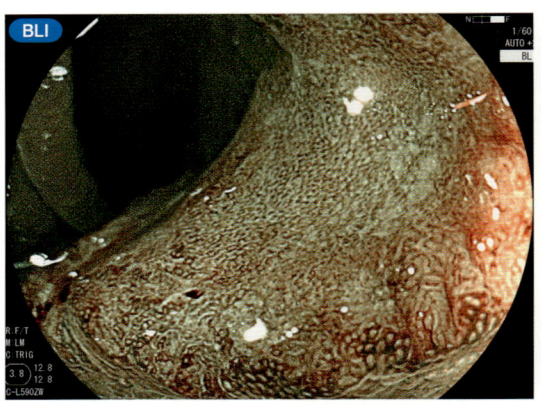

BLI 弱拡大像．中央の陥凹部は surface pattern および vascular pattern とも保たれており明らかな無構造部分は認めない．

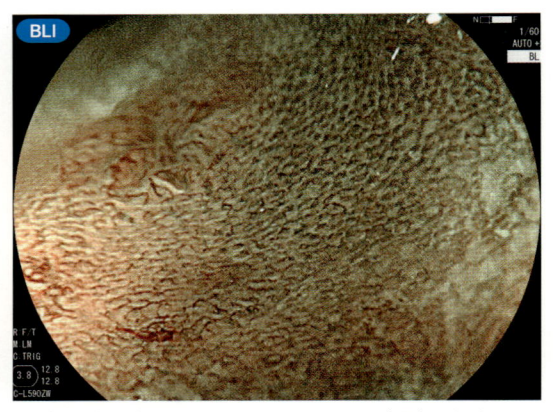

中心陥凹部は surface pattern は小型でやや不整を呈し，vascular pattern は一部不明瞭だが拡張や蛇行を示さないパターンである．

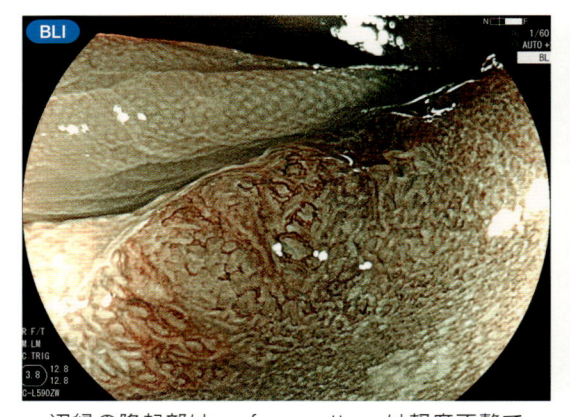

辺縁の隆起部は surface pattern は軽度不整であり vascular pattern は拡張・蛇行を有する．一部非腫瘍所見と混在している．

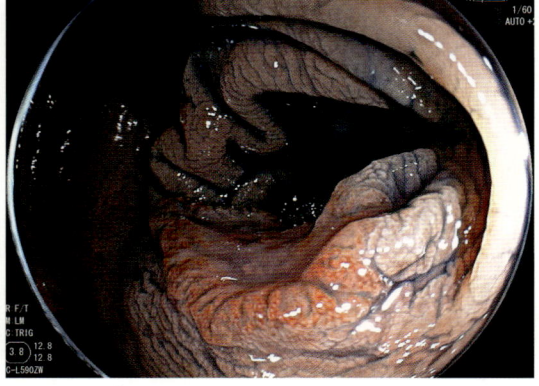

インジゴカルミン散布通常内視鏡像．腫瘍の辺縁および中央の陥凹が明瞭に描出されている．

スコープ：ECL-590ZW（富士フイルム），光源装置：LASEREO（富士フイルム）
BLI 設定：BLI-bright：構造強調 A6，色彩強調 C2，BLI：構造強調 A6，色彩強調 C2

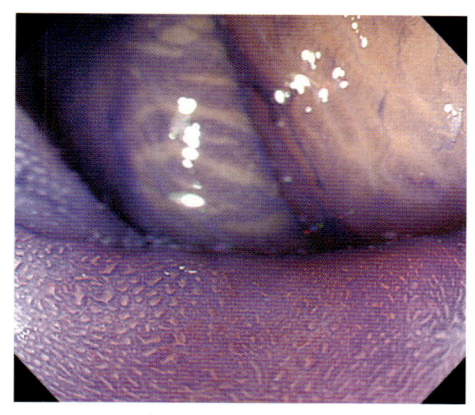

pit pattern 拡大観察像（オリンパス PCF-Q260AZI）．中央陥凹部は全体に腺口不整を呈する pit が存在し V_I 軽度不整と診断．

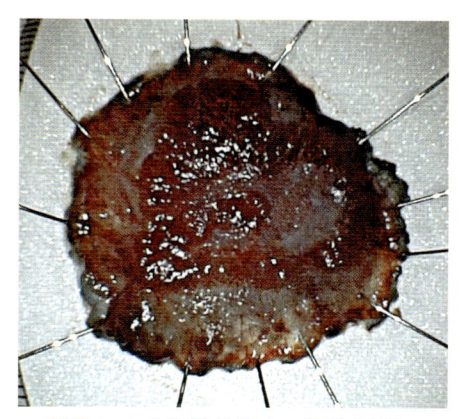

ESD による切除後標本．切除径 30×28 mm．

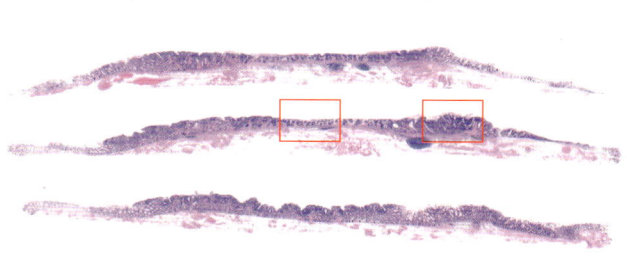

ルーペ像．明らかな粘膜下層への浸潤はなく粘膜病変である．中央部は丈の低い腺管で構成される．

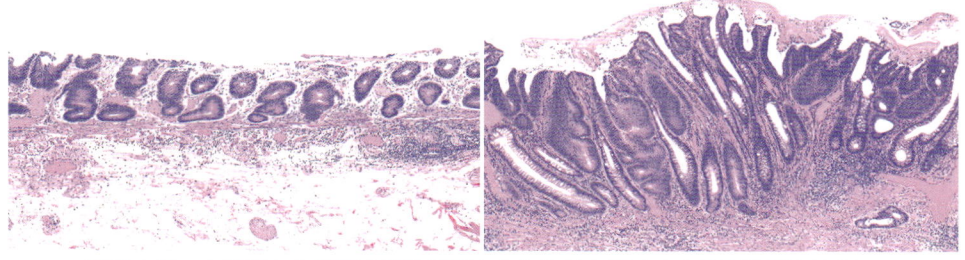

弱拡大像．中等度から高度の構造異型を含む腺管を認め高度異型腺腫と診断．

コメント

　BLI 観察においては，遠景観察では明るい視野である BLI-bright モードが望まれ病変の明瞭な指摘が可能である．近接および拡大観察では BLI モードを用いる．LST-NG（PD）では中央部の評価は弱拡大にて構造が残存していることが確認できることもあるため，まずは弱拡大観察が有用である．強拡大観察では小型のやや不整を伴う surface pattern が確認でき広島分類 Type C1 と診断しうる．pit pattern 観察では中央部は V_I 軽度不整である．LST-NG（PD）は多中心性の SM 浸潤をきたすこともまれならず経験されるため ESD による一括切除を行った．呼吸性変動および中等度の線維化を認め施行時間は 118 分であった．病理組織診断は高度異型腺腫，断端陰性であった．

　▶内視鏡観察のコツ　LST-NG（PD）は弱拡大 BLI 観察による vascular pattern および surface pattern の観察にて粘膜の残存の確認が重要である．

（吉田直久，八木信明，内藤裕二）

Case 73 潰瘍性大腸炎

30歳代，女性　検査目的 粘血便精査　部位 S状結腸，直腸

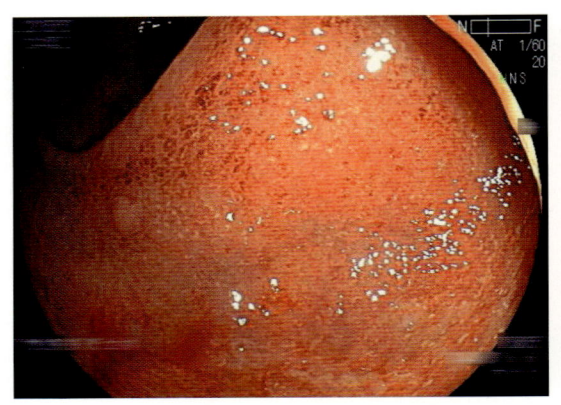

直腸：白色光通常観察．腸管粘膜の血管透見は低下し，褐色調の色調変化をところどころに認める．

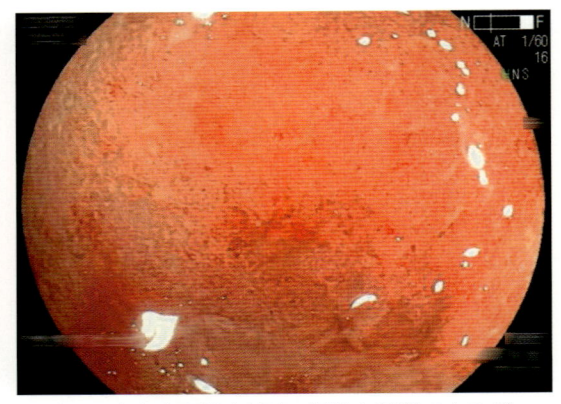

直腸：白色光弱拡大観察．粗糙な粘膜であるが，粘液が多く，表面の詳細な観察は困難である．

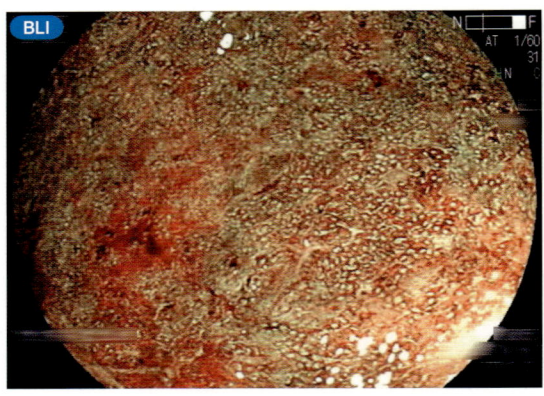

直腸：BLI 弱拡大観察．白色光通常観察よりも，粘膜の pit は明瞭化され，pit の有無により粘膜の欠損を疑う．

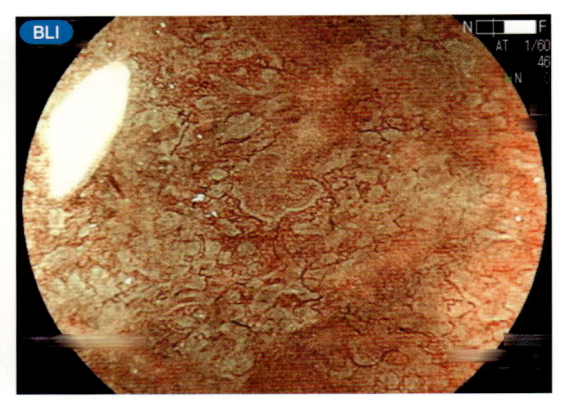

直腸：BLI 強拡大観察．粘膜固有層の微小血管を明瞭に認識できる．粘膜欠損部は血管模様の消失所見として読み取れる．

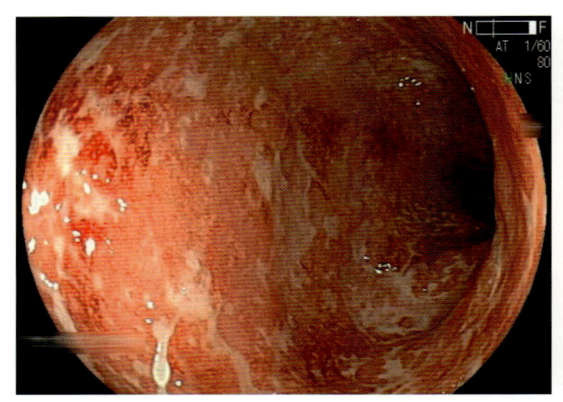

S状結腸：白色光通常観察．腸管粘膜の血管透見は低下し，不整形の潰瘍が散在している．

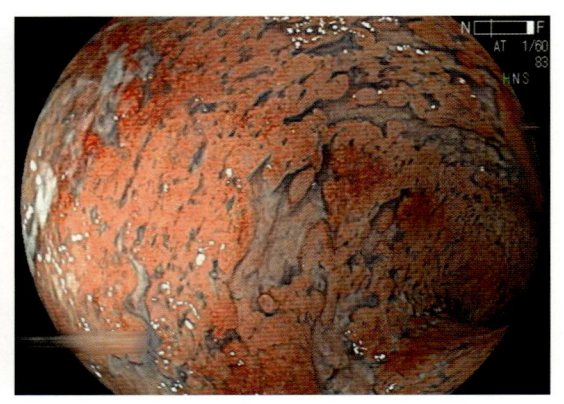

S状結腸：インジゴカルミン散布像（非拡大観察）．通常観察よりも潰瘍の形態が明瞭となる．小さな潰瘍も識別可能となる．

スコープ：EC-L590ZW（富士フイルム），光源装置：LASEREO（富士フイルム）
BLI 設定：構造強調 A6，色彩強調 C1

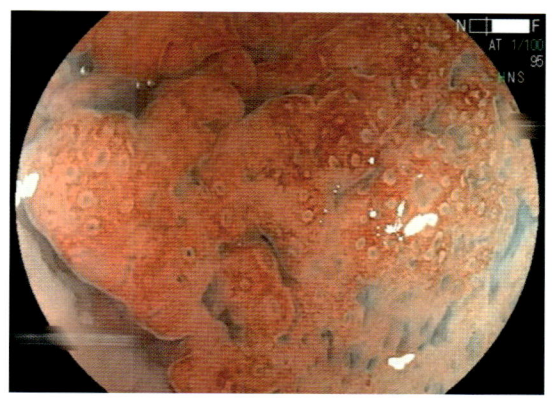

S状結腸：インジゴカルミン散布像（強拡大観察）．微小な粘膜欠損部の周囲粘膜は，腺管の開口部まで認識できる．

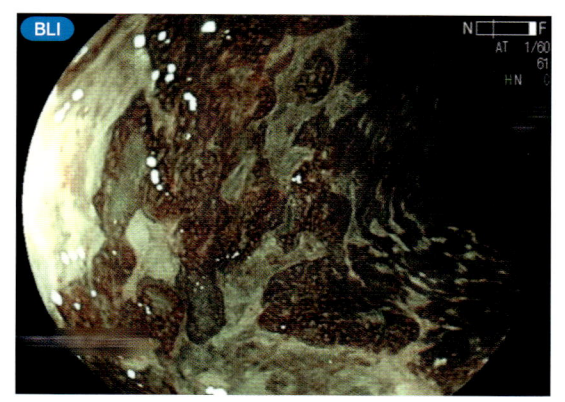

S状結腸：BLI 通常観察．潰瘍底は白緑色であり，粘膜は褐色調を呈している．

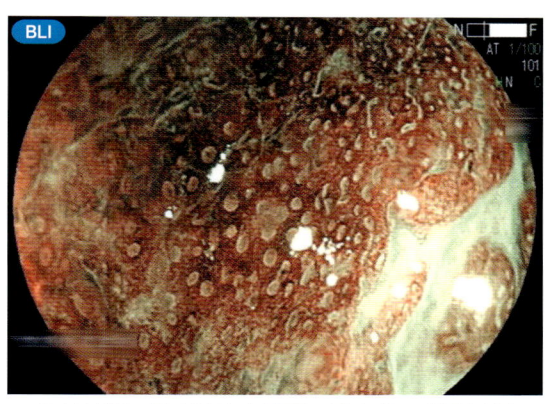

S状結腸：BLI 強拡大観察．発赤部の粘膜は褐色調であるが，血管構造は認識できない．

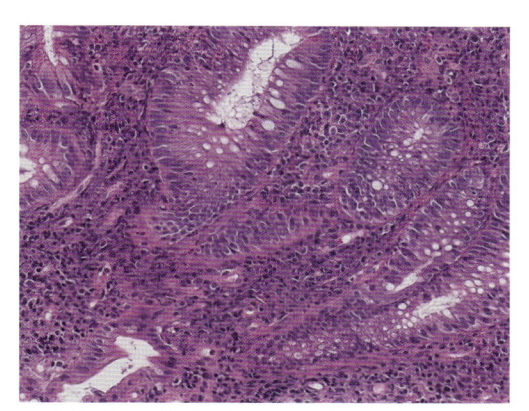

S状結腸：潰瘍辺縁からの生検．間質に好中球浸潤を伴う形質細胞主体の炎症細胞浸潤と高度の陰窩炎を認める．

コメント

　左側結腸炎型の潰瘍性大腸炎の症例である．インジゴカルミン散布像と拡大観察によって小潰瘍や微小な上皮の欠損が明瞭となった．白色光観察では分泌された粘液により表面構造が認識しづらいが，BLI 観察では pit 構造，微小血管模様を明瞭に認識することができた．
▶内視鏡観察のコツ　BLI は血管強調での観察である．拡大内視鏡を併用することにより，非常に微細な血管も認識可能である．粘膜浅層血管の認識によって，微小なびらんや潰瘍の評価を行うことができ，潰瘍性大腸炎の診断に有用な所見を拾うことができる．

（富永素矢，藤谷幹浩，高後　裕）

Case 74 炎症性腸疾患関連腫瘍（癌/dysplasia）

30歳代，男性　検査目的 潰瘍性大腸炎の surveillance　部位 直腸 Rb-a　肉眼型 0-IIc

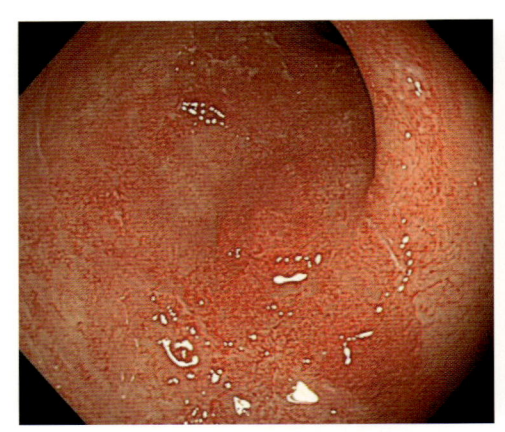

白色光観察．潰瘍性大腸炎の活動期（Matts Grade 3）．腫瘍の認識は容易ではない．

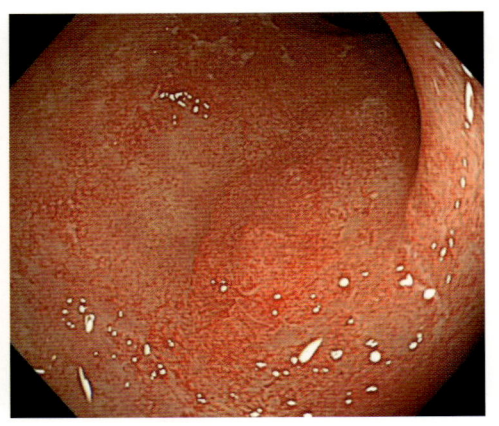

近接像．発赤域に，わずかな粘膜不整所見を認めた．

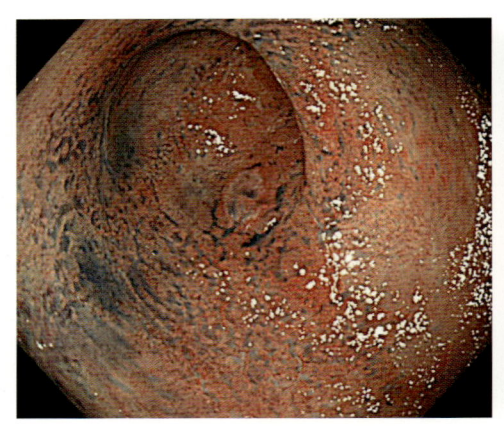

インジゴカルミン散布像．遠景で，発赤域内に類円形の薄い粘液を伴う病変として認められた．

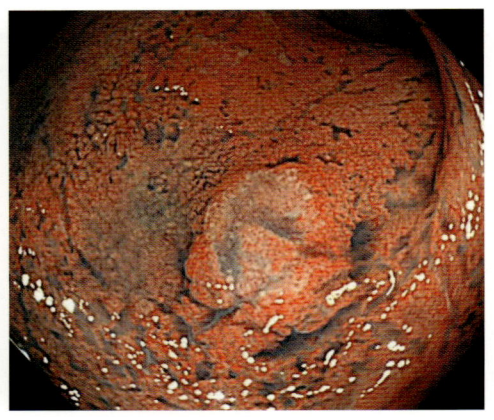

近接にて，6mm 大，ごく軽度の反応性隆起を有し，境界明瞭で薄い白色調の粘液を伴う陥凹性病変として認識された．

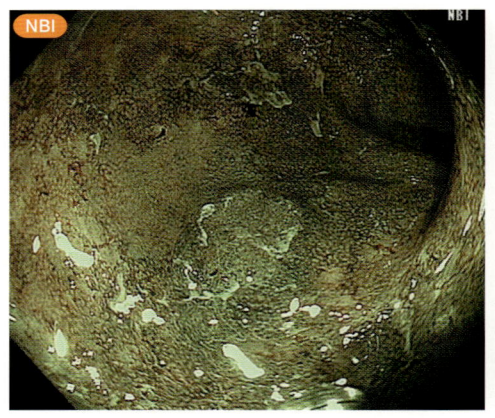

NBI 観察．繰り返しの送水にて，表面の粘液は一部除去されたが，病変の認識は困難であった．

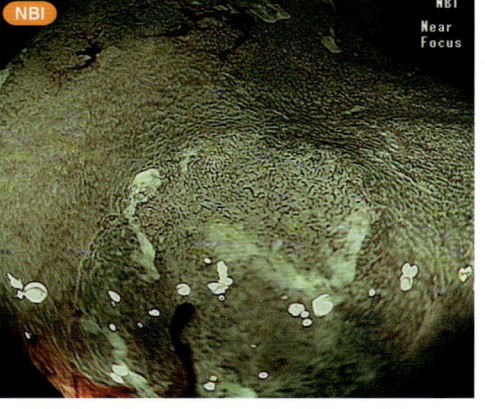

NBI Near Focus では，陥凹面に一致して，不整血管を認めた．

スコープ：CF-HQ290L/I（オリンパス），**光源装置**：EVIS LUCERA ELITE（オリンパス）
NBI 設定：構造強調 A5（通常観察時），A8（拡大観察時），色彩モード 3

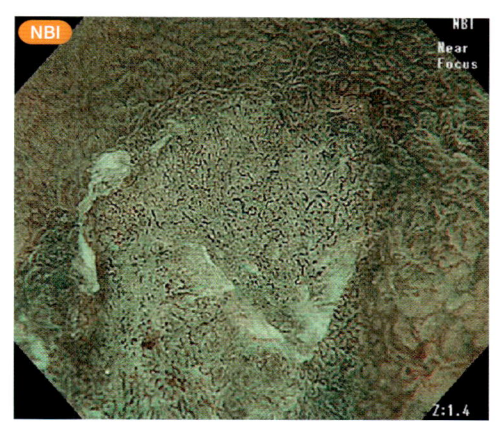

NBI Near Focus に電子ズーム（×1.4）を重ねたことで，大小の不整な血管が明瞭となった．血管密度の低下は認めない．

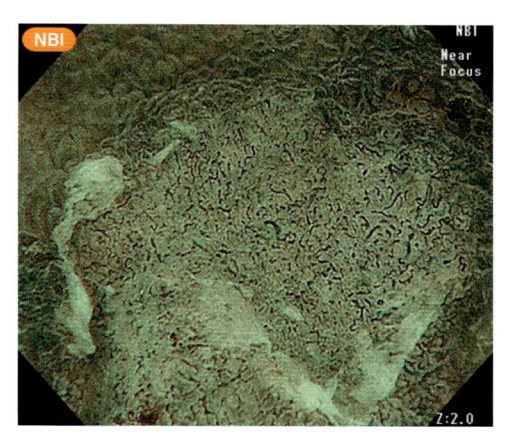

電子ズームを2.0倍にすることで，不整血管がより明瞭となった．

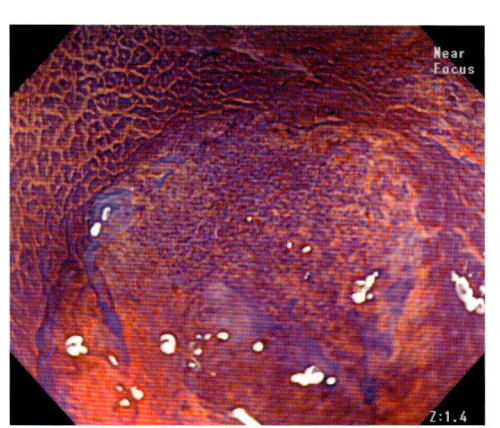

クリスタルバイオレット染色後，Near Focus に電子ズーム（×1.4）を重ねた．

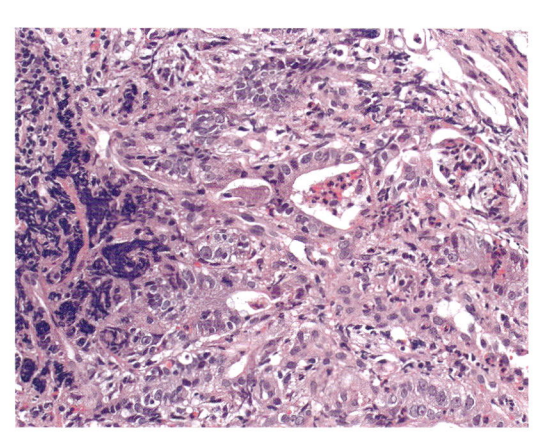

生検標本の病理組織所見．細胞異型・構造異型を伴った異型腺管を認めた．また，p53 染色は陽性であった．

コメント

　罹患歴 10 年の潰瘍性大腸炎の surveillance にて認められた小型の陥凹性病変である．通常および拡大内視鏡所見，病理組織学的所見，p53 染色陽性などから，潰瘍性大腸炎関連早期癌と総合的に診断し，患者には大腸全摘手術を勧めている．

▶**内視鏡観察のコツ**　本病変のような潰瘍性大腸炎における陥凹型や扁平型病変の発見は容易ではないが，とくに罹患歴の長い症例においては，dysplasia/癌の合併を念頭においたうえでの，慎重な観察が重要な点である．しっかりとした前処置は必須であり，送水による十分な洗浄を行う．軽度な粘膜不整を認めた際には，積極的な NBI 拡大，インジゴカルミン散布による色素内視鏡が，同病変の早期発見・診断に有用である．Dual Focus 機能は，40 倍までの拡大所見が容易に得られるが，詳細な観察には，少なくとも 1.5 倍前後の電子ズームを加える必要がある．

（浦岡俊夫，岩男　泰）

コラム

LUCERA ELITE System の Near Focus・電子ズーム拡大観察の倍率

　EVIS LUCERA・CF-H260AZI と比較した EVIS LUCERA ELITE・CF-HQ290L/I の改善点の概要は，高画質になったこと，光量の増加と露光時間の増加の改善により従来の NBI から大幅に明るさが向上したこと，Dual Focus 機能が搭載されたこと，視野角が 140 度から欧米の EXERA Ⅲ と同じ 170 度に広がったことなどである．

　拡大観察に関しては，二つのフォーカスレンジを用いた Dual Focus 機能によりボタンワンタッチで瞬時に切り替えが可能である（図 1）．中遠景の観察に適した Normal Focus モードは，26 インチモニターで拡大率が約 20 倍，近接に適した Near Focus モードの拡大率は約 45 倍である．これに，電子ズームを付加することができるが，従来のシステムと比べて画質が改善しているのでノイズが出にくく，光学ズームで拡大したときとほぼ同じ拡大画像が得られる．ちなみに，電子拡大機能は，1.2 倍，1.6 倍，2 倍の 3 段階に切り替えが可能で，それぞれの具体的な拡大倍率は，約 54 倍，約 72 倍，約 90 倍となる．

　EVIS LUCERA・CF-H260AZI の光学ズーム拡大倍率は 80 倍弱である．フルズー

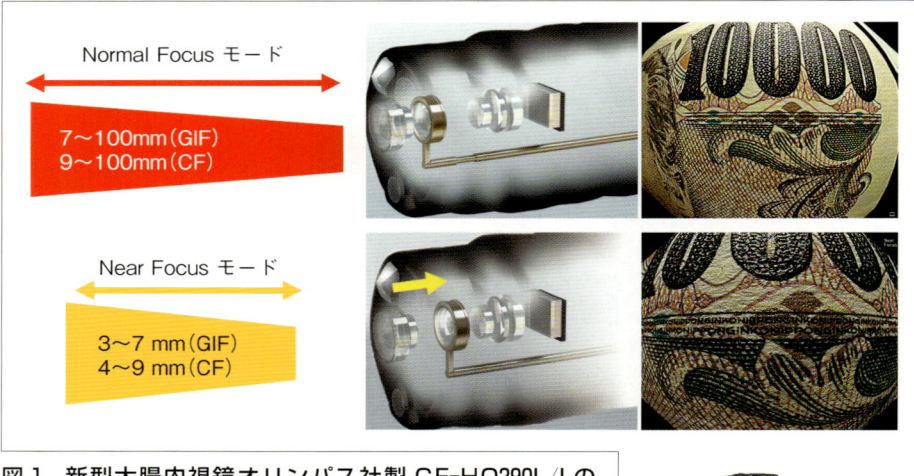

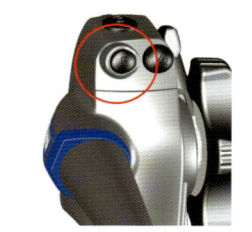

図 1　新型大腸内視鏡オリンパス社製 CF-HQ290L/I の Dual Focus 機能

　二つのフォーカスレンジを用いた Dual Focus 機能によりボタンワンタッチで一瞬で切り替えることが可能である．①中遠景の観察に適した Normal Focus モード（26 インチモニターで約 20 倍）と②近接に適した Near Focus モード（約 45 倍）の 2 段階に加えて，③電子ズームで×1.2（約 54 倍），×1.6（約 72 倍）or ×2.0（約 90 倍）の拡大画像が瞬時に得られる．Near Focus モード（約 45 倍）＋電子ズーム 1.6 倍で「約 72 倍」の拡大画像が得られるが，これは CF-Q260AZI の光学フルズーム拡大率とほぼ同じ倍率である．
　　　　　　　　　（資料提供：オリンパスメディカルシステムズ株式会社）

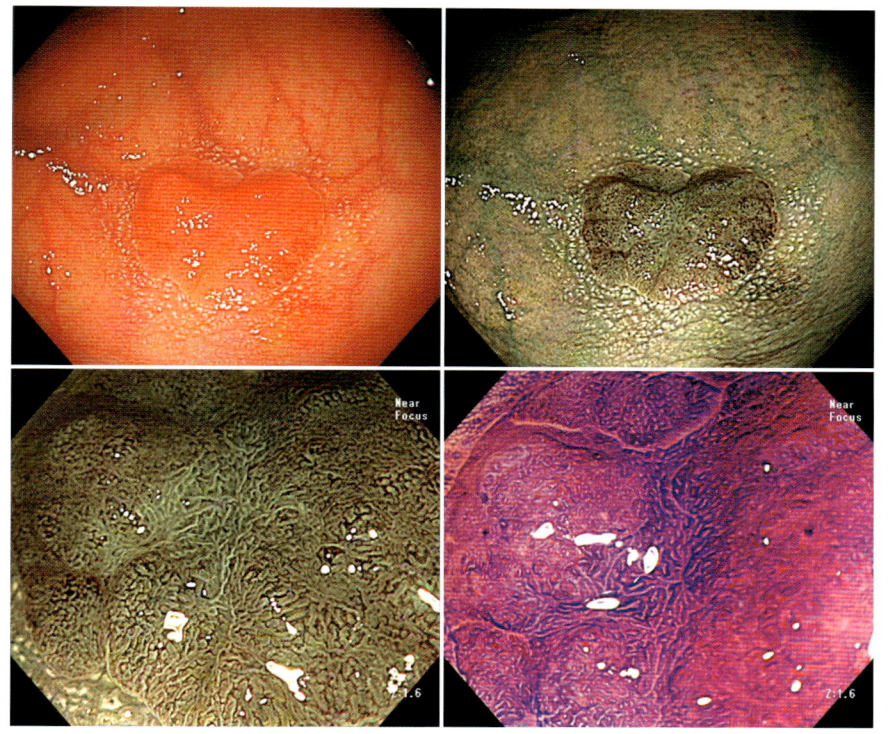

図2 オリンパス社製・新型大腸内視鏡 CF-HQ290L/I の Dual Focus 機能による内視鏡画像（径8 mm，0-Ⅱa 型病変）

a：通常観察 Normal Focus モード画像．
b：Normal Focus モード NBI 画像．
c：NBI 観察 Near Focus モード＋電子ズーム（×1.6）拡大画像（約72倍）．
d：クリスタルバイオレット染色観察 Near Focus モード＋電子ズーム（×1.6）拡大画像（約72倍）．
　NBI 拡大観察，クリスタルバイオレット染色拡大観察ともに十分な診断が可能である．

ムで観察することは少ないので，実際には約60～70倍くらいの倍率でこれまでの拡大観察を行っている．EVIS LUCERA ELITE・CF-HQ290L/I では，Dual Focus 機能＋電子ズーム1.6倍で，約72倍の拡大画像が得られ，ワンタッチのボタン操作のみで従来の EVIS LUCERA・CF-H260AZI の光学ズーム拡大画像とほぼ同等の画像が簡単に得られる（**図2**）．近い将来，EVIS LUCERA ELITE・CF-HQ290L/I の光学ズームスコープも登場するであろうし，その新展開が楽しみである．

〔田中信治，林　奈那〕

コラム

NBI 拡大観察における構造強調の重要性

　Narrow Band Imaging（NBI）による拡大観察は，大腸腫瘍の質的診断に有用であるが，vascular pattern と surface pattern 両者のバランスよい総合診断が重要である．濃い茶褐色の血管は，多少焦点が甘くても視認可能であるが，surface pattern は焦点の合った画像でないと評価不能である．焦点が甘いために surface pattern が評価できないようであれば，誤診の原因になりうる．焦点の合った拡大観察が重要であることは色素を用いた pit pattern 診断とまったく同じであるが，食道や胃の早期癌と比べて大腸病変は隆起や凹凸の多いものが多く拡大観察で全体の焦点を同時に合わせることは難しい．したがって，高低差のある病変はその高さに応じて焦点距離が違うので，分割撮影が必要になることも多い．

　さらに，焦点の問題のみならず，surface pattern の評価のためには構造強調を A8 に設定することが必須である（色彩強調は通常大腸では 3 に設定することが推奨されている）．この条件で，初めてしっかり焦点の合った拡大観察で surface pattern が診断できる．

　図は，構造強調 A3，A5，A8 それぞれの条件における同一病変の同一部位の NBI 拡大観察像であるが，システムの構造強調条件の各設定で surface pattern の視認性は明らかに異なっている．ただ，構造強調を強く設定しすぎると surface pattern は明瞭になるが，vascular pattern に少し電気的ノイズが出るので，状況や病変に応じて適宜良い条件に変更し vascular pattern の評価を行うことも大切である．これらの条件変更は，ワンタッチのボタン操作で簡単に行うことができ，自分の好みに応じて白色光観察条件と NBI 観察条件を各 3 種類デフォルトで自由に設定可能である．一度デフォルトで条件設定をしてしまえば，このワンタッチのボタン操作は色素を準備して散布あるいは染色することと比べてきわめて簡便である．

　このように，電子内視鏡システムの条件設定（とくに構造強調）を正しく行い，肉眼型や組織型を考慮し surface pattern と vascular pattern の両方を併せ評価することが正確な質的診断のポイントである．

（田中信治，林　奈那）

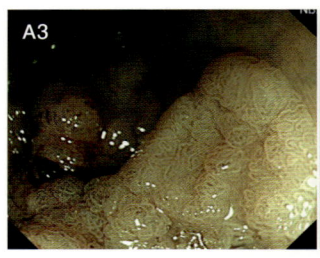

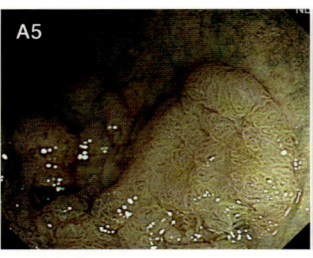

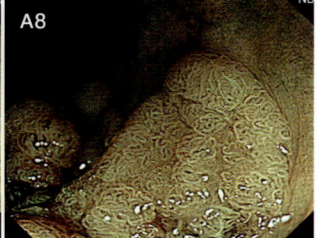

図　NBI 拡大観察時のシステムの条件設定の重要性

　構造強調は A または B モードの 1～8 の 8 段階に調整可能である．B モードでは血管が繊細に観察できるが，vascular pattern と surface pattern の両者をバランスよく診断するためには A モードが適している．図は，同一病変の構造強調 A3，A5，A8 それぞれの条件における同一病変の同一部位の NBI 拡大観察像である．A8，色彩強調 3 でもっとも surface pattern が明瞭になる．システムの条件設定で surface pattern の視認性は明らかに異なっている．NBI 拡大観察での構造強調は A8 がベストであるが，白色光では少しぎらつき感があるので若干弱めに設定するとよい．いずれにしても，電子内視鏡システムは，使用前の条件設定で観察画像条件が大きく異なる．

索　引
（太字の頁は，症例画像があることを示す）

和　文

あ

網目状の血管模様　158
有馬分類　57

い

胃 MALT リンパ腫　143
　　——：NBI　140
　　——：BLI　142
　　——と胃癌との鑑別　141
異型血管　41，79
　　——の増生　25，38，42，75，123
胃食道逆流症　93
異所性胃粘膜　50
　　十二指腸腺腫と——の鑑別　145
胃腺腫
　　——：NBI　114
　　——：BLI　116
　　——と胃癌の鑑別診断　118
胃底腺粘膜　111
胃底腺領域　101
　　——正常粘膜の NBI Near Focus 観察　102
井上分類　57
胃の正常粘膜所見　101
印環細胞癌　127
咽頭炎症性病変：NBI　30
咽頭癌のバイオマーカー　37
咽頭乳頭腫：BLI　32
　　——と glycogenic achantosis（GA）との鑑別　33
咽頭反射　24，26，33

え

塩酸ペチジン　49
炎症性腸疾患関連腫瘍：NBI　228
円柱上皮　91

お

オピスタン　49
嘔吐反射　49

か

ガスコン　49，57
開Ⅱ型 pit　179
潰瘍性大腸炎　228
　　——：BLI　226
　　——関連早期癌　229
下咽頭表在癌
　　——，0-Ⅱb：NBI　42
　　——，0-Ⅱb：NBI　42
過形成性ポリープ：NBI　174
　　——と SSA/P との鑑別　175
下部食道柵状血管　66，68，69，88，89

き

逆流性食道炎　49，65，66，70
偽幽門腺化生　111
狭帯域光　13，16
　　——観察　104

く

クリスタルバイオレット染色　174，176，182，193，195，197，201，202，205，207，208，210，215，220，223
黒フード　85

け

経鼻内視鏡　32，40，78

——の NBI　136
血管間背景粘膜色調　40

こ

コントラスト　12
口蓋弓　29
口蓋垂　29
光学ズーム　100
硬口蓋　29
構造強調　18，105，232
高度異型上皮内腫瘍　48
喉頭蓋谷　24，29，39
喉頭蓋舌面　29

さ

酢酸散布下 NBI 観察　199
柵状血管　72，91
　　下部食道——　66，68，69，88，89
佐野分類　163
残胃炎　138
残胃の早期癌：NBI　138

し

色彩強調　19，106
集合細静脈　111
十二指腸癌
　　——：NBI　148
　　——：BLI　150，152
　　——と十二指腸腺腫の鑑別　153
十二指腸絨毛　101
十二指腸正常粘膜　99，101
　　——の NBI Near Focus 観察　102
十二指腸腺腫
　　——：NBI　144
　　——：BLI　146
　　——と異所性胃粘膜の鑑別

233

145
　──とカルチノイドの鑑別　145
　──と十二指腸癌の鑑別　153
十二指腸粘膜下腫瘍　99
照明光　14, 17
昭和分類　164
食道胃接合部　49, 72, 79
　──の同定　91
食道固有腺　93
食道内洗浄　49, 57
食道乳頭腫：BLI　64
食道表在癌
　──，0-Ⅰ型：NBI　74
　──，0-Ⅰs型：BLI　76
　──，0-Ⅱa型：BLI　78
　──，0-Ⅱb型：BLI　80
　──，0-Ⅱc型：NBI　82, 84
　──，0-Ⅱc型：BLI　82, 84, 86
　──とBarrett食道癌との鑑別　79
食道病変精密観察の基本　56
食道裂孔ヘルニア　65, 66

せ

腺窩辺縁上皮（MCE）　118, 125, 134
腺管開口部の開大所見　181
全身麻酔下の喉頭展開　33
先端アタッチメント　24, 39
先端フード　56

そ

早期胃癌
　──：NBI　118, 122, 128, 130, 136
　──：BLI　120, 124, 126, 132, 134
　──とびらんの鑑別診断　120
　──の経鼻内視鏡　136
　──の組織型診断　130, 134
　──の範囲診断　122, 124, 135
　　分化型──　125, 129, 131, 135
　　未分化型──　99, 127, 133

た

大腸LST（laterally spreading tumor）
　LST-G 顆粒均一型：NBI　210
　LST-G 結節混在型：BLI　212
　LST-NG　161
　LST-NG 偽陥凹型：NBI　214, 218, 222
　LST-NG 偽陥凹型：BLI　216, 218, 224
大腸腺腫
　──，管状絨毛腺腫：NBI　188
　──，絨毛腺腫：BLI　190
　──，表面型管状腺管腺腫：NBI　186
　──，隆起型管状腺管腺腫：NBI　184
　──，隆起型鋸歯状腺腫：NBI　182
　──肉眼型別の vascular pattern　161
大腸早期癌
　──，表面陥凹型M癌：NBI　196
　──，表面陥凹型SM癌：NBI　200
　──，表面隆起型M癌：NBI　194
　──，複合型（Ⅰs+Ⅱc）SM癌：NBI　208
　──，複合型（Ⅱa+Ⅱc）SM癌：NBI　206
　──，複合型（Ⅱa+Ⅱc）SM癌：BLI　202, 204
　──，隆起型M癌：NBI　192
　──，隆起型SM癌：NBI　198
唾液・粘液の除去　48
多重状血管　58
胆汁　99

ち

中咽頭表在癌
　──，0-Ⅱa：NBI　38
　──，0-Ⅱb：BLI　40
腸上皮化生　111, 113, 135

て

低酸素イメージング　109
電子ズーム　100

と

ドット状血管　39, 40, 78
ドルミカム　49

な

内視鏡画像・病理対比　154
軟口蓋　29

に

匂いを嗅ぐ姿勢　26
日本食道学会による食道表在癌の拡大内視鏡分類　52, 57

は

白色光観察　12, 17
白色粘膜障害　72
発声を利用した観察　24

ひ

ヒトパピローマウイルス（HPV）感染　65
光の波長　13
病理診断　154
びらんと早期胃癌の鑑別診断　120
広島分類　163, 171

ふ

フルニトラゼパム　49
不整樹枝状血管　58
分化型胃癌　125, 129, 131, 135
　──の異型血管　123

へ

ヘモグロビンの特性　13
扁平上皮癌　48
扁平上皮島　90

ま

慢性胃炎：NBI　110
慢性胃炎：BLI　112
慢性萎縮性胃炎　113

み

ミダゾラム　49
未分化型胃癌　99, 127, 133

め

メラノーシス（咽頭）
　——：NBI　34
　——：BLI　36
　——と悪性黒色腫の鑑別　35

も

網状血管　61

ゆ

幽門腺粘膜　111
幽門腺領域　101
　——正常粘膜のNBI Near Focus観察　102

よ

ヨード染色　32, 39, 42, 60, 75, 76, 79, 80, 83, 85, 95

り

梨状陥凹　24, 26
輪状後部　26

れ

レーザー光源　16, 104
レーザー照明　17

ろ

ロヒプノール　49

欧　文

A

AFI　176
ALDH-2ヘテロ欠損　37
avascular area（AVA）　58
　——-large　58
　——-middle　45, 58
　——-small　58, 79, 80

B

B1血管　57, 58, 78, 80, 82, 84, 87
B2血管　44, 58, 76
B3血管　58, 76, 77
Barrett食道　49
　——：NBI　88
　——：BLI　90
Barrett食道腺癌
　——：NBI　92
　——：BLI　94
Blue LASER Imaging（BLI）　16
　——拡大観察におけるNBI分類　168
　——とFICEの違い　19
　——とNBIの比較　83, 85, 221
　——の原理　18
　——併用ヨード染色　80
　——レーザー　104
BLI観察
　——，咽頭　26
　——，食道　56
　——，胃・十二指腸　104
　——，大腸　168
BLIモード　18, 105, 168, 172
　——とBLI-brightモードの使い分け　105
BLI-brightモード　18, 105, 168, 172
brownish area　24, 26, 30, 34, 36, 38, 41, 42, 44, 50, 74, 78, 82, 84, 86, 104, 134, 186, 188
budding　183

C

capillary network　158
capillary pattern　162
　——分類　207
corkscrew pattern　126, 130

D

demarcation line　116, 118, 138, 142, 154, 216
dense pattern　162

desmoplastic reaction　201
　——を伴わないSM高度浸潤癌　199
Dual Focus機能　100, 230

F

faint pattern　162
fine network pattern　95, 128
Flexible spectral Imaging Color Enhancement（FICE）　16, 168

G

gastroesophageal reflux disease（GERD）
　——：NBI　70
　——：BLI　72
glycogenic achantosis（GA）：NBI　62
　——と乳頭腫の鑑別　33
Grade B　70
Grade M　66, 68

H

H. pylori
　——陰性/未感染　110, 143
　——陽性/感染　111, 112
high grade intraepithelial neoplasia（HGIN）　48
hyperplastic polyp（HP）　175

I

inter-vascular background coloration　40
intraepithelial papillary capillary loop（IPCL）　35, 50, 71, 83
invasive pattern　201, 208, 220
irregular pattern　162
irregularly branched（IB）　58

L

laterally spreading tumor（LST）
　→大腸LSTを見よ
light blue crest（LBC）　104, 111, 112, 113, 135
long segment Barrett esophagus（LSBE）　92

Los Angeles 分類　68, 70, 71
　——改訂版　66
lymphoepithelial lesion（LEL）
　141

M

marginal crypt epithelium（MCE）
　125, 134
mesh pattern　123
milk-white mucosa（MWM）
　148
multi-layered（ML）　58

N

Narrow Band Imaging（NBI）　12
　——と BLI の比較　83, 85,
　221
　——の明るさ　14
　——の原理　13
NBI 観察
　——，咽頭　24
　——，食道　48
　——，胃・十二指腸　98
　——，大腸　158
　酢酸散布下——　199
Near Focus　53, 99, 100, 230
　胃幽門腺領域正常粘膜の
　NBI——観察　102
　十二指腸正常粘膜の NBI——
　観察　102
network pattern　130, 149, 162
NICE 分類（NBI International Colorectal Endoscopic classification）　164, 165
　——と佐野・広島・昭和分類との関連　165
non-erosive reflux disease（NERD）
　——：NBI　66
　——：BLI　68
non-lifting sign　197
Normal Focus モード　100, 230
NPG-type　208
NT チューブ　192

P

pink color sign　83
pit pattern 観察の省略　185
pit pattern 診断　195, 197, 207
pit
　——様構造　159, 162
　III_H 型——　183
　IV_H 型——　183

R

Resect and Discard Trial　164
reticular（R）　61

S

serrated adenoma　182
sessile serrated adenoma/polyp（SSA/P）　164
　——：NBI　176
　——：BLI　178, 180
　——と large hyperplastic polyp との鑑別　177
　——と過形成性ポリープの鑑別　175, 179
short segment Barrett esophagus（SSBE）　88, 94
sparse pattern　162
squamocolumnar Junction（SCJ）　79, 94
squamous cell carcinoma（SCC）　43, 48
subepithelial capillary network（SECN）　143
surface pattern　158, 159, 162, 170, 232

T

traditional serrated adenoma（TSA）　175
tree like appearance　141

V

Valsalva 法　27, 32
varicose microvascular vessel（VMV）　181
vascular pattern　158, 162, 170, 232
　大腸腺腫の肉眼型別の——　161

W

white opaque substance（WOS）　115, 116, 124, 146, 204
white zone　111, 159

新しい画像強調内視鏡システム
NBI/BLI アトラス

2013年10月15日　第1版1刷発行

監　修　田尻　久雄
編　集　加藤　元嗣，田中　信治，斎藤　豊，武藤　学
発行者　増永　和也
発行所　株式会社 日本メディカルセンター
　　　　東京都千代田区神田神保町1-64（神保町協和ビル）
　　　　〒101-0051　TEL 03(3291)3901(代)
印刷所　三報社印刷株式会社

ISBN978-4-88875-262-6

Ⓒ 2013　乱丁・落丁は，お取り替えいたします．

本書に掲載された著作物の複写・転載およびデータベースへの取り込みに関する許諾権は日本メディカルセンターが保有しています．

JCOPY <(社)出版者著作権管理機構　委託出版物>
本書の無断複写は著作権法上での例外を除き禁じられています．複写される場合は，そのつど事前に，(社)出版者著作権管理機構（電話 03-3513-6969，FAX 03-3513-6979，e-mail：info@jcopy.or.jp）の許諾を得てください．